减脂塑形 200问

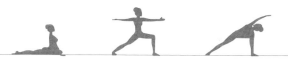

主 编 谢良民

副主编 葛懿云 黄 昕 张怡琼 贾 娜

上海科学技术文献出版社

Shanghai Scientific and Technological Literature Press

图书在版编目（CIP）数据

减脂塑形 200 问 / 谢良民主编． —上海：上海科学技术
文献出版社，2021
ISBN 978-7-5439-8281-9

Ⅰ.① 减… Ⅱ.① 谢… Ⅲ.① 减肥—问题解答 Ⅳ.
① R161-44

中国版本图书馆 CIP 数据核字（2021）第 030337 号

责任编辑：付婷婷 张亚妮
封面设计：留白文化

减脂塑形 200 问
JIANZHI SUXING 200 WEN
谢良民 主编
出版发行：上海科学技术文献出版社
地 址：上海市长乐路 746 号
邮政编码：200040
经 销：全国新华书店
印 刷：常熟市文化印刷有限公司
开 本：720mm×1000mm 1/16
印 张：20
字 数：326 000
版 次：2021 年 3 月第 1 版 2021 年 3 月第 1 次印刷
书 号：ISBN 978-7-5439-8281-9
定 价：88.00 元
http://www.sstlp.com

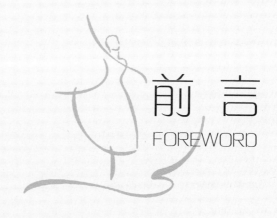

前 言
FOREWORD

　　我们都知道管理体重的口号是"管住嘴、迈开腿""少吃多动"等,但事实上减体重比这些简单的建议要复杂得多。判断减肥成功的标准有两个:减去多余体重或脂肪,长时间维持住所减轻的体重。有很多人不能成功减肥,为什么减肥如此困难? 节食者减肥不成功仅仅是没有放弃美食的毅力吗? 节食对身体的代谢会产生不良影响吗? 科学减肥的方法是什么? 如何正确地安排减肥饮食? 本书将回答这些问题,帮助你了解如何健康地减轻体重并维持所减轻的体重。

体重关乎形象、自信及健康

　　总体来讲,基因和环境因素相互作用导致肥胖症的发生。细胞内的基因决定了25% ~ 40%的体重。基因不仅影响我们摄入营养素以及排除代谢废物的方式,而且还决定身体如何存储脂肪。另外60% ~ 75%的体重则取决于环境因素,如吃不健康的食物、所吃食物的分量较大以及用食物来安慰自己的情绪等。

　　很多人减肥是因为穿不了漂亮的衣服,也有人减肥是为了重拾自信。然而减肥最主要关乎的还是健康问题。

　　美国医学会于2008年正式认定肥胖症是一种疾病。肥胖症本身就是一种严重的健康问题,而且还会导致一系列其他的健康问题,如糖尿病、心脏病等。这是关乎健康、生命的严肃话题。因此,所有的医学机构指南都建议:成年人应终身管理自己的体重,将体重维持在健康范围内。

减肥的秘诀

减肥的秘诀其实只有五个字:能量负平衡! 如果不出现能量负平衡,体重或体脂就不可能减少。非常简单,能量负平衡就是从食物中摄取的能量低于身体消耗的能量。一段时间(三个月至半年)内,如果体重下降,则表明处于能量负平衡状态;如果体重基本不变,说明身体所消耗的能量与所摄入的能量大致相等;如果体重增加,则表明所摄入的能量过剩。

只有在能量负平衡的情况下,身体才会寻找其他的能量来源,如体内储存的脂肪或肌肉。这里就出现了两个重要的问题:

❖ 不科学减肥所减轻的体重主要是肌肉。体重减轻并不等同于体脂肪减少。当你站在体重秤上发现自己体重减轻了,这有可能是体脂数量减少了(最好的情况),也可能是体内的水分丢失了(这是不好的情况),或者也有可能是体内的肌肉数量减少了(这是最糟糕的情况)。如果减肥方法不科学,就像很多时尚饮食一样,体内脂肪减少的同时,肌肉也会丢失。

❖ 不科学减肥不能长期维持所减轻的体重。很多时尚饮食和减肥产品实际在营养学上均造成巨大的能量负平衡,甚至几乎不吃什么东西,更不用每日进行运动锻炼。体重能否减轻呢? 在最初的6个月里,体重确实会下降5%~10%,甚至更多。但是,这其中所减去的体重既有脂肪又有肌肉。更不幸的是,营养学研究证明在第6~12个月里,90%的人不能维持住所减轻的体重。也就是说,体重会反弹到减肥前的水平,甚至更高。

科学减肥

扪心自问,你减肥的目标是什么:肌肉和脂肪一起减? 只减脂肪? 还是减脂肪,同时增加肌肉?

各种时尚饮食、排毒清肠方法、节食以及减肥产品等都宣称几周内就可以使体重减轻5~10 kg,甚至更多。但是同时会导致营养不良。身体得不到足量的蛋白质和维生素,不仅危及健康,还会使身体分解自身的肌肉来产生能量,这是身体保护自己的"生存法则"。所减去的体重主要是肌肉,谁会希望丢失自己宝贵的肌肉呢?

毫无疑问,科学减肥需要付出更多的努力,但是结果却非常好:不会大量丢失宝贵的肌肉,所减轻的体重主要是脂肪。科学减肥方法不主张短时间内快速减轻体重,而是在不显著影响机体代谢的情况下,逐步少量减去体内储存的脂肪,直至达到目标体重。

科学减肥方法就是长期地、持之以恒地减少能量摄入的同时,增加能量的消耗,这一过程其实就是重新塑造健康生活方式的过程。只有建立了健康的生活方式,才能长期维持健康体重。如果想要减脂的同时还能够维持肌肉的数量,而且还能长期维持住所减轻的体重,那么科学减肥方法是不二选择,即良好的营养饮食加上中等强度的运动,这才是"管住嘴、迈开腿"的具体含义。

有没有可能既减去脂肪又增加肌肉呢?很多人认为不可能,但是运动营养学的研究表明完全可能!但条件是知道一些营养学和运动生理学的知识、极强的专注力、严格科学的饮食营养计划以及十分艰苦的锻炼。专业运动员的训练表明,增加4.5 kg肌肉需要的时间要比减去18 kg脂肪所需要的时间更长。除了每周五天的核心负重力量训练之外,每天还需要进行30 ~ 60分钟的高强度心肺锻炼。最为重要的是一份符合自己训练需求的科学饮食营养计划。所摄入的每千卡能量都计较其质量,即每千卡的能量中含有的营养素密度越高越好。现在明白为什么很多人认为不可能了吧,因为这是非常非常艰苦的努力!

重塑生活方式

减肥过程中最重要的部分就是饮食营养,必须注意以下问题。

❖ 吃多少。必须了解每日所吃每种食物分量的大小。在积累经验之后,就能建立适合自己的饮食习惯。

❖ 何时吃。一天的正餐及点心需要精心安排。运动前、运动中及运动后要正确补充营养。

❖ 吃什么。无论是为了健康地减肥,还是为了长期的健康,都需要每天摄入平衡膳食。减肥饮食必须产生能量负平衡,食物的摄入量势必减少,这就要求尽可能选择营养素密度高的食物,才能保证身体获得所需要的各种营养素。

其实，这就是重新建立健康饮食习惯的过程。出现超重或肥胖表明生活方式上已经存在不良的习惯，如饮食不健康、从不运动、不能正确缓解压力、熬夜、情绪性进食等。

科学已经证明有效的减肥方法就是吃健康的食物、减少能量的摄入以及积极地运动，这一过程其实就是塑造健康的生活方式。科学的减肥不仅要使体重回到健康范围内，更重要的是要通过建立健康的生活方式维持健康的体重。健康的生活方式可以预防多种慢性疾病的发生。

关于本书

毫无疑问，减肥是一个巨大的挑战，需要毅力、勇气以及科学知识。本书详细回答了运动营养学有关科学减肥方方面面的问题，尤其提供了运动和饮食营养方面详细、实用的知识，这也是科学素养的重要方面。跟随本书实践，就可以：

❖ 制订适合自己的运动计划；
❖ 制订适合自己的饮食营养计划；
❖ 成功达到目标体重而不损害健康；
❖ 更为重要的是，从此建立起终身受用的健康生活方式。

减肥是通向健康的艰苦旅程，完全值得尝试，应该全力以赴。
祝你成功！

谢良民
2021 年 1 月于上海

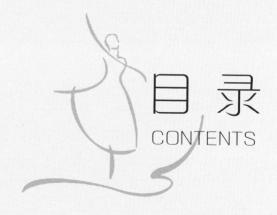

目录
CONTENTS

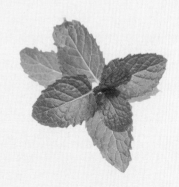

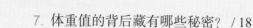
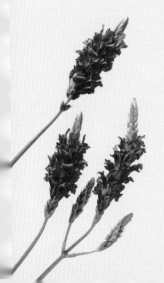

七　食物中产能营养素对减肥有何影响？

九　减肥如何构建平衡膳食？

十　如何制订减肥营养计划？

十一 如何安排一日三餐和点心？

十二 运动前、运动中及运动后应该怎么吃？

十三 如何突破平台期及防止体重反弹?

十四 1 800 kcal 和 1 400 kcal 两周食谱

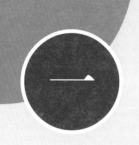

一 为什么不能胖?

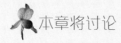 本章将讨论 ···

❖ 如何判定自己是低体重、超重或者肥胖?

❖ 体重对健康有哪些影响?

❖ 体重与寿命有何关系?

❖ 哪些健康问题与肥胖有关?

❖ 低体重对健康有不良影响吗?

研究数据表明,三分之二的成年人和三分之一的儿童体重不在健康范围内。每年与肥胖相关的医疗费用支出几乎是所有癌症医疗费用的两倍。据估计,到2030年,成年人群中可能将有86%的人超重或肥胖,且其中一半以上是肥胖者。

无论是什么原因,如自我感受更好、形象更靓丽、可以穿漂亮的衣服等,大多数人都不希望自己超重。书店里有数百种关于减肥的书籍,这些书籍要么推荐减肥的特殊饮食,要么提倡神奇的减肥计划和方法。市场上也有各种各样号称能够帮助减肥的营养保健品和减肥产品。据统计,全球每年的减肥产品销售额高达500亿美元。全社会对体重的关注不仅使减肥产业保持着持续的活力,而且也导致了很多人的饮食失宜。

在追求瘦身的过程中,数以百万计的人义无反顾地不惜以牺牲自己的健康为代价,采取不科学的方法减肥。有的人过度限制饮食摄入。研究表明,1% ~ 4%的成年人和青少年存在进食障碍,如神经性厌食症或神经性暴食症等,患有亚临床性进食障碍的人则更多。这些人几乎都是从过度关注体重和极端的节食行为开始的。还有的人超负荷运动,更有很多人滥用泻药和减肥药物。

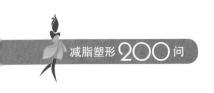

不一而足,其结果是对身体造成不同程度的伤害。

减肥是困难的。大量研究发现,参加减肥计划的人通常会减掉大约10%的体重。然而,要保持住所减轻的体重则相当困难,那些体重减轻的人在3~5年内又反弹的比例高得令人难以置信。很多人在体重减轻后又反弹的反复循环中,心理和生理都受到很大的打击。更可怕的是,父母采取极端节食行为减轻体重的理念会慢慢地影响和传递给孩子,从而使下一代有可能出现相同的饮食问题。

那么究竟哪些人真正需要减肥呢?为什么我们不能胖?超重究竟会导致哪些健康问题?本章将就以上问题展开讨论。

1 如何判定自己是低体重、超重或者肥胖?

文学中形容超重和肥胖的人时常常使用"圆润""丰满""大块头"甚至"肥硕"等词。买衣服时则是寻找大号、超大尺寸、加大码等来适应自己的体形。医学上使用"低体重""超重""肥胖"等术语进行描述。然而调查发现,不管是女性还是男性都不喜欢"肥胖""脂肪过多""过胖""过重"等词语。那么医学上所谓的低体重、超重或肥胖等术语究竟有何含义呢?

用BMI来判断体形

一般认为体重超过相同身高人群的平均体重即为超重,体重低于相同身高人群的平均体重则为低体重,肥胖是指身体内的脂肪过量堆积。因此需要测定身高和体重才能判断是超重、肥胖还是偏瘦或正常。对于普通人来说是不太可能测定体内有多少脂肪的。因此,科学研究出了体重指数(body mass index, BMI)作为判断低体重、超重和肥胖的指标,并被广泛使用(表1-1)。

表 1-1　BMI 计算公式

	BMI=体重(kg)÷身高^2(m^2)
例	体重 78 kg,身高 1.72 m BMI = 78 ÷ 1.72^2 = 26.4

由于身高和体重容易测量,因此BMI是一个非常简单有效的评估方法。此外,大量的研究表明,BMI与体脂肪之间存在着极高的相关性,即对于大多数人

来说，BMI高并不仅仅意味着超重或肥胖，也意味着体内的脂肪数量过多。

美国国立卫生研究院下属的国家心肺和血液研究所于1998年发布了史上第一则关于超重和肥胖的诊断、评估及治疗指南。该指南认为BMI在25～29.9之间为超重，BMI大于30为肥胖，BMI小于18.5则认为是低体重。目前国际上广泛使用这一标准。我国结合国人的特点提出BMI在18.5～23.9之间为正常体重，大于等于24为超重，大于等于28则为肥胖，低于18.5属于低体重。

用体脂肪比例来判断体形

通过测量人体脂肪含量也可以判断是否肥胖。研究表明，男性理想的体脂比例范围是体重的10%～20%，女性为17%～25%。当男性的体脂比例超过25%时，被认为是肥胖，女性被认为肥胖的标准则是32%及以上。可以使用皮褶厚度计测量或生物电阻抗分析来确定体脂肪的比例。

需要注意的是，使用BMI来判断儿童和青少年是否肥胖是不合适的，因为他们还没有达到最大的身高，身体成分也在变化之中。因此，医学上通常使用皮褶厚度计测量体脂肪，根据体脂肪比例来判断。当男孩的体脂比例在20%、女孩的体脂比例在25%的时候即被认为偏高。

用身高体重来判断体形

用体重秤称量体重要比测定体脂肪容易得多，用体重来衡量是否肥胖也被大众广泛接受。理想体重是指相同身高健康人群的平均体重范围。这也就是说，任何人的体重超过或低于理想体重的范围都是不健康的，需要调整。因此，也常常将理想体重称为健康体重。相反，体重不在理想范围内则被认为是不健康的体重。

女性的实际体重超过理想体重120%，男性的实际体重超过理想体重124%时，即被认为是肥胖。但是请注意，体重本身并不是一个可靠的指标，因为总的体重是由水、脂肪、骨骼、肌肉、器官和其他组织所构成的。超重有可能是因为体内含有过量的脂肪，也有可能是肌肉过于健硕或者水肿等所致。例如，健美运动员在进行大量的肌肉训练之后，其肌肉重量很高，其体重可能高于理想体重，但这并不是肥胖或体重不健康。但是，事实上大多数超重的人体内都含有过多的脂肪。在日常生活中，当体重逐渐增加时，往往增加的是脂肪而不是肌肉。当一

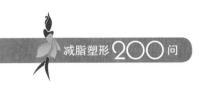

个人的体重是理想体重的两倍甚至更多时,毫无疑问是肥胖。

用体脂肪的分布来判断体形

根据体内脂肪的分布情况和脂肪细胞的特征也可以判断是否肥胖。体内的脂肪可以储存在皮下,即皮下脂肪,也可以储存在腹腔内,即内脏脂肪。脂肪储存在身体的中心、躯干和腹部内被称为腹部肥胖或向心型肥胖。请记住:内脏脂肪比皮下脂肪对健康的危害更大! 研究发现,储存在臀部和大腿处的脂肪对健康并没有太多的不利影响。

通常用腰围、腰臀比及腰围身高比等指标来判断脂肪的分布模式,具体将在第二章进行讨论。近来的研究发现,腰围身高比在判断腹部肥胖与健康风险方面是一个非常有用的指标。成年人腰围身高比大于0.5则预示着心血管疾病和代谢异常的风险极高。表1-2总结了判断肥胖的不同指标。

表 1-2　肥胖判断标准

体脂肪比例	☆ 女性:>32% ☆ 男性:>25%
脂肪分布	☆ 腹部肥胖(向心型肥胖) 　■ 腰围:男性>90 cm;女性>85 cm 　■ 腰围身高比:≥0.5 ☆ 下身肥胖(皮下脂肪分布在臀部和大腿) 　■ 腰臀比:男性<0.95;女性<0.8
理想体重	☆ 男性:>124%理想体重 ☆ 女性:>120%理想体重
体重指数 (BMI,kg/m^2)	☆ 低体重<18.5 ☆ 正常体重18.5～23.9 ☆ 超重≥24.0 ☆ 肥胖前期24.0～28.0 ☆ 肥胖≥28.0

② 有多少人超重或肥胖?

全国疾病监测系统资料表明,2002年全国有近3亿人超重和肥胖,其中18岁以上成年人超重率22.8%、肥胖率7.1%。1992年至2002年10年间,我国居民超重和肥胖患病人数增加了1亿,其中18岁以上成年人超重和肥胖率分别上升了40.7%和97.2%。

超重、肥胖已成为城市儿童和青少年突出的健康问题。2000年全国学生体质健康调查结果也表明,与1985年相比,男女学生的超重和肥胖检出率均成倍上升,尤以大城市更为突出。

2017年中国疾病预防控制中心发布了一份"慢性病及其危险因素监测数据报告",从表1-3的数据中可见,全国肥胖率平均值已经上升至11.9%。截至2017年末,包括31个省、自治区和直辖市在内的中国大陆总人口数为13.9亿。这也就是说,我国现在处于肥胖状态的人数高达1.65亿。北方地区肥胖率明显高于南方,肥胖率最高的是北京,为25.9%。在超重率(表1-4)上,全国平均值是30.1%,即有将近4.2亿人的体重是超重的。在各省份中,天津市的超重率排在第一,为40.9%。

这些数据表明,目前我国超重和肥胖的人数高达5.85亿!与2002年相比,几乎翻了一倍。

表 1-3　中国各省肥胖率(%)

截至2017年末

	全国平均	11.9	11	江苏	16.8	22	福建	9.4
1	北京	25.9	12	吉林	14.4	23	青海	9.3
2	河北	22.2	13	安徽	13.9	24	云南	9.3
3	新疆	21.5	14	陕西	13.0	25	江西	9.0
4	天津	21.2	15	甘肃	12.8	26	广东	8.9
5	黑龙江	19.8	16	湖南	12.2	27	四川	8.8
6	内蒙古	19.6	17	宁夏	11.4	28	贵州	7.5
7	山东	19.3	18	重庆	11.2	29	西藏	6.7
8	山西	18.6	19	湖北	11.2	30	海南	5.7
9	河南	17.7	20	上海	11.0	31	广西	5.7
10	辽宁	17.3	21	浙江	10.6			

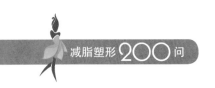

表 1-4   中国各省体重超重率（%）

截至2017年末

	全国平均	30.1	11	河南	34.6	22	浙江	29.6
1	天津	40.9	12	甘肃	34.1	23	江西	28.2
2	辽宁	38.2	13	陕西	33.4	24	青海	27.6
3	山西	37.6	14	北京	33.4	25	福建	26.6
4	内蒙古	37.6	15	新疆	33.0	26	贵州	26.5
5	黑龙江	37.2	16	重庆	32.4	27	广东	26.2
6	河北	37.0	17	宁夏	32.2	28	云南	25.3
7	江苏	36.1	18	湖南	31.3	29	海南	24.1
8	吉林	36.1	19	上海	31.2	30	广西	22.1
9	山东	35.3	20	四川	31.2	31	西藏	18.4
10	安徽	35.0	21	湖北	31.0			

③ 肥胖者的患病风险一样吗?

肥胖的人通常会出现高血脂、高血压和血糖控制不良,这些疾病被统称为代谢综合征,因为这些病症往往同时发生。但并不是所有肥胖的人都有同样的患病风险。这是因为不同超重或肥胖的人各自具体的情况是不一样的,因而对健康的影响也是不同的。

超重的程度

毫无疑问,体重越重,罹患心血管疾病、糖尿病和某些癌症的风险也就越高。

脂肪储存的部位

科学研究表明,身体内脂肪储存的部位要比身体内总脂肪量对健康的影响更大。腹部脂肪对健康的危害最大,皮下脂肪对健康几乎无影响。

腹部储存的脂肪所释放的脂肪酸会迅速被肝脏摄取。肝脏在这种瞬时大量脂肪酸供给的情况下，只能摄取少量的胰岛素，血液中的胰岛素清除率减低，从而导致高胰岛素血症以及肝脏将甘油三酯释放到血液中形成高脂血症。此外，内脏脂肪细胞产生多种激素，从而导致代谢紊乱。其结果是，腹部脂肪堆积的人患2型糖尿病、高血压的概率更高，患心血管疾病的风险增加。

出现超重或肥胖的年龄及持续时间

研究表明，年轻时出现肥胖或超重会对健康和病死率产生强大的负面影响。例如，在20～24岁之间超重和肥胖的人群中高血压和高胆固醇血症的发病率要比同年龄、体重不超重的人高。

一方面，儿童时期出现肥胖有可能导致生命后期患病风险增高，包括心脏病、男性痛风和女性关节炎等。目前还不清楚肥胖程度与患病风险增高的具体程度之间的关系。另一方面，研究认为，超重或肥胖的持续时间越长，对健康的损害也越大。

基因

有研究表明，同样的BMI水平，亚洲人的健康风险高于非裔美国人，这可能是因为随着BMI指数的增高，不同基因的人群体内瘦体组织和脂肪组织的比例不同所致。

体力活动少及不健康的饮食

无论是否肥胖，体力活动少及不健康的饮食都会使患心血管疾病和其他健康问题的风险增加。但是，当不良饮食和体力活动少与肥胖结合在一起时，慢性疾病的患病风险会更高。

④ 体重对健康与寿命有何影响?

随着超重和肥胖引起的发病率与病死率的增长，专家们估计，每年因肥胖导致的死亡人数超过17万。肥胖对身体的影响要比吸烟和酗酒更大，造成的经济损失也最高。

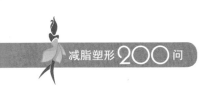

大量研究表明,中年肥胖者的寿命要比非肥胖的成年人短2～10年。这一研究结果来自对几十万人的长期大规模调查,包括美国"全国健康和营养普查""护士健康研究""医师健康研究"等以及美国癌症协会进行的"癌症预防研究I和II""NIH-AARP饮食与健康研究""弗雷明汉心脏病研究"等著名的研究项目。这些研究一致认为,在所有性别和种族人群中,成年肥胖者(BMI在30以上)病死率是最高的。最近的研究发现超重与不超重的成年人病死率大致相同。

肥胖相关性死亡中,心血管疾病是排名第一的死因。第二大死因是癌症,BMI指数大于40的人死于癌症的高达50%～60%。由于超重人群中癌症病死率较高,研究人员估计,如果成年人能够将BMI保持在25或更低,可以避免每年90 000人死于癌症。肥胖成年人中2型糖尿病病死率也很高,因为2型糖尿病患者所有原因的死亡风险均增高,特别是心血管疾病,其病死率增高5～7倍。

腹部肥胖已被确定为肥胖病死率增高的一个重要因素。研究表明,男性腰围大于95 cm、女性腰围大于77 cm,其死亡风险就会增高。

那么低体重的成年人呢? 吸烟、酗酒、肌肉萎缩以及患有如糖尿病、慢性呼吸道疾病及心脏病等均可导致体重下降。这些因素看起来好像会使低体重的人死亡风险增高,但其实,大多数的研究证明了不吸烟、瘦体组织重量正常的低体重成年人病死率并不比体重正常(BMI指数为18～29.9)的人高。

⑤ 哪些健康问题与超重或肥胖相关?

与肥胖相关的最常见疾病是心血管疾病、高血压、2型糖尿病、癌症和关节炎等。此外,肥胖可能导致肝脏疾病、怀孕期间出现并发症和睡眠呼吸暂停等,约80%的肥胖成年人至少有一种以上疾病。尽管骨质疏松症在偏瘦的女性中更为常见,但是消瘦与疾病之间的关系并不那么直接。

心血管疾病

心脏和血管疾病统称为心血管疾病。心血管疾病是导致死亡的主要原因,也是丧失劳动能力的主要因素。研究人员预计,在未来10年内,心血管疾病将成为全世界死亡的主要原因,这是由于肥胖率增加造成的。

肥胖导致心血管疾病的因素之一是肥胖者的血液容量和心脏输出量增加，意味着心脏需要更加努力地工作。这会导致左心室和左心房肥大，其结果是发生房颤和充血性心力衰竭的风险增高。据估计，心力衰竭患者中有14%的女性和11%的男性存在肥胖问题。

大多数心血管疾病的病例是由于冠状动脉发生了病变，即冠心病。动脉粥样硬化斑块使冠状动脉逐渐缩小，导致动脉功能受损、胸痛及心脏病发作（表1-5）。

表 1-5　动脉粥样硬化斑块的形成

☆ 高血压、病毒、氧化反应等使动脉最内层的内皮细胞极易受到损伤。机体自身的免疫反应会使内皮细胞变得粗糙，从而使血液中的物质容易黏附。血糖水平高也影响内皮细胞，尤其是冠状动脉分支的内皮细胞

☆ 动脉内膜病变吸引单核细胞分化为巨噬细胞，启动自身免疫反应，吞噬并中和异物

☆ 膳食中的胆固醇和体内合成的胆固醇以低密度脂蛋白胆固醇（有害胆固醇、LDL）颗粒形式被转运。低密度脂蛋白胆固醇颗粒在接触到自由基时会被氧化。吸烟者和摄入高脂肪食物较多、水果和蔬菜摄入较少的人群体内自由基含量较高。在动脉粥样硬化的发生发展过程中，巨噬细胞包围被氧化的低密度脂蛋白胆固醇颗粒，形成泡沫细胞。低密度脂蛋白胆固醇也吸引血小板聚集至此区域，从而促进凝血

☆ 被氧化的低密度脂蛋白胆固醇和巨噬细胞可以刺激炎症反应，使得内皮细胞黏附更多路过此处的细胞，更增加泡沫细胞进入动脉的平滑肌层，这就形成了斑块。此时，特定的炎症标志物细胞因子和C-反应蛋白被释放到血液中，通过血液化验可以检测得到

体内储存的脂肪可以产生被称为脂肪因子的炎症因子，如瘦素、脂联素等，这些炎症因子可以增加罹患心血管疾病的风险。肥胖、腹部脂肪堆积以及胰岛素抵抗等均使血液C-反应蛋白水平升高。因此，肥胖是心血管疾病的主要危险因素，其他危险因素还包括家族史、高胆固醇血症、高血压、吸烟、缺乏运动及糖尿病等。研究表明，体重正常的非吸烟者患心血管疾病的风险最小，肥胖但不吸烟者如果通过体育锻炼和健康饮食使体重减轻，往往会降低血液胆固醇水平和血压，使患心血管疾病的风险减低。

高血压

高血压已经成为我国居民健康的杀手。高血压发展到后期，会引起严重并

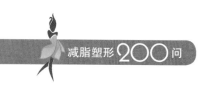

发症，患者往往死于脑血管病、冠心病或高血压性心脏病等。在成年人中，轻度高血压是指收缩压为140 mmHg及以上，舒张压为90 mmHg及以上，或两者兼而有之。高血压如果不治疗，则是一个潜在的危险因素。高血压可以导致肾脏损害、中风和心脏疾病等，对所有人都是如此。

我国18岁及以上的成年人高血压患病率为18.8%，全国有高血压患者1.6亿，其中18～59岁的劳动力人口中有1.1亿人患病。

近年来我国人群平均血压水平明显上升。2002年我国男性收缩压和舒张压均值分别比1991年增加了4.1 mmHg和3.3 mmHg；女性分别增加了3.6 mmHg和4.1 mmHg。十组人群前瞻性研究结果表明，舒张压每升高5 mmHg，脑卒中危险会增加46%，冠心病和肾脏疾病的危险也会相应增加。

成年肥胖者患高血压的概率是体重偏瘦成年人的六倍。研究也发现大多数高血压患者体重是超重的，甚至儿童高血压患者也如此。

肥胖导致血压升高的原因有很多，如血容量增加、高脂肪饮食和炎症反应等。一般来说，体重减轻之后血压会下降，尤其是通过改变饮食和增加体力活动来减轻体重。即使是体重轻度减轻（3～5 kg）也可以对血压产生有益的影响，并能减少降压药物的剂量，甚至完全不需要使用降压药。研究还发现，有时即使体重保持不变，改变生活方式也能使血压正常，如增加体力活动、少吃盐、多吃水果和蔬菜以及戒烟等。

睡眠呼吸暂停

睡眠呼吸障碍包括打鼾、睡眠时呼吸在吸气期间停止等一系列的症状。阻塞性睡眠呼吸暂停可危及生命，在睡眠中会发生呼吸减慢或停止，这种情况是由上呼吸道塌陷引起的。由于夜间呼吸中断可能超过100次，会使人突然憋醒，严重影响睡眠质量，而白天常常出现嗜睡的症状，这极可能干扰生活甚至导致严重事件的发生，如车祸或其他事故等。

大约每5名成年人中就有1人有轻度的阻塞性睡眠呼吸暂停症状，每15名成年人中有1人有中度的阻塞性睡眠呼吸暂停。肥胖是睡眠呼吸暂停重要的风险因素。据估计，中度超重或肥胖的人群中，有40%～90%的人存在阻塞性睡眠呼吸暂停症状，腹部肥胖的人患病风险则更大。医学研究表明，治疗睡眠呼吸暂停的有效方法是减少10%～15%的体重。

睡眠呼吸暂停可导致多种健康问题。睡眠呼吸暂停导致的低氧血症和睡眠减少会影响糖代谢，从而增加患2型糖尿病的风险。睡眠呼吸暂停也能导致血压升高。

2型糖尿病

中国的糖尿病患病率目前已经超过了美国，中国平均约有11.6%的成年人患有糖尿病，城镇人口的罹患率则更高，而美国成年人的糖尿病患病率为11.3%。

目前中国糖尿病人数超过1.14亿，位列全球第一。2013年，全球1/3糖尿病患者为中国人，超过11%的中国成年人为糖尿病患者。这也就是说，每100个中国人中至少有11个人是糖尿病患者，从流行病学角度看，这个数据已经非常严峻了。

然而，比糖尿病更可怕的是，2013年发布的《中国成人糖尿病流行与控制现状》显示，我国糖尿病前期的发病率高达50.1%，也就是说，中国约有5亿人的血糖值达到了"糖尿病前期"水平，成为"准糖尿病患者"，而他们对自身的健康状况却浑然不知。此外，专家们认为目前最突出的问题是，中国的糖尿病诊断率、治疗率和控制率仍然很低。

糖尿病会引发多种并发症，如心脏疾病、中风和肾功能衰竭等。2型糖尿病又称为非胰岛素依赖型糖尿病，特点是高血糖、高胰岛素水平，也被称为高胰岛素血症和胰岛素抵抗。当葡萄糖进入血液，胰腺β细胞释放胰岛素，促进胰岛素敏感组织如肌肉、脂肪组织和肝脏等摄取血液中的葡萄糖。胰岛素也是脂肪细胞摄取脂肪的信号。

当出现下列情况时，胰岛素会过度分泌。

❖ 长期摄入碳水化合物含量很高的食物，尤其是精制糖，需要分泌大量的胰岛素。

❖ 腹腔内储存的内脏脂肪释放大量的脂肪酸进入肝脏时，会阻止机体对血液中胰岛素的清除，使得血液中胰岛素处于很高的水平。

❖ 血液中高水平的胰岛素会刺激脂肪储存。随着脂肪细胞体积变大，脂肪细胞对胰岛素的正常作用越来越抗拒，这使得更多的胰岛素保持在循环血液

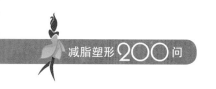

中,即高胰岛素血症。以胰岛素抵抗起始,以高胰岛素血症结局。胰岛素抵抗合并高胰岛素血症可导致 β 细胞处于应激状态。当 β 细胞功能不再能代偿、弥补之时,糖耐量异常和2型糖尿病就不可避免地发生了。

由于体积增大的脂肪细胞使脂肪组织中胰岛素受体与胰岛素结合的能力减低,因此肥胖被认为是2型糖尿病最重要的危险因素。此外,腹部肥胖导致2型糖尿病的风险要比四肢肥胖风险大得多。

肥胖与2型糖尿病之间还存在如下的关联。

❖ 摄入能量密度高的食物。这些高度加工的食物含有很高的脂肪和能量,血糖指数也高,膳食纤维含量较低。摄入这类食物之后,为了将所摄入的大量脂肪和葡萄糖储存起来,机体会增加胰岛素的分泌。研究人员对美国亚利桑那州人和墨西哥印第安人进行的对照研究证明了饮食对胰岛素敏感性的影响。亚利桑那州人饮食中脂肪摄入量很高,因此肥胖发病率较高,且41%的男性和34%的女性患有2型糖尿病。墨西哥人多吃传统型饮食,脂肪含量低、纤维含量高,只有6%的男性和8.5%的女性患有2型糖尿病。

❖ 果糖。虽然果糖和葡萄糖都是单糖,但是体内果糖的代谢途径不同于葡萄糖。果糖很容易被肝脏吸收,在肝脏中迅速转变为甘油三酯。果糖作为高果糖玉米糖浆甜味剂的组成部分被广泛使用于软饮料和零食中。虽然高果糖玉米糖浆与肥胖率的增加没有直接联系,但是研究表明果糖的摄入量与2型糖尿病风险增高有关。

❖ 缺乏运动。爱运动的人血糖和胰岛素水平一般要比少运动者更平稳。大量的研究证明了从体力活动多的生活方式改变到缺乏体力活动,会使得居民2型糖尿病发病率增高。缺乏体力活动的肌肉储存更少的碳水化合物,因此血糖持续保持在高水平,这又刺激机体释放更多的胰岛素。与此相反,活动量大的肌肉在胰岛素水平较低的情况下就可以摄取葡萄糖,这使得血糖和胰岛素水平保持在正常范围内。此外,活动量大的人体内燃烧脂肪的数量要比燃烧碳水化合物的数量更多,这使得能够被储存到脂肪细胞的脂肪减少了。

如果不及时治疗,高胰岛素血症、2型糖尿病等会引起许多其他的健康问题，包括心血管疾病、肾功能衰竭、下肢截肢以及眼部疾病等。存在高胰岛素血症的人罹患大肠癌的风险增高，尤其是男性。甚至高胰岛素血症的儿童由于出现高脂血症和高血压而使心血管疾病的患病风险也增大。

幸运的是，超重的2型糖尿病患者只要减掉5% ～ 10%的体重就可以减少患其他疾病和早期死亡的风险。减轻体重完全能够改善血糖控制、提高胰岛素敏感性，并能够预防糖尿病并发症的出现。生活方式的改变甚至可以阻止由血糖控制不佳演变为糖尿病的进程（表1-6）。

表 1-6　糖尿病预防策略

目前已经证明的可以减少58%糖尿病新病例数的方法：

☆ 每天步行30分钟，每周至少运动5天
☆ 平衡膳食
☆ 肥胖者体重减轻7%

代谢综合征

心血管疾病、高血压和糖尿病等作为单个的健康问题困扰着许多超重和肥胖者。然而，代谢综合征将这些健康问题都聚集在一个人身上。目前普遍认为代谢综合征包括了腹部肥胖、高血压、血脂异常以及空腹血糖升高等特征。表1-7为普遍被认可的国际糖尿病联合会对代谢综合征总结的定义。

表 1-7　国际糖尿病联合会代谢综合征定义

☆ 要确诊为代谢综合征，必须具有	
腹部肥胖	腰围：男性>90 cm；女性>85 cm
☆ 同时具有下列中的任意两项	
血甘油三酯水平高	≥150 mg/dl，或针对血脂异常进行专门的治疗
HDL-C水平低	<40 mg/dl，或针对血脂异常进行专门的治疗
高血压	收缩压>130 mmHg或舒展压≥85 mmHg，或曾诊断为高血压正进行治疗
空腹血糖升高	≥5.6 mmol/L，或曾诊断为2型糖尿病

资料来源：International Diabetes Federation. The IDF consensus worldwide definition of the metabolic syndrome：Part I: Worldwide definition for use in clinical practice.

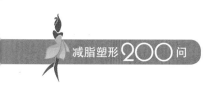

腰围增加是代谢综合征的诊断标准之一。虽然代谢综合征的形成因素不止一个，但是许多研究人员认为胰岛素抵抗是其中最为重要的因素。代谢综合征与肥胖的关联与脂肪细胞的特性有关，脂肪细胞不仅本身对胰岛素产生抵抗，还分泌脂肪因子促进胰岛素抵抗。

毫无疑问，代谢综合征患者罹患冠心病、心脏病、中风和糖尿病的风险较高。但是，科学研究传来好消息，减轻体重可以完全逆转代谢综合征！研究表明，轻中度肥胖者体重减少10%就可以使代谢综合征得到极为明显的改善，但是成年重度肥胖者则需要减少更多的体重才能见到明显的改善效果。

血脂异常

血脂异常是心脑血管疾病的重要危险因素。2002年中国居民营养与健康状况调查结果表明，我国成人血脂异常患病人数为1.6亿，总患病率为18.6%，其中高胆固醇血症、高甘油三酯血症及低密度脂蛋白胆固醇血症的患病率分别为2.9%、11.9%和7.4%。从年龄分布看，中年人的血脂异常总患病率与老年人几乎相同，中年组高甘油三酯血症患病率还略高于老年组，各年龄组的低密度脂蛋白胆固醇血症患病率相近。

膳食不合理和身体活动不足是超重及肥胖、高血压、糖尿病、高胆固醇血症等慢性疾病的重要危险因素。膳食越不合理，身体活动越不足，患慢性病的概率越大。

癌症

癌症已成为很多国家的第二大死亡原因。在我国，每年大约有150万例新病例被确诊。美国癌症协会估计癌症病死者中有超过三分之一与超重或肥胖有关。与标准体重者相比，某些类型的癌症在肥胖者中更为常见，如肾癌、食道癌、胰腺癌、肝癌、结肠癌、子宫内膜癌和绝经后妇女的乳腺癌等。研究还发现，癌症患者中体重指数大于40的人病死率最高，其中男性为52%、女性高达62%。

乳腺癌和子宫内膜癌与激素相关。体重增加以及脂肪堆积的部位等均影响激素的分泌水平，在乳腺癌和子宫内膜癌的发展中起到十分重要的作用。胃食管反流可能导致食道癌的发生。缺乏运动和不健康的饮食（饮食中缺乏水果、蔬菜和全谷物等）与肥胖相互作用，从而增加患某些癌症的风险，如胰腺癌和结肠癌等。科学研究表明，与体重正常但活动量少、饮食不健康的人相比，超重但采取健康饮食和适度运动的人患癌症的风险要低。毋庸置疑，吸烟的人患癌症的风险更高。

骨关节炎

骨关节炎是一种使人既痛苦又行动不便的疾病，其特征是关节软骨的损坏和炎症反应。这种情况常见于髋关节、膝关节和手部，症状通常在50多岁的时候出现。损伤、体力活动少和超重等是增加关节炎风险的因素。

超重的人，即使只是在青壮年时超重，到老年时患膝关节和髋关节炎的风险也很高，这种风险与过多的重量对下肢关节的压力直接相关，可导致关节软骨出现不可修复的损伤。美国疾病控制与预防中心估计，被确诊为关节炎的人群中有69%的人超重或肥胖。奇怪的是，手部骨关节炎也常见于肥胖人群。这可能是由于超重者整体骨密度较高所致，也可能是因为血液循环系统中存在一些化学因子导致身体各部位的关节软骨损伤。

对于体重已经超重的人来说，BMI指数每增加1患膝关节炎的风险就增加15%。可以想象，当膝关节发炎造成活动受限后，要想减轻体重是非常困难的。更加严峻的是，体重进一步增长将不可避免。科学证据表明，减轻体重不仅可以降低发生关节炎的风险，还有助于缓解关节炎的症状。

与超重和肥胖相关的其他健康问题如下。

❖ 妊娠并发症。大约一半的育龄期妇女（18～44岁）存在超重或肥胖。妊娠期间超重或肥胖都会出现更加多的并发症，包括先兆子痫、高血压、妊娠期糖尿病、血栓性静脉炎、晚产及剖宫产等。肥胖的妈妈所产婴儿出现先天性缺陷，如心脏病、神经管异常、出生低体重等的可能性更大，出生后一年内死亡的风险是正常体重母亲所生婴儿的两倍。

❖ 多囊卵巢综合征。育龄期妇女多囊卵巢综合征的发病率为6%～10%。研究表明，与正常体重妇女相比，肥胖妇女中更常见到多囊卵巢综合征，尤其是腹部肥胖者。多囊卵巢综合征的特点是卵泡发育小于正常、月经不规则或无月经、雄激素分泌增加、痤疮及多毛等。患多囊卵巢综合征时会出现胰岛素抵抗、高血压和血脂升高等，因此患心血管疾病的风险也增高。研究数

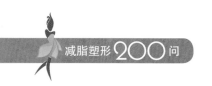

据表明,患有多囊卵巢综合征的妇女中有将近一半的人存在代谢综合征。

❖ 胃食管反流病。也称为反酸症,是胃部酸性液体回流或反流进入食道。食管没有像胃一样的保护层,所以会受到胃酸的伤害,导致炎症的发生,即出现食道炎。有时慢性食道炎长期不治疗可能会导致食管癌。超重或肥胖人群患胃食管反流病的风险更大,这是因为上腹部脂肪组织的堆积增加胃的压力,使食道和胃之间的括约肌放松。另外,高脂肪的饮食也可能造成反流,尤其是晚上平躺的时候。

❖ 非酒精性脂肪肝。非酒精性脂肪肝即甘油三酯大量堆积在肝脏,与肥胖、胰岛素抵抗及血液甘油三酯水平高有关。随着肝脏中过量的脂肪堆积,体内与炎症和心血管疾病相关的细胞因子水平增高。非酒精性脂肪肝如果一直不治疗,则会导致肝纤维化、肝硬化和肝功能衰竭。

6 低体重对健康有不良影响吗?

了解了超重和肥胖对健康的危害,你是否会想体重低对健康是否有影响?事实上,体重低与疾病之间的关系和肥胖与疾病之间的关系是完全不同的。研究表明,体重低的健康人(体重低于相同身高人群的平均体重,或体重指数低于18.5),只要摄入足量的食物和营养素且不过量运动,罹患大多数慢性疾病的风险并不比体重正常的人高。

体重低且不健康的人通常有较高的发病率,主要原因如下。

❖ 体重低下通常与吸烟和过量饮酒相关,这些习惯也会导致疾病。

❖ 体重低下可能由所患有的疾病导致。癌症、心力衰竭、酗酒、抑郁症和慢性肺病等都会导致体重低下。

❖ 神经性厌食症可导致严重的体重低下,与高发病率和高病死率相关。

骨质疏松症与低体重

骨质疏松症患者骨骼吸收的钙较少,且骨密度逐渐减低。髋部和脊柱特别容易受影响,从而导致身高降低,且更易发生骨折。骨质疏松症女性比男性更常见,这是由钙摄入量低、体力活动少及雌激素水平减低等因素共同造成的。停经前的妇女如发生闭经,由于雌激素减少也有发生早期骨质疏松症的危险。吸烟和饮酒也是骨质疏松症的危险因素。

骨密度与体重指数密切相关。研究发现,体重对骨骼具有一种保护作用,这种保护作用非常类似于体力活动对骨骼所产生的保护作用。锻炼可以使骨骼经常性地承受机械性压力,肌肉或脂肪的重量也使骨骼经常性地承受压力,这可以增加骨骼对钙的吸收,使骨骼变得更致密。这意味着体重过轻的人可能患骨质疏松症的风险增高。然而,有研究表明,无论男女,体内的瘦体组织与强壮、致密的骨骼有关,而不是体内的脂肪含量。因此,对于体重指数较低的人来说,如果能够保持健康数量的瘦体组织,且不吸烟、不酗酒,摄入含钙和维生素D丰富的食物,就能够与体重正常者一样保持足量的骨质。

体积增大的脂肪组织能分泌雌激素,这可能有助于老年妇女维持骨质量。但是,脂肪组织分泌的细胞因子对骨骼则产生负面影响。

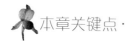 本章关键点 ··

❖ 随着体重指数(BMI)的增加,患心血管疾病、高血压、2型糖尿病、代谢综合征、癌症、骨关节炎和睡眠呼吸暂停等风险也随之增高。

❖ 肥胖者寿命缩短2～10年。

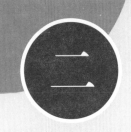

二 你胖吗？

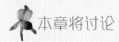 本章将讨论 ···

❖ 体重值的背后藏有什么秘密？

❖ 体重的构成是什么？

❖ 什么是瘦体组织？

❖ 重要的体格测量指标有哪些？

❖ 如何计算体重指数？

❖ 体脂肪比例应该是多少？

❖ 为什么体脂肪的分布很重要？

❖ 与体重相关的化验指标有哪些？

❖ 哪些指标可以反映营养状况？

❖ 如何分析体重相关性健康风险？

⑦ 体重值的背后藏有哪些秘密？

很多人非常在意体重秤上所显示出的数字。但是，事实上体重值并不能真正反映身体所处的健康状态以及体能水平。

你的体重究竟应该是多少呢？这取决于体重值背后的秘密，即体重的构成成分。构成体重的肌肉、骨骼和脂肪的比例是否健康？只有了解了这个问题，才能解读出体重秤上所显示数字的健康意义。

早晨起来往体重秤上一站，体重秤显示的数字表示什么呢？文学作品中常常说女人是水做的，其实男人也是水做的。营养学认为人是由所吃的食物构成的。但是，我们人体在生物化学上到底是由什么成分组成的呢？你可能知道人体包括骨骼、骨骼肌、脂肪细胞、器官、血液及水等。事实上，要准确回答这个问题取决于讨论的角度。

可以从多种角度来研究人体的组成。从化学元素的角度来说，人体是由碳、氢、氧、氮等元素构成；从化学分子角度来说，人体是由水、蛋白质、脂肪、碳水化合物（糖原、葡萄糖）和 DNA 等所组成；从组织学角度来说，人体是由水、脂肪组织、肌肉组织、骨骼、内脏组织等组成。当然，也可以从细胞类型来研究人体的组成。

从体重管理及体能角度研究人体组成时，主要关注构成体重的组织，即脂肪组织和非脂肪组织（表2-1）。脂肪分为必需脂肪和贮存脂肪，而非脂肪组织则由瘦体组织和液体（水）两部分组成。瘦体组织包括骨骼、肌肉、器官、结缔组织、肌腱和筋膜等。

表 2-1　体重的构成

体重＝脂肪组织＋瘦体组织＋水	
脂肪组织 ☆ 必需脂肪 ☆ 储存脂肪	体内所有脂肪的重量。包括贮存在体内的脂肪组织以及在神经系统和细胞膜中存在的少量必需脂肪两部分
非脂肪组织 ☆ 瘦体组织 ☆ 水	非脂肪组织包括骨骼和其他致密结缔组织、体内水分以及构成器官、肌肉和免疫系统的细胞中高蛋白无脂肪部分（目前公认为体细胞组织）。简单地说，人体内除了脂肪组织之外的其他所有成分即非脂肪组织，包括瘦体组织（肌肉、器官、血液、骨骼等）及液体（水）

必需脂肪

人体内的必需脂肪数量很少，主要存在于心脏、肺、肝脏、脾、肾脏及肠中，肌肉组织、中枢神经系统以及骨髓中也含有必需脂肪。之所以称这部分脂肪为必需脂肪是因为身体需要利用这些脂肪来维持正常的生理功能，如调节体温、产生能量以及吸收震动等。

男性体内含有3%～5%的必需脂肪，女性体内必需脂肪含量为11%～14%。女性体内必需脂肪多于男性是因为女性需要更多脂肪形式的能量来生育子女以及维持激素相关的功能。

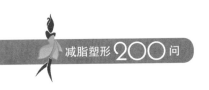

储存脂肪

储存脂肪是指超过了生理需要量而蓄积在体内的脂肪,包括内脏脂肪和皮下脂肪。内脏脂肪存在于内脏周围,起着衬垫的作用。皮下脂肪存在于皮下,起着保持体温的作用,对骨骼也起着衬垫作用。

虽然身体正常发挥各种生理功能时不需要体内所贮存的脂肪,但是在身体遭遇饥荒时,这些储存脂肪却是能够保命的。储存脂肪只有在体内过量堆积的情况下才会对身体造成伤害,而且储存的部位不同,对健康的影响也不同。科学研究已经证明,内脏脂肪过量堆积与很多慢性疾病有关,这就是为什么要使体内脂肪保持在健康范围内的原因之一。

瘦体组织

瘦体组织包括骨骼、肌肉、器官、结缔组织、肌腱和筋膜等。瘦体组织中,蛋白质含量为16% ~ 19%,矿物质为5% ~ 8%。年龄、性别和种族因素等决定了瘦体组织构成的差异。

水

人体内的水可分为细胞内液和细胞外液。正常状态下人体细胞内外液的比例保持在2:1。这些体液占体重的50% ~ 60%,是构成体重最主要的成分。水作为载体为细胞提供营养和氧气,并将二氧化碳和体内代谢废物溶于水中输送到人体的各器官进行化学处理。

瘦体组织与脂肪组织是由两种完全不同类型的细胞构成的,前者为肌细胞,后者为脂肪细胞。这两种细胞的生物学特性及生理功能完全不同,不能相互

表2-2 人体构成成分的比例

人 群		必需脂肪	储存脂肪	非脂肪组织
成年人	男	12%	15%	73%
	女	3%	12%	85%
10岁儿童	男	19%		81%
	女	14%		86%

（续表）

人　群		必需脂肪	储存脂肪	非脂肪组织
6岁儿童	男	16%		84%
	女	13.5%		86.5%

资料来源：1. Behnke, A.R., & Wilmore, J.H. (1974). Evaluation and regulation of body build and composition. Englewood Cliffs, NJ：Prentice-Hall.

2. S.J. Haschke, F., Ziegler, E.E., & Nelson, S.E. (1982). Body composition of reference children from birth to age 10 years. American Journal of Clinical Nutrition, 35, 1169–1175.

转变。锻炼不可能将脂肪转变为肌肉，反之也不可能将肌肉转变为脂肪。但是通过科学的抗阻力锻炼可以维持甚至增加肌肉的数量，一定强度的有氧锻炼可以减少体内脂肪的数量。

8　如何计算体重指数（BMI）？

由前文可见，体重秤上的数字是体内水分、瘦体组织和脂肪组织加起来的数量，并不能反映体内脂肪数量的是多少，不能真实客观地反映"胖"或"瘦"，更不能反映健康状况，因此减肥不能只看体重这一项指标。目前科学上普遍使用身高体重和BMI作为衡量健康体重的标准。想要计算BMI就必须知道身高和体重的数值。

测量身高

测量身高最准确的方法是使用牢固固定在墙上的身高坐高计。也可用卷尺测量。

体重

测量体重时应尽可能少穿衣物，脱掉鞋子。站在秤的中心位置上，将读数精确至0.1 kg。应定期对体重秤进行校正。可以先称一下自己的体重，然后抱着一个校正砝码再称一次体重。

BMI计算方法

BMI是反映超重和肥胖的指标，通过身高和体重数据计算得出。想要

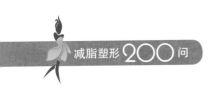

获得准确的BMI值,需要认真测量身高和体重。BMI的计算公式为体重/身高^2(kg/m^2)。

　　BMI是一种非常简单而有效的评价健康风险的方法,计算公式适用于儿童、青少年、成年男性和成年女性等。BMI与其他一些复杂的人体成分分析方法相比,并不是一个反映肥胖的良好指标,但其与体脂肪百分比的意义相似,能够预测与体重和体脂肪超标相关的健康风险,包括糖尿病、高血压和冠心病等。除此之外,BMI≤17.5是神经性厌食症人群低体重的诊断标准之一。

⑨ 如何解读BMI?

　　表2-3依据BMI将成年人分为低体重、正常体重、超重和肥胖四类。成年人BMI<18.5为低体重,BMI≥24为超重。

表2-3　BMI和腰围与相关疾病风险的关系

体重分类	BMI (kg/m^2)	疾病风险 * (与正常的体重和腰围相比较)		
		男性 <85 cm 女性 <80 cm	男性 85 ~ 95 cm 女性 80 ~ 90 cm	男性 ≥95 cm 女性 ≥90 cm
低体重	<18.5	—	—	—
正常体重**	18.5 ~ 23.9	—	增加	高
超重	24.0 ~ 27.9	增加	高	极高
肥胖	≥28.0	高	极高	极高

注:＊疾病风险是指2型糖尿病、高血压和心血管疾病的患病风险。
　　＊＊即使体重正常,如果腰围增加,患病风险也会同时增加。
资料来源:《中国成人超重和肥胖预防控制指南》。

　　请注意,表格中的疾病风险一栏涉及BMI和腰围两个数据,稍后会进一步地讨论。此表中的BMI是预测成年人的健康风险,不适用于儿童和青少年。

　　不能简单地根据BMI来判定是低体重还是肥胖,而是要了解BMI提示的健康风险,并且对体脂肪的分布,脂肪组织和瘦体组织的比例,日常的体力活动水平、饮食模式,心血管疾病和其他疾病的患病风险等进一步评估。

BMI的局限性

一个人的体重不仅包括脂肪的重量,还包括骨骼、肌肉和水分的重量。所有依据体重判断肥胖与否的方法都有其局限性,因为不能确定体脂肪的含量是多少。BMI也不能反映体内的脂肪有多少、肌肉有多少。例如,虽然运动员的BMI在24～28之间,但因为其拥有大量肌肉,所以并不是肥胖。

使用BMI时的注意事项如下。

❖ 对于瘦体组织较多的运动员或骨密度较高的人群,BMI会过高估计其超重或肥胖的程度。

❖ 身体浮肿的人由于液体潴留在组织中而导致体重增加,BMI也随之增高,甚至达到肥胖的判断标准。

❖ 绝经后的女性常由于患有骨质疏松症,其BMI随之增高,但体内可能并没有过多的脂肪堆积。

❖ 对于身高在150 cm以下的成年人来说,BMI提示的健康意义可能并不准确。研究表明,BMI在预测身材娇小的成年人健康风险方面并没有对普通身高成年人的预测那么准确。

❖ BMI通常会低估老年人体内的脂肪含量。因为随着年龄的增长,老年人的体成分会发生改变,脂肪组织会相应地增加,而瘦体组织会相应减少,但是体重却并没有增加,因此BMI可能也不会明显地升高。

❖ BMI并不提供脂肪分布的相关信息。与体重相比,体内的脂肪分布对于健康的影响更大。

由于BMI无法反映体成分、脂肪含量和脂肪分布等对健康十分重要的信息,因此需要结合其他的健康指标进行健康风险的分析。

(10) 如何了解体脂肪比例和分布?

你到底是胖还是瘦呢?由上文可知,体重秤显示的数值是体内脂肪、瘦体组织和水的总和,但是却不能显示各部分的比例。通常以体重指数(BMI)来反映体重是否正常,是不是就能认为,BMI越低就代表越瘦,BMI越高就越胖呢?

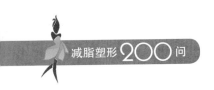

当然不能,因为BMI的计算公式中只涉及身高和体重两个数据。体重本身就不能真实客观地反映胖或瘦,BMI也不能反映体内的脂肪多少及肌肉多少。而体内含有脂肪数量的多少才是真正判定胖或瘦的标准,是对健康影响最大的危险因素。因此单纯用体重、BMI来衡量一个人的胖瘦是不科学的,必须结合体脂肪比例以及体内脂肪的分布情况,才能较为全面地了解一个人的胖瘦情况以及健康风险。

体脂肪百分比

体脂肪百分比是指人体内脂肪的重量在人体总体重中所占的比例,其反映人体内脂肪含量的多少。

目前有很多方法确定体脂肪的比例,但是普通人很难接触到这些设备。若想要知道自己的体脂肪比例,需要使用专业的人体成分分析仪检测,才能精确判定体脂肪比例。现在有些体重计也具有测定体脂肪的功能,但测出来的数据只能供参考。较为简便、准确的测定方法是使用皮褶厚度计、生物电阻抗分析等方法。

也有人提出了由BMI来推算体脂肪比例的公式,但是由BMI推导出的体脂比例仅仅是粗略的估计。因为BMI是由身高和体重数据计算而来,并不包含脂肪数量的信息,所以体脂比例不可能由BMI来精确评估。

表 2-4　由 BMI 推算体脂肪比例的公式

儿童体脂率(%)＝(1.51×BMI)−(0.70×Age)−(3.6×性别)+1.4
成年人体脂率(%)＝(1.20×BMI)+(0.23×Age)−(10.8×性别)−5.4
性别:男性=1;女性=0

资料来源:Deurenberg, Paul; Weststrate, Jan A.; Seidell, Jaap C. (2007). Body mass index as a measure of body fatness:Age- and sex-specific prediction formulas. British Journal of Nutrition. 65 (2):105–14.

体脂比例的正常范围

普遍认为,正常成年人的体脂比例男性为15%～18%,女性为25%～28%。流行病学研究表明,不同年龄和性别的人体脂比例的差异很大。虽然目前已经对体脂比例与健康、体能水平等之间的关系进行了大量的研究,但是对于维持健康来说最为理想的体脂比例究竟是多少尚无统一定论。美国运动医学会提出了美国不同人群体脂比例的参考范围（表2-5）。

表 2-5　根据体脂百分比判定体重超重和肥胖

分　类	女　性	男　性
必需脂肪	10%～13%	2%～5%
非常瘦	14%～20%	6%～13%
偏　瘦	21%～25%	14%～17%
正　常	26%～31%	18%～22%
超　重	32%～39%	23%～29%
肥　胖	≥40%	≥30%

资料来源：ACE (2009) What are the guidelines for percentage of body fat loss？ American Council on Exercise (ACE). Ask the Expert Blog. December 2, 2009.

体脂肪百分比的意义

体脂肪百分比可以预测健康风险。大量的研究数据表明，男性体脂肪比例<5%、女性<8%以及男性脂肪比例≥25%、女性≥32%均会导致患病风险增高，这是不容置疑的。研究也表明，男孩脂肪比例≥25%、女孩≥30%会导致高血压和高脂血症的发病风险增高。

需要注意的是，体脂比例只反映体内脂肪的含量。当BMI太低时，也就是体重太低时，体脂比例也低，这只能说明既没有肌肉，也没有脂肪。因此，并不是所有体脂比例<15%的男性和<25%的女性都有苗条、紧实的身材。同样的道理，并不是所有穿着衣服看上去苗条的姑娘，其体脂比例都低于25%。

可以以BMI和体脂肪比例来判断健康风险。

❖ 如果BMI和体脂肪比例均低，则体形属于消瘦，可能原因是内分泌或者消化吸收障碍等所致。在此情况下，男性往往很难练出肌肉，女性则容易出现经期紊乱等问题。

❖ 如果BMI低，但体脂肪比例高，即体重是正常的，但腹部脂肪堆积，这一般是饮食过量、缺乏运动、压力过大以及生活方式不良等所致。在此情况下，

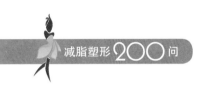

患慢性疾病的风险很高。

❖ BMI和体脂肪比例均高则是真正意义上的肥胖,常常伴有慢性疾病。

❖ 只有当BMI和体脂肪比例都处在正常范围之内时才是最健康的状态,不仅能呈现出令人羡慕的体形线条,而且罹患各种慢性疾病如心脏病、2型糖尿病以及某些种类的癌症等风险较小。

确定体脂肪比例还可以帮助运动员和严重低体重的人制定应该要达到的体重目标。美国运动医学会认为,男性运动员的体脂肪比例应该维持在5%左右,女性运动员为8%。有些运动项目是根据运动员的体重来分组进行比赛的,如摔跤或柔道。这些运动员常常会努力控制体重,从而可以参加较低体重级别的比赛。针对这一点,美国运动医学会的建议是,运动员在参加较低体重级别的比赛时,体重应达到这一级别的最大值,而不是参加较高体重级别的比赛时,体重是这一级别的最低值,应阻止运动员为减轻体重而将健康脂肪比例降至最低的做法。

体脂肪的分布

正常情况下,身体内的大多数脂肪都储存在皮下。腹部、臀部以及大腿内侧等是身体最容易储存脂肪的部位。对于女性来说,胸部以及背部也是很容易堆积脂肪的部位。

研究表明,脂肪堆积的部位不同,对健康的影响也不同。根据脂肪堆积的部位可以区分体形是苹果形还是梨形。可以用腰围、臀围、腰臀比及腰围身高比等指标来评估体内的脂肪分布情况以及健康风险大小。

腰围的测量

腰围是指经过肚脐的腰部水平围长。腰围是反映腹部脂肪堆积及健康风险的有效指标。美国国立卫生研究院认为,腰围长与高血压、高血脂、2型糖尿病以及心血管疾病等患病风险增高密切相关。即使BMI表明体重在健康范围内,但是腰围仍有可能超标,潜在的健康风险仍然很高。

世界卫生组织推荐的测量方法是:自然站立、两脚分开25～30 cm,体重均匀分配。用一根没有弹性、最小刻度为1 mm的皮尺,放在被测髋骨上缘与第十二肋骨下缘连线的中点，经过肚脐，沿水平方向围绕腹部一周。测量时，皮尺要紧贴在皮肤上，但不能勒着皮肤。在正常呼气末尾测量腰围的长度，精确至毫米。最好请家人帮助测量，以避免视觉误差。

腰围的正常范围

中国人的腰围参照亚洲标准，如果男性腰围超过90 cm，女性超过85 cm，就表示肥胖。

大量的研究表明，男性腰围超过94 cm，患糖尿病和心脏病的风险会增高，腰围超过102 cm则被视为高风险人群。女性的腰围为81 cm是危险临界点，89 cm是高风险临界值。

腰围的意义

专家认为，若男性腰围>95 cm，女性>90 cm，则罹患2型糖尿病的风险会增高，血液低密度脂蛋白胆固醇水平和甘油三酯水平会升高，心血管疾病的标志物如C-反应蛋白水平也会升高。而且无论男女和种族，患病风险是一样的。

研究发现，有些成年人的BMI低于24，但腰围较大，即体重正常，但腹部脂肪堆积，这些人也同样存在健康风险。一项超过50万人的研究发现，BMI较低但腰围较大的人群死亡风险会增加。研究人员对美国第三次全国健康和营养调查和加拿大健康调查收集的数据进行分析之后发现，即使BMI正常，若腰围超出正常范围，其心血管疾病的患病风险也会增高。

老年人的腰围数值在评估患病风险方面比BMI更有价值。短期内改善饮食、增加体力活动、改变生活方式等均可以使体成分发生变化，这些变化也可以使腰围减小。

腰围的局限性

将腰围作为评估内脏脂肪相关性健康风险的指标具有一定的局限性。更重要的是，腰围只能粗略地衡量内脏脂肪的含量。与成年人相比，儿童和青少年的腰围提示健康风险的价值较低。虽然腰围与内脏脂肪有很好的相关性，但没有能够区分腹部皮下脂肪和腹部内脏脂肪的影像技术那么精准。除此之外，根据腰围预测身高150 cm以下成年人的患病风险可能不太准确。

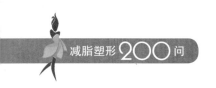

腰臀比

腰臀比作为脂肪分布的评价指标已经使用了很多年。腰臀比的计算方法是以腰围除以臀围。当比值接近1时,认为上半身的脂肪开始堆积。当年轻男性腰臀比>0.95、年轻女性腰臀比>0.80时,健康风险就会增加;当60～69岁男性腰臀比>0.95、女性>0.9时,健康风险就会增加(表2-6)。

表 2-6　腰臀比与健康风险

男性腰臀比	女性腰臀比	健康风险
≤ 0.95	≤ 0.80	低
0.96 ～ 1	0.81 ～ 0.85	中等
> 1	> 0.85	高

腰围身高比

研究表明,腰围身高比可能是反映内脏脂肪过多和面临健康风险最为有效的指标。一项对5 000多名德国高加索人的研究发现,腰围身高比在预测代谢综合征、血脂异常和2型糖尿病等方面优于其他任何一种人体测量指标。

成年人的腰围值应小于身高值。腰围身高比值≥ 0.5是心血管疾病和代谢出现异常的指征。

苹果形和梨形身材

苹果形身材的人腰腹部过胖,状似苹果,又称腹部型肥胖、向心型肥胖、内脏型肥胖等。这种身材的人脂肪主要沉积在腹部的皮下及腹腔内。男性腰臀比>0.9,女性腰臀比>0.8,即为苹果形身材。

梨形身材是指下半身比较丰满的女性,腰臀比≤ 0.8,这种身材的人脂肪一般都堆积在臀部周围,患病风险要小很多(表2-7)。

11 与体重相关的重要化验指标有哪些?

除了要了解身体外部的数据(如BMI、腰围身高比等)之外,还应该知道一

表 2-7 根据腰臀比判定苹果形或梨形身材

性　别	梨　形	苹果形
女　性	腰臀比 ≤ 0.8	腰臀比 > 0.8
男　性	—	腰臀比 > 0.9

些能评估健康风险的身体内部数据。常见的、较为重要的体重相关性指标有血脂、血胆固醇、血压、血糖等。如果腹部堆积了较多的脂肪,那么罹患2型糖尿病和心脏病的风险就很高,结合与代谢相关的化验指标,就能对自己的健康风险进行评估。

血糖

各种检测血糖的方法对于诊断糖尿病前期和糖尿病是非常重要的。随机血糖值 ≥ 11.1 mmol/L 就疑似患有糖尿病。儿童和非妊娠期的女性最好检测空腹血糖,即抽清晨空腹血检测血糖。空腹血糖 5.6 ～ 6.9 mmol/L 时就是糖尿病的征兆,也称为空腹血糖受损;空腹血糖 ≥ 7.0 mmol/L 表明患有糖尿病(表2-8)。

表 2-8 空腹血糖水平

类　别	葡萄糖水平
正　常	3.8 ～ 5.5 mmol/L
糖尿病前期	5.5 ～ 7.0 mmol/L
糖尿病	> 7.0 mmol/L

患者空腹血糖受损时可以做2小时(75 g)口服葡萄糖耐量试验(oral glucose tolerance test, OGTT),但在临床实践中这并不是一种常规测定血糖的方法。这一检测方法要求整晚禁食,清晨时摄入75 g葡萄糖。若口服葡萄糖2小时后的血糖值为 7.7 ～ 11.1 mmol/L,就可以确诊为糖耐量受损。

糖化血红蛋白(HbA1c)由葡萄糖与血红蛋白结合而成,能在血液中停留120天左右。血液中的葡萄糖越多,被糖化的血红蛋白就越多。糖化血红蛋白不能筛查糖尿病,但其是评估血糖治疗效果的一种方法,能够评估最近2 ～ 3个月内的血糖控制情况。糖化血红蛋白正常是指血液中被糖化了的血红蛋白占总

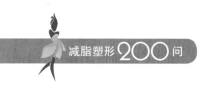

血红蛋白的比例低于6%。糖化血红蛋白>7%表明近三个月内血糖控制较差。一般建议糖尿病患者每隔3个月测一次糖化血红蛋白。

血脂

血脂检测包括总胆固醇（total cholesterol，TC）、高密度脂蛋白胆固醇（HDL）、低密度脂蛋白胆固醇（LDL）和甘油三酯（triglyceride，TG）等。最好是空腹采血，但检测胆固醇不需要空腹。

血胆固醇水平

胆固醇在脂肪家族中属于固醇类化学物，存在于动物性食物中。摄入动物性食物后，食物中的胆固醇被消化、吸收进入血液。人体内也可以自身合成胆固醇。体内的胆固醇主要以高密度脂蛋白胆固醇（HDL-C）和低密度脂蛋白胆固醇（LDL-C）两种颗粒形式在血液内转运。血管中的LDL-C可形成动脉粥样硬化斑块，这是心血管疾病的主要病因。总胆固醇或LDL-C高会增加心脏病的风险。LDL根据微粒的大小又可以分为两种，与较大体积的LDL颗粒相比，体积较小的LDL使心血管疾病的患病风险更高。

HDL-C与LDL-C相反，它能够将胆固醇运回肝脏并排出体外。因此HDL-C水平高与心脏病发生风险下降有关。目前认为总胆固醇与HDL-C的比值也是评估心血管疾病风险的良好指标。对于胆固醇正常但HDL-C ≤ 40 mg/dl的人来说，需要改变自己的饮食习惯和增强体力活动。

由于血脂和2型糖尿病密切相关，因此对于超重的成年人和儿童，如果存在HDL-C水平低或甘油三酯水平高的情况，美国糖尿病学会建议应严格控制空腹血糖。血脂的正常值和异常值见表2-9。

表 2-9　成年人血脂理想值

血液检测	理想值范围（mg/dl）	临界值或高风险状态（mg/dl）
CT	<200	临界值：200 ～ 239 高风险：≥240
LDL-C	最佳：<100 接近理想范围：100 ～ 129	临界值：130 ～ 159 高风险：160 ～ 189 极高风险：≥190

血液检测	理想值范围（mg/dl）	临界值或高风险状态（mg/dl）
HDL-C	>40	低：<40 高：≥60
TG	<150	临界值：150～199 高风险：200～499 极高风险：≥500

资料来源：Expert Panel on Detection, Evaluation, and Treatment of High Blood Cholesterol in Adults. (2001). JAMA, 245(19), 2486–2497.

甘油三酯

从饮食摄入的脂肪中90%以上是甘油三酯，机体将其储存在脂肪细胞内。血甘油三酯水平和心血管疾病的关系非常复杂。一般来说，当甘油三酯水平升高时，尤其是血胆固醇水平也很高时，心血管疾病的发生风险就会增加。血甘油三酯水平升高意味着剩余的脂蛋白在血液中堆积，这会促进动脉粥样硬化的发生。高甘油三酯血症是糖尿病常见的并发症之一。

通常建议血甘油三酯水平高的人限酒、增加体力活动，如果超重应减轻体重。

血压

大量的研究表明，体重越重，患高血压的危险性就越大。腹部肥胖与高血压的关系尤为密切。

血压对体重的变化很敏感，体重变化5 kg就能引起血压的明显变化。随着体重的下降，血压也会有不同程度地下降（表2-10）。

表2-10　成年人血压分类

类　　　　别	血压（收缩压或舒张压）
正常	< 120 mmHg或< 80 mmHg
高血压前期	120～139 mmHg或80～89 mmHg
高血压1级	140～159 mmHg或90～99 mmHg
高血压2级	≥150 mmHg或≥100 mmHg

资料来源：美国国立心肺和血液研究所。

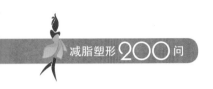
12 哪些指标反映营养状况?

　　检测血液的血红蛋白(hemoglobin,Hb)、血细胞比容(hematocrit,Hct)和血清白蛋白等能够大致反映一个人的营养状况。这些检测项目的正常值见表2-11。

❖ 　血红蛋白(Hb)是含铁携氧的蛋白质,能够合成红细胞。许多疾病会导致血红蛋白下降,如甲亢和贫血。

❖ 　血细胞比容(Hct)能够反映浓缩红细胞在全血中的百分比。甲亢和贫血时Hct会下降,严重脱水时Hct会升高。

❖ 　白蛋白是一种维持渗透压和转运多种激素、营养素和其他物质的蛋白质。血清白蛋白反映的是长期(≥6周)蛋白质的摄入和代谢情况。白蛋白水平低表明蛋白质营养不良。

　　除此之外,成人糖尿病患者应检测血清肌酐,以了解肾功能的情况。肌酐的正常值见表2-11。

表2-11　反映营养状况的实验室检测指标

项　目	参考范围
血红蛋白(Hb)	男性:13.5 ～ 17.5 g/dl 女性:12.0 ～ 16.0 g/dl
血细胞比容(Hct)	男性:39% ～ 49% 女性:35% ～ 45%
血清白蛋白	3.4 ～ 4.8 g/dl
空腹血糖	4.1 ～ 5.9 mmol/L >60岁:4.4 ～ 6.4 mmol/L
糖化血红蛋白(HbA1c)	5.0 ～ 7.5%
肌酐	男性:0.7 ～ 1.3 mg/dl 女性:0.6 ～ 1.1 mg/dl

资料来源:Rolfes, S.R., Pinna. K., & Whitney, E. (2006). Understanding normal and clinical nutrition, 8th edition. Belmont, CA:Wadsworth (p. 603).

(13) 你有健康风险吗？

胖或瘦已经不仅仅是个人形象或漂亮衣服穿不了的问题,而是关系到是否会罹患各种慢性疾病的问题。因此,不仅要关注体重、体脂比例、腰围、腰围身高比等数据,还要密切关注与体重相关的各种化验数据,利用这些信息,综合评估自己的健康风险。

美国国立卫生研究院的专家们于2000年提出了权威的"成年人超重和肥胖症的诊断、评估及治疗指南"。该指南将超重或肥胖以及腰围超标成年人的健康风险分为三个等级(表2-12)。

表 2-12　成年人健康风险分级

1级: 健康风险极高

BMI ≥ 24或腰围超标(女性>85 cm,男性>90 cm)
且具有下列一种或多种情况:

☆ 已确诊患有心血管疾病(有心脏病发作史、稳定或不稳定型心绞痛,做过冠状动脉手术或血管成形术)
☆ 其他的动脉粥样硬化疾病(外周动脉疾病、腹主动脉瘤、颈动脉疾病等)
☆ 2型糖尿病(空腹血糖 ≥ 7.0 mmol/L或餐后2小时血糖 ≥ 11.1 mmol/L)
☆ 睡眠呼吸暂停综合征

2级: 健康风险高

BMI ≥ 24或腰围超标(女性>85 cm,男性>90 cm)
且具有下列三种或更多情况,存在绝对高的健康风险:

☆ 吸烟
☆ 高血压(收缩压 ≥ 140 mmHg 和/或舒张压 ≥ 90 mmHg),或者服用降压药
☆ LDL-C ≥ 160 mg/dl
☆ LDL-C达到临界值(139 ~ 159 mg/dl)合并其他2种或以上的危险因素
☆ HDL-C ≤ 35 mg/dl
☆ 空腹血糖受损(6.1 ~ 6.9 mmol/L)
☆ 有早期心血管疾病家族史(例如,父亲或其他的男性一级直系亲属在55岁之前就患有心脏病或发生猝死,或者母亲或其他的女性一级直系亲属在65岁之前就患有心脏病或发生猝死)。请注意:一级直系亲属一半的基因来源于家庭成员
☆ 年龄(男性 ≥ 45岁,女性 ≥ 55岁或已绝经)

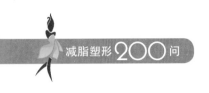

（续表）

3级：存在肥胖相关性疾病的患病风险，但不致命
BMI ≥ 24或腰围超标（女性>85 cm，男性>90 cm） 存在下列情况者死亡的风险不高，但是如果能够减轻体重则可以改善生活质量： ☆ 妇科疾病 ☆ 骨关节炎 ☆ 胆结石 ☆ 压力性尿失禁

　　研究表明，体力活动少且有高甘油三酯血症的超重或肥胖者，如果减轻体重，可以明显地减低患病风险。

　　表2-3总结了将BMI和腰围结合起来评估由于体脂肪过多而导致的健康风险大小。相关的医学治疗指南建议应根据健康风险级别制定持续性的干预措施。例如，BMI为40属于极高风险，需要采用极端的干预措施如做胃切除术来促使体重快速下降，恢复健康。BMI虽然较高，但并不存在严重的危险因素，可以通过改善饮食、增加活动量等改变生活方式的措施，无论减重与否，都可以获得健康益处。

　　低体重或患有厌食症的人也应进行健康风险因素分析，如下。

❖ 低体重的程度：BMI接近18.5的人，其发病风险肯定低于BMI ≤ 17的人。

❖ 目前患有的疾病：例如心血管疾病和糖尿病可能会因为体重减轻或采用极端饮食疗法而导致病情加重。

❖ 心理问题：焦虑、抑郁和其他一些心理问题可能会使治疗方法变得更加复杂。

 本章关键点 ···

❖ 体重是由水、瘦体组织和脂肪组织所构成的。

❖ 关注体重的同时应关注体成分比例，尤其是体脂肪比例和瘦体组织的重量。

❖ 体内脂肪储存在皮下和内脏部位。内脏脂肪的堆积与2型糖尿病、心血管疾病以及某些类型的癌症有关。皮下脂肪对健康几乎没有影响。

❖ 腰围是反应内脏脂肪数量的指标。

❖ 腰围身高比是预测健康风险的良好指标。

❖ 应关注与体重相关的健康风险指标,如血脂、血压、血糖、总胆固醇、LDL-C、HDL-C等。

❖ 将体重相关的指标与血液化验指标结合起来评估健康风险的大小。

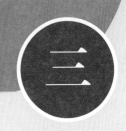

三 为什么会胖?

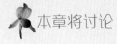本章将讨论 ···

❖ 体重变化的本质是什么?

❖ 什么是能量?

❖ 什么是能量平衡?

❖ 身体如何储存从食物中获得的能量?

❖ 身体有哪些方面要消耗能量?

❖ 什么是基础代谢率和静息代谢率?

❖ 如何计算静息代谢率?

❖ 食物营养素在体内是如何转换的?

❖ 什么是无氧代谢和有氧代谢?

❖ 为什么增加体力活动是增加能量消耗的唯一有效途径?

　　人类在进化和发展的过程中,不断地消耗能量以维持生命,最基本的活动就是为了方便、轻松地从食物中获得脂肪、碳水化合物和蛋白质这三种营养素来为自身提供能量。随着时间的积累,从食物中摄取的能量与维持生命所要消耗的能量之间的差值决定了体重是增加、减少还是保持不变。当能量摄入量大于能量消耗量时,体重就会增加;当能量摄入量与能量消耗量相平衡时,体重就保持不变;而当能量摄入量小于能量消耗量时,体重就会减低。这就能理解为什么能量平衡对于体重如此重要。

14 什么是能量?

假如早餐吃了一片面包。面包中含有的化学能并不能被体内细胞直接利用。首先,面包中的产能营养素碳水化合物必须在体内形成一种叫作三磷酸腺苷(adenosine-5′-triphosphate,ATP)的化学物。ATP含有高能键,这种化学键断裂过程中产生能量,满足身体细胞的需要,如食物消化、肌肉运动、神经细胞传递信号以及其他上千种生物化学反应等。体内所有能量转换过程的总和被称为新陈代谢。

体内的每一个细胞都可以通过分解四种燃料,即碳水化合物、脂肪、蛋白质和酒精来产生ATP。这四种能产生能量的物质都来自饮食。

什么是ATP?

ATP是含有一个腺苷酸骨架和三个磷酸基团的小分子化学物。当其中一个磷酸基团断裂时,就释放出能量,ATP也就变成了腺苷二磷酸(adenosine diphosphate,ADP)。在此过程中,一些能量被用来做功,如用于肌肉收缩。但是大多数(大约3/4)的能量被用来产热。这就是为什么在锻炼时会感觉到热。一旦这一过程完成,ADP又被转变成ATP。这种ATP形成ADP然后又变成ATP的循环会一直不断地发生。

在任何时候,身体内都只贮存很少量的ATP。这一点点的贮存量只能满足身体在静息状态下最基本的能量需求,但足够保证机体运转。在开始锻炼时,能量需要量突然增高,几分钟内体内储存的那一点点ATP很快就会用完。由于身体必须要产生更多的ATP来继续锻炼,因此身体必须分解更多的燃料。

能量来自何处?

食物中含有的四种成分能够产生能量:碳水化合物、蛋白质、脂肪和酒精。进食正餐之后,这些成分在消化系统内被分解成其组成成分,然后被吸收进入血液。碳水化合物被分解为小分子单糖,最常见的是葡萄糖,此外也有果糖和半乳糖等。脂肪被分解为脂肪酸,蛋白质被分解为氨基酸。大多数酒精被直接吸收进入血液。

三

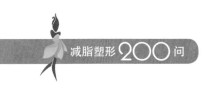

尽管碳水化合物、脂肪和蛋白质还具有其他的重要功能,但是所有这些成分在体内的终极命运是被用于产生能量。

碳水化合物和酒精主要被用于短期能量的产生,而脂肪被用作长期的贮存能量。蛋白质只是在紧急情况下用来产生能量,例如碳水化合物短缺时。蛋白质也可以在蛋白质分子寿命结束时产生能量。所有食物中的这些成分迟早都被分解产生能量。但是机体将这些能量转换为肌肉力量的效率并不高。例如,在骑自行车时,仅20%的能量被转换为肌肉力量,其余的能量则变成了热。

如何衡量能量?

能量用卡或焦耳来衡量。一卡的科学定义为 1 g(或 1 ml)水升高 1℃(自 14.5℃升高到 15.5℃)所需要的能量。能量的国际单位为焦耳。一焦耳的定义是指使用 1 牛顿的力使物体移动 1 米所做的功。

由于卡和焦耳表示极少量的能量,常使用千卡(kcal)和千焦耳(kJ)作为能量的单位。1 kcal 约为 4.2 kJ。为方便理解和计算,本书采用千卡作为能量单位。

15 体重变化的本质是什么?

体重变化的本质在于能量是否平衡。维持健康的体重和体脂比例是保证身体处于健康状态、维持良好体能水平最重要的措施之一。要想维持健康的体重和体脂比例,必须进行一定量的体力活动,并且维持良好的饮食习惯。适量的体力活动,尤其是经常性的锻炼,可以提高肌肉的力量和耐力,还能改善心肺功能,这些都是保持良好体能水平的基石。拥有良好的体能可以轻松应对日常生活和工作中的各种活动和压力。此外,拥有健康体重的人出现与自尊心和自我形象相关心理问题的风险较低。而能否使体重维持在健康的范围内,关键在于能否使能量的摄入量与消耗量维持在平衡状态。

16 什么是能量平衡?

能量摄入量是指从食物中摄入的能量总和,能量消耗量是指身体维持正常生理功能以及体力活动等所消耗的能量总数量。这两者之间的差值就是能量平衡。

摄入的能量与身体消耗的能量相同,则能量平衡的差值为零,这种情况下就会维持目前的体重不变。如果摄入的能量多于身体消耗的能量,则能量为正平衡,这种情况下就会导致体重增加;反之,摄入的能量少于身体消耗的能量,则能量为负平衡,则体重就会减轻(表3-1)。

表 3-1　能量摄入量与消耗量差值和体重的关系

摄入量=消耗量	摄入量=2 500 kcal 消耗量=2 500 kcal	体重不变
摄入量>消耗量	摄入量=2 500 kcal 消耗量=2 000 kcal	体重增长
摄入量<消耗量	摄入量=2 000 kcal 消耗量=2 500 kcal	体重减轻

身体对能量平衡的敏感性

单一改变能量的摄入量或者能量的消耗量,或者两者同时改变都会破坏能量平衡,从而使目前的体重发生变化。从表3-2的例1可见,身体对能量平衡非常敏感。

表 3-2　能量平衡示例

☆ 例1,每天都额外吃一小块巧克力饼干(含有65 kcal能量),一年后会出现什么情况(体内1 g脂肪相当于7.8 kcal)

65 kcal×365天=23 725 kcal/年
23 725 kcal÷7.8 kcal/g脂肪=3 042 g脂肪

结果:一年后,体重净增长3 kg

☆ 例2,如果保持能量摄入不变,但是每周5天、每天跑步8 km,一年后会出现什么情况(跑步1 km消耗65 kcal)

65 kcal×8 km×52周=27 040 kcal/年。
27 040 kcal÷7.8 kcal/g脂肪=3 467 g脂肪

结果:一年后,体重净减低3.5 kg

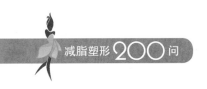

17 为什么不同的食物提供的能量不同？

因为不同的食物所含有的碳水化合物、蛋白质和脂肪的数量不同，这些营养素在体内被分解产生的能量值也不同（表3-3）。

表3-3　食物中1g产能营养素在体内产生的能量值

1 g碳水化合物	4 kcal
1 g脂肪	9 kcal
1 g蛋白质	4 kcal
1 g酒精	7 kcal

相同能量的食物提供能量的成分可能不同

由上表可知，1 g脂肪在体内可以产生9 kcal的能量，可以提供比碳水化合物或蛋白质多两倍的能量，是能量密度最高的食物成分。然而食物脂肪却并不是锻炼所需要的最佳形式的能量。

所有食物都含有混合的营养素，一种具体食物的能量值取决于其所含有的碳水化合物、脂肪和蛋白质的总量。例如，一片全麦面包能提供的能量大约与一块（7 g）黄油相当。然而，它们的组成成分却完全不同。面包中75%的能量是由碳水化合物提供，而黄油中99.7%的能量都是由脂肪提供。

18 身体如何储存碳水化合物？

从食物中摄入的碳水化合物在消化道经过消化、吸收过程后，以葡萄糖形式进入血液，然后再以糖原形式储存在肌肉和肝脏中。糖原储存时需要水的帮助，一般水的需要量是糖原的3倍。

肌肉中的糖原储存量是肝脏中糖原的四倍。糖原是大分子，与淀粉相似，由许多葡萄糖单位连接在一起。身体只能储存相对较少量的糖原。因此，身体不能无限制地供应糖原。

人体内总的糖原储存量平均为500 g左右，大约有400 g储存在肌肉，100 g储存在肝脏。这些储存量相当于2 000 kcal的能量。如果一天不进食，这些能量足可以维持一天。这正是为什么吃低碳水化合物可以使人在最初几天减去很多体重的原因，这种体重的减轻几乎全部是糖原和水分的丢失，因为储存1 g糖原需要3 g水。更不幸的是，一旦恢复饮食与补充水分，体重又会恢复如前。与平时活动量很小的人群相比，耐力运动员肌肉中的糖原浓度更高，肌肉数量增加可以使身体储存糖原的能力提高。

身体储存肝糖原的目的是维持静息状态和长时间锻炼时的血糖水平。血液中存在少量的葡萄糖，大约为15 g，相当于60 kcal的能量，大脑中大约有2 g或8 kcal的葡萄糖。无论是静息时还是锻炼期间，身体都会将这两个部位的葡萄糖浓度严格维持在较窄的范围内，从而使机体能够持续地发挥正常的生理功能。

19 身体如何储存脂肪？

身体将脂肪以脂肪组织的形式储存于几乎每一个部位。肌肉中储存有少量的脂肪，一般为400 g左右，这部分脂肪被称为肌间脂肪。大部分脂肪储存于器官周围及皮下。身体的不同部位储存多少数量的脂肪取决于遗传基因和个体的激素水平。体重70 kg的人平均储存10 ～ 15 kg脂肪。脂肪主要储存在腹部（典型的苹果形体形）的人比脂肪主要储存于臀部和大腿（典型的梨形体形）的人罹患心脏病的风险要高。

不幸的是，我们对于身体如何分布脂肪的储存无能为力，但是我们绝对可以改变所储存的脂肪数量。

你可能会发现你的基本体形与父母非常相似，通常男性像父亲，女性像母亲。雌性激素倾向于将脂肪储存于臀部和大腿，雄性激素倾向于将脂肪储存于腹部。这正是通常女性呈梨形、男性呈苹果形体形的原因。

20 身体如何储存蛋白质？

身体储存蛋白质的方式与储存脂肪和碳水化合物完全不同。蛋白质构成肌肉和器官组织，因此蛋白质主要被用作"建筑"材料，而不是能量储存形式。然

三

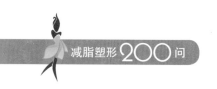

而,当身体需要时,蛋白质也会被分解而产生能量。例如,长时间、高强度锻炼以及患有消耗性疾病时,身体就会大量分解肌肉蛋白质来提供能量。因此,肌肉和器官被视作比较大的潜在的能量来源。

21 哪一种能量来源对锻炼最重要?

碳水化合物、脂肪和蛋白质都能为锻炼提供能量,都能被转运到肌肉细胞分解而产生能量。锻炼时,酒精不能被肌肉直接利用产生能量。无论肌肉如何努力做功,都不会直接利用酒精,因为只有肝脏才有分解酒精的特殊的酶。很多人误以为喝大量酒之后,加大活动量就能加速解酒。事实上,通过提高锻炼强度不可能加快酒精的分解,因为肝脏代谢酒精的速度是固定不变的。

蛋白质占能量混合物的比例较少。只是在锻炼时间非常长或强度非常大的情况下,蛋白质才在供给机体能量中起重要的作用。

在大多数类型的锻炼中,ATP的产生主要来自碳水化合物和脂肪。表3-4是体内储存的不同形式潜在可利用能量。

表 3-4 70 kg 体重的人体内的能量储存

能量储存	潜在的可利用能量(kcal)		
	糖 原	脂 肪	蛋白质
肝 脏	400	450	400
脂肪组织	0	13 500	0
肌 肉	1 600	350	24 000

22 肌肉蛋白质何时被用作能量?

蛋白质不是能量的主要来源。但是,在时间非常长或强度非常大的锻炼后期,糖原储存耗竭,蛋白质就要发挥更加重要的作用。例如,在马拉松或长距离自行车赛的后阶段,当糖原开始耗竭时,肌肉及器官中的蛋白质占体内燃料混合物的10%左右。

在半饥饿时期，或吃低碳水化合物饮食的人，体内的糖原会出现短缺，因此更多的蛋白质会被分解以提供机体能量。研究表明，吃低能量或吃低碳水化合物饮食毫无疑问会使体重减轻，但是其所减轻的体重中，有一半是身体蛋白质即肌肉的丢失。

有些人认为，如果通过低碳水化合物饮食使体内的糖原储存耗竭，就会迫使身体分解更多的体脂肪，从而减轻体重。然而事实并非如此，在这种情况下，减少体脂肪的同时，肌肉数量也减少，而且还存在着很多其他的弊端。

（23）能量是如何产生的？

体内有三种主要的能量转化系统来为不同类型的体力活动提供能量：

❖ 三磷酸腺苷-磷酸肌酸系统。

❖ 无氧糖酵解系统或乳酸系统。

❖ 有氧系统，包括糖酵解（碳水化合物）和脂解（脂肪）。

在静息状态下，肌肉细胞内只含有少量的ATP，但足够维持基本的能量需要，并可以使你做1秒最大强度的锻炼。如果要继续锻炼，身体必须用上述三种供能系统中的一种来产生更多的ATP。这三种供能系统中，每一种供能系统的生物化学途径及产生ATP的速率都是不一样的。

三磷酸腺苷-磷酸肌酸系统是如何工作的？

该系统利用肌肉细胞内所储存的ATP和磷酸肌酸产生能量，用于肌肉力量和速度瞬间的爆发，但最多只能维持6秒。例如，20米冲刺、健身房接近最大限度的举重或单一的起跳动作等，身体都会使用磷酸肌酸系统为肌肉供给能量。

磷酸肌酸是一种高能化学物，由肌酸与一个磷酸分子结合而成。磷酸肌酸系统可以被当作是备用的ATP。磷酸肌酸的功能就是快速产生ATP，其在产生能量的过程中被分解为肌酸和磷酸。自由磷酸键被转移到ADT分子而形成一个新的ATP分子。

磷酸肌酸系统能够极快速地释放能量。但不幸的是，体内的储存量极少，只能提供3～4 kcal能量。这点能量被释放之后，磷酸肌酸系统所产生的能量会

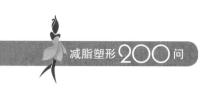

大幅度减少，而且ATP必须由其他的燃料如糖原或脂肪来产生。出现这种情况时，身体就需要其他的供能系统来为肌肉提供能量。

什么是肌酸？

肌酸是体内自然产生的一种可以供能的化学物，主要由肝脏利用甘氨酸、精氨酸和蛋氨酸三种氨基酸产生。肌酸由肝脏经血液被转运到肌肉细胞，与磷酸结合后形成磷酸肌酸。

肌肉细胞每天可以转换 2 ～ 3 g 肌酸，磷酸肌酸一旦被分解为能量ATP后，肌酸要么被重新利用合成磷酸肌酸，要么被转变为肌酐。肌酐通过肾脏随尿液排出体外。

我们可以从饮食中的鱼（如三文鱼、金枪鱼、鳕鱼等）、牛肉和猪肉中获得肌酸。每10 g肉中肌酸含量为 3 ～ 5 g，这意味着素食者从饮食中不可能获得肌酸。有些运动员想通过获得大量肌酸来达到提高运动成绩的效果，但是运动医学研究表明，要想利用肌酸提高运动成绩，肌酸的剂量必须非常大才行，这种高剂量是不可能从合理的食物中获得的。例如，要使肌肉富含肌酸，需要至少每天吃2 kg的牛排。

大多数人体内约储存有120 g肌酸，几乎都存在于骨骼肌中，其中60% ～ 70%是以磷酸肌酸形式存在，30% ～ 40%是自由肌酸形式。

无氧糖酵解系统是如何工作的？

该系统在进行高强度活动时就被激活了。在维持长达90秒的活动中，该系统是主要的供能系统，如健身房的举重锻炼或400 ～ 800 m冲刺等。为了满足突然大量的能量需求，葡萄糖会绕过通常需要氧气参与的能量产生过程，沿着不需要氧气的代谢途径产生能量，这样身体会节省很多时间。一般来说，在进行高强度训练大约30秒后，无氧糖酵解系统产生的能量就占到60%左右，再持续2分钟左右，该系统产生的能量会下降，仅占35%左右。

无氧糖酵解系统利用肌肉中的碳水化合物如糖原或葡萄糖形式作为燃料。糖原被分解为葡萄糖，后者在无氧的情况下迅速形成ATP和乳酸。在无氧情况下，一个葡萄糖分子只能产生2个分子ATP，因此该系统产生能量的效率不高。

无氧糖酵解不能无限期地持续下去。随着体内糖原储存量迅速减少，该系统快速供能的代价就出现了，即乳酸堆积。乳酸的产生抑制一种关键酶——磷酸果糖激酶的活性，并最终减慢新陈代谢的速度。逐渐堆积在肌肉中的乳酸最终会引起肌肉疲劳、酸痛，并阻止肌肉进一步地收缩。

有氧系统是如何工作的？

有氧系统是在氧气参与下分解碳水化合物（糖酵解）和脂肪（脂解作用）而产生ATP的能量供给系统。显然有氧系统不能像其他两种无氧系统那样快速地产生ATP，但是它能产生大量的能量。当开始锻炼时，最初身体使用磷酸肌酸系统和无氧糖酵解系统产生能量，但在几分钟后，体内的能量供应就切换到了有氧系统。

有氧糖酵解中的大多数碳水化合物来自肌肉中的糖原。当锻炼时间持续1小时以上时，肌肉内糖原浓度下降，而血液中的葡萄糖成为重要的燃料。一般来说，高强度锻炼2小时之后，几乎所有的肌糖原被消耗殆尽。来自血液的葡萄糖被用来作为肌肉的燃料，同时脂肪作为燃料（脂解作用）也开始增加。来自血液的葡萄糖既可能是肝糖原分解所产生，也可能是锻炼期间摄入的碳水化合物。

在进行有氧锻炼时，能量的需要量及急迫程度均小于进行无氧锻炼时。因此，身体有充足的时间从肺部转运足够的氧气到肌肉。在氧气的帮助下，一个分子的葡萄糖可以产生38个分子的ATP。因此，有氧代谢过程中能量的产生效率要比无氧代谢高20倍。

无氧锻炼仅利用糖原，而有氧代谢既利用糖原，也利用脂肪，因此有氧锻炼可以持续很长时间。但有氧锻炼的劣势就是能量的产生过程较为缓慢。这也就是说，如果要想减少体脂，最有效的锻炼方式是有氧锻炼，而且有氧锻炼的持续时间要足够长。

有氧系统中脂肪也被用来产生能量。一个分子脂肪酸可以产生80～200个ATP分子，这取决于脂肪酸的类型。脂肪因此比碳水化合物产生能量的效率更高。然而，只有在有氧条件下，且能量需求相对较低时，脂肪才会被分解为ATP。因此，能量的产生较为缓慢。

堆积的乳酸会去哪里？

锻炼时肌肉内产生的乳酸并不是代谢废物，而是一种有价值的燃料。当锻

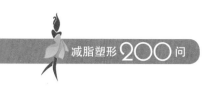

炼强度减低或停止锻炼时,乳酸的命运有两种,一些乳酸被转变成丙酮酸,后者在有氧的情况下被分解为ATP。也就是说,乳酸可以产生ATP,是有氧锻炼时有价值的燃料。此外,一些乳酸从肌肉经血液被转运到肝脏,被转变成葡萄糖,再被释放到血液,或以糖原形式贮存于肝脏,此过程被称为糖异生作用。从肌肉中移除乳酸的机制被称为乳酸穿梭作用。

这就解释了为什么在大量锻炼之后肌肉酸痛和僵硬并不是乳酸堆积造成的原因。事实上,一般在锻炼后15分钟内乳酸就被清除了。

24 体脂燃烧需要碳水化合物帮助吗?

碳水化合物对维持机体的新陈代谢机制至关重要,这不仅因为其在有氧或无氧状态下合成ATP的能力是独一无二的,而且对脂肪氧化燃烧也起着至关重要的作用。

营养学上有“脂肪在碳水化合物的火焰中燃烧”的说法,指的是碳水化合物对于维持脂肪完全分解代谢所需要的有氧能量代谢系统持续运转具有重要的作用。脂肪分解不完全会导致体内酮体的堆积,从而导致严重的并发症。

低碳水化合物饮食有健康风险

脂肪是体内能量的巨大潜在来源。在脂肪和肌肉组织中储存了几十万千卡的脂肪,大大超过了肌肉和肝脏中几千千卡的碳水化合物。大多数的超重和肥胖主要是因为体内的储存脂肪过量堆积。

甘油三酯是饮食中的主要脂肪,也是体内脂肪储存的形式。甘油三酯分子由一个分子的甘油和三个分子的脂肪酸组成。甘油像葡萄糖一样通过糖酵解过程进行代谢,但脂肪酸是脂肪能量的主要来源,必须在线粒体中进行分解。

脂肪在体内的分解有完全分解和不完全分解两种情况,这主要取决于体内的碳水化合物是否充足。

当人体需要能量而且存在有氧条件时,脂肪酸就会像碳水化合物一样被完全代谢而产生能量。这也就是说,进行有氧运动是燃烧体内脂肪的最有效方法。

当碳水化合物不足时,如神经性厌食症、禁食和1型糖尿病等,体内的脂肪就发生不完全氧化,代谢过程中会产生代谢副产物乙酸、β-羟基丁酸和丙酮,这三种化学物统称为酮体。酮体可通过尿液排出,但也可能在血液和组织中堆积而导致酮症的发生。丙酮有水果味,因此酮症患者的呼气具有一种特有的气味。不受控制的酮体在体液中不断堆积导致酮症酸中毒,这是致命的。采取低碳水化合物饮食、生酮饮食或饥饿等方式减肥时,体内的脂肪发生不完全燃烧,很容易导致体内酮体的堆积,是极其危险的。

因此,营养学家和运动生理学家们总结出了"脂肪在碳水化合物的火焰中燃烧"的现象。这一观察结果是指碳水化合物是脂肪在有氧能量代谢系统中完全分解代谢的必要条件。因此,尽管脂肪是潜在的巨大能量来源,但其需要碳水化合物来最有效地释放其中的能量,否则脂肪会发生不完全燃烧,产生能损害健康的酮体。

(25) 蛋白质在能量代谢中起怎样的作用?

蛋白质的主要功能是构成身体包括肌肉纤维、血液成分、激素、酶和细胞结构的组分等,而不是分解产生能量。但是,不科学的减肥方法、锻炼方式以及锻炼过程中营养补充不足等,都会使肌肉蛋白质分解产生能量,从而导致肌肉量丢失过多。

普通成年人体内大约有25%的储存能量是以蛋白质形式存在的。体内储存的蛋白质数量受到机体严格的控制,并不会仅仅因为增加了蛋白质的摄入量而增加体内的蛋白质储存量。想要通过锻炼来增加肌肉,不仅需要摄入良好的饮食,还需要进行高强度的抗阻力训练。

(26) 身体哪些方面需要消耗能量?

每个人每天的能量需要量是不同的,这取决于每天消耗多少能量。能量的消耗包括下列三个方面。

❖ 基础代谢率。

❖ 消化食物所需要的能量。

❖ 体力活动。

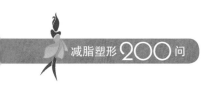
当摄入含有能量营养素脂肪、碳水化合物和蛋白质的食物时，就会摄入能量。当能量摄入充足时，所摄入的所有能量营养素都能储存到人体中，脂肪是最主要的储存能量。体内0.45 kg的储存脂肪相当于3 500 kcal的能量。即使一个体重为70 kg的人体内只含有15%脂肪，其体内也储存有11 kg的脂肪，这相当于超过85 000 kcal的能量。

从能量平衡可知，饮食中的能量摄入减少3 500 kcal，或者能量的消耗增加3 500 kcal，都可以导致体内的储存脂肪减少0.45 kg。反之，饮食中的能量摄入增加3 500 kcal，或者能量的消耗减少3 500 kcal，都可以导致体内的储存脂肪增加0.45 kg（表3-5）。

表3-5　每日总能量消耗的组成

组　　　　成	占总能量消耗的比例
☆ 基础代谢率或静息代谢率（BMR或RMR），也称为静息能量消耗量（RMR）	65% ～ 75%
☆ 消化食物所需要的能量，也称为食物特殊动力作用	10% ～ 15%
☆ 体力活动	10% ～ 25%

㉗ 什么是基础代谢率？

代谢是体内所有生物化学过程的总称。人体内的代谢可以分为两类：合成代谢是形成较大分子的过程；分解代谢是将较大分子分解为较小分子的过程。

有氧代谢和无氧代谢

有氧代谢是指代谢过程需要氧气的参与，无氧代谢是指代谢过程不需要氧气的参与。代谢产物是代谢过程中产生的化学物。这意味着体内产生的任何物质都是代谢产物。

基础代谢率（BMR）

身体消耗能量的速率被称为代谢率。基础代谢率（basal metabolic

rate，BMR）是指睡眠时身体维持最基本的功能如呼吸、心跳，维持体温以及器官功能等所消耗的能量。

如果一个人最近没有吃东西或锻炼身体，仅仅就是躺在沙发上，手里拿着遥控器，那么这基本上就是其基础活动水平。尽管没有明显的体力活动，但是体内很多的细胞活动都仍在悄然进行，例如心跳、ATP的合成和酶反应等。基础代谢率占全天总能量消耗的70%左右。

28 什么是静息代谢率?

大多数情况下使用静息代谢率（resting metabolic rate，RMR）更为方便。静息代谢率是指24小时休息状态下身体消耗的能量值。BMR通常略低于RMR。本书将采用目前普遍使用的米苊林（Mifflin）公式计算静息代谢率。

目前认为计算RMR最准确的公式是米苊林公式（表3-6）。研究人员发现以米苊林公式计算受试男性和女性RMR值，82%的误差都在 ±10%之内。

表3-6 静息代谢率计算（kcal/d）

Mifflin公式
男　性　（9.99×体重kg）+（6.25×身高cm）−4.92×年龄（岁）+5
女　性　（9.99×体重kg）+（6.25×身高cm）−4.92×年龄（岁）−161

资料来源：Mifflin, M. D., St. Jeor, S. T., Hill, L. A., Scott, B. J., Daugherty, S. A., & Koh, Y. O. (1990). A new predictive equation for resting energy expenditure in healthy individuals. American Journal of Clinical Nutrition, 51, 241−247.

29 哪些因素影响RMR？

体形大小对新陈代谢率的影响占到80%。新陈代谢主要由大脑、肝脏、心脏和肾脏等驱动，这四个器官约占体重的6%，但却占身体全部新陈代谢率的60%。除了一些其他的因素，个体之间存在的代谢率差异是由这些器官的重量所决定的。

影响代谢率的因素有体形大小、甲状腺激素水平、遗传、性别、年龄和种族。

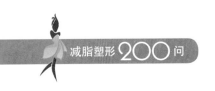

体形和体成分是RMR的重要决定因素

在表3-6中可以看到,RMR的计算公式中包括了体重和身高。这是因为体形是代谢率最重要的决定因素。体形较大的人RMR越高,无论是肥胖还是肌肉过度发达,肌肉、心脏和肝脏的体积都更大,血液容量也更多。肥胖者的脂肪块更大。身体的瘦体组织是由器官和肌肉组成,其代谢尤其活跃。骨骼肌代谢约占RMR的四分之一,这至少在一定程度上解释了为什么男性的RMR更高。随着年龄日益增大,RMR值也逐渐下降。相反,体重减轻会引起RMR下降。例如,减肥时,包括神经性厌食症的严重减肥,其RMR都会下降。

甲状腺激素水平对RMR的影响

甲状腺功能对RMR有显著影响。通过食用碘,甲状腺滤泡细胞产生甲状腺激素。甲状腺既具有丰富的血液供应,能使高水平的甲状腺激素迅速循环,又具有丰富的交感神经支配,能快速改变激素的分泌速度。甲状腺激素的分泌几乎影响到每一个组织、器官和生理功能,导致氧气消耗和能量消耗的增加。

甲状腺激素分泌过多会导致甲状腺功能亢进。患者食欲增加,但由于代谢率大大加快,体重仍然会减轻。当甲状腺分泌的甲状腺激素过少时,会导致甲状腺功能减退,表现为RMR减少。如果体力活动水平也降低,甲状腺功能减退可能会出现体重增加和肥胖。

营养状况对RMR的影响

由饥饿、禁食或低能量饮食引起的营养不良会使静息能量消耗值降低。其原因有两个:一是由于营养不良导致体重下降和肌肉组织减少,从而使RMR下降;二是大脑对能量摄入不足时的反应是试图尽量保存能量。运动并不一定能抵消食物限制带来的新陈代谢效应。相反,暴饮暴食,尤其是大量摄入碳水化合物,则会提高新陈代谢率,即使没有出现体重增加的结果也是如此。

遗传对RMR的影响

遗传对代谢率的影响占1/4 ～ 1/2。RMR较低的肥胖父母会把这种倾向遗传给孩子。在某些家庭中,低RMR可能是导致肥胖的基因特征之一。

其他因素

性别、年龄和种族等因素也会影响新陈代谢率。男性的RMR略高于女性。男性每天的能量消耗比女性多大约50 kcal。儿童每千克体重的RMR高于成人，原因目前尚不完全清楚。老年人RMR通常比年轻人低，部分原因是随着年龄的增长，身体活动量减少，从而引起肌肉数量的减少。此外，在20岁以后每10年RMR降低1%～3%，这种老化效应对RMR的影响超过肌肉数量的丢失。代谢率也存在民族差异。

(30) 锻炼能提高RMR吗?

锻炼时能量消耗会增加。能量消耗在运动后会立即增加，而且有时会持续数小时，这是由于运动后过度耗氧（excess post-exercise oxygen consumption, EPOC）所致。

运动后过度耗氧有时又称为"氧债"，指的是在运动后的恢复期中，身体补充运动过程中过量消耗的氧气而消耗能量，此时通常消耗的是体内储存脂肪的能量。

产生运动后过度耗氧的原因有两个：一是运动后体温和心肺功能升高，增加了耗氧量；二是需要额外的能量使身体恢复到运动前的状态。例如，恢复所消耗的ATP、清除乳酸和激素等。剧烈的无氧运动如高强度的举重训练比中等强度的有氧运动引起的运动后过度耗氧增加更多。

有研究认为，高强度运动后，RMR的升高可维持48小时，导致能量消耗每天增加100～200 kcal。对久坐不动的老年人进行举重训练或有氧运动的研究也表明，锻炼后RMR增加7%～10%。RMR的增加不会引起肌肉数量增加，这可能是由于肌肉中蛋白质的转化效率更高和去甲肾上腺素分泌增加所致。但是，在很多情况下，RMR在运动后的2～3天里又恢复如初。

(31) RMR和肥胖的关系是什么?

身体的代谢率低意味着减肥困难。一项针对长期节食的肥胖女性进行的研

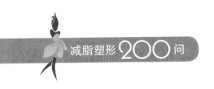

究发现,BMR低的女性能成功减肥的可能性最小。

反复节食会严重降低RMR。"溜溜球节食"这个词用来形容反复周期性的节食减肥过程,即节食—体重减轻—恢复饮食—体重反弹—再次节食。研究发现,采用"溜溜球节食"的人比不节食的人RMR更低。研究还发现,体重反弹之后再次减肥的难度更大,推测是由于节食降低了人体RMR所消耗的能量。

消化食物所消耗的能量

进食之后,身体会对所摄入的食物进行消化,并吸收食物中的各种营养素。消化吸收的过程要消耗能量,但是所消耗的能量非常少。计算RMR的公式已经将这一小部分能量计算在内了。

体力活动

我们已经知道每天用于静息能量消耗和消化食物的能量消耗分别占全天总能量消耗的70%和10% ～ 15%。此外,每天的体力活动也会消耗能量,而且这部分是能量消耗三个组成部分中最可变的部分。有些人每天的体力活动消耗的能量不到400 kcal,而另一些人则有高水平的体力活动,每天能消耗超过1 500 kcal的能量。

体力活动能量消耗有助于能量平衡。对于大多数人来说,RMR和消化食物所消耗的能量基本上是固定的,那么要想减少或维持体重,通过增加体力活动来增加能量消耗就是唯一的机会。

每个人的体力活动水平是不同的。体力活动与锻炼是不同的概念,详见第五章。如何计算每日的能量消耗请参见第十章。

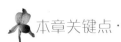

本章关键点 ···

❖ 体重变化的本质在于能量平衡。

❖ 能量的摄入取决于食物中的碳水化合物、脂肪和蛋白质含量。

❖ 能量的消耗包括基础代谢率、消化食物所需能量以及体力活动等三个方面。

❖ 基础代谢率或静息代谢率是支持人体细胞活动所需的能量消耗。

❖ 体形、甲状腺激素水平、营养状况、性别、年龄、种族和遗传等是已知的影响RMR的因素。

❖ 肥胖者的RMR较低,可能是遗传所致,也可能由于反复节食引起。

❖ "溜溜球节食"导致RMR减低,使得维持体重或减重变得相当困难。

❖ 体力活动能量消耗是能量消耗三个组成部分中最可变的部分,是增加能量消耗的有效途径。

❖ 体力活动增进健康或降低心血管疾病患病风险所需要的活动量可能比减肥或防止减肥后体重反弹所需要的活动量少得多。

❖ 控制体重最基本的营养学原理是形成能量负平衡,即减少能量摄入的同时增加能量的消耗。

❖ 必须进食才能保持正常的新陈代谢。能量的摄入量低于RMR会适得其反,也就是说不能采用极低能量摄入(低于1 200 kcal/d)的饮食减肥。

❖ 锻炼可以促进体内储存脂肪的燃烧,并能长期提高RMR。

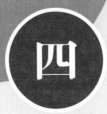

四　科学减肥的策略是什么?

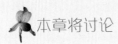本章将讨论···

❖ 科学减肥的标准是什么?

❖ 体重快速减轻对健康会产生哪些危害?

❖ 对低碳水化合物饮食、低脂肪饮食的科学研究结论是什么?

❖ 能量摄入量减少多少不会减低RMR?

❖ 什么样的运动方法能够有效地减去体脂肪?

❖ 如何在减肥时保持肌肉数量?

❖ 医学机构对于减脂和保持肌肉数量有哪些建议?

❖ 以循证医学为基础的成功减肥方法详细步骤有哪些?

❖ 减肥运动计划如何制订?

很多人为了健康而减重,也有的人为了改善形象、提升信心而减肥,有些职业运动员为了提高运动成绩而减重。无论目的如何,研究表明,体重快速减轻会严重影响健康,也会导致运动成绩显著下降。因此,了解减轻体重的安全方法是很有必要的。由于95%的节食者在减重后5年内不能维持其所减轻的体重,因此,生活方式管理是长期体重管理的关键。

㉜ 什么是科学减肥?

要减轻体重,必须做到身体消耗掉的能量多于摄入的能量,也就是说必须达到能量负平衡(能量负平衡的计算方法详见第十二章)。

形成能量负平衡的方法如下。

❖ 减少能量摄入量。减少每天饮食的能量摄入量而不改变身体的能量消耗量，即只控制饮食、不锻炼，如各种低能量饮食、代餐、节食等减肥方法。

❖ 增加能量的消耗量。增加每天的运动量以增加能量的消耗而不控制饮食，即只锻炼、不控制饮食。

❖ 双管齐下，控制饮食中能量摄入的同时进行适量的运动以增加能量的消耗量，即饮食加运动。

医学研究表明，只控制饮食不锻炼以及只锻炼而不控制饮食的减肥方法，都不是科学的减肥方法。目前医学界一致认为第三种方法，即控制饮食的同时进行适量运动是最健康也是最有效的长期控制体重的方法（表4-1）。

表 4-1　不同减肥方法效果比较

不科学的减肥方法 （如节食或断食等）	科学的减肥方法 （控制饮食配合适量运动）
☆ 所减轻的重量中，脂肪组织占70%～80%，肌肉组织占20%～30% ☆ 难以长久维持所减轻的体重，即体重会反弹 ☆ 损害健康	☆ 所减轻的体重中，脂肪组织占95%或以上，肌肉组织占5%或以下 ☆ 这种减肥方法不但能增加能量消耗，提高新陈代谢率，而且运动结束后的24小时内，新陈代谢率仍会高于正常状态，有助避免减肥后的体重回升 ☆ 运动还有促进身心健康，提高体能水平的作用 ☆ 养成良好的生活习惯，特别是经常做运动，也是避免减肥后体重再次反弹的重要手段

科学研究已经证明：同时控制饮食和锻炼要比单独控制饮食或锻炼在减脂方面更可能获得长期的成功。在减脂时，任何一种健康饮食和锻炼计划都必须达到表4-2列出的目的才能称为科学减肥。

表 4-2　科学减肥方法的标准

☆ 达到轻微的能量负平衡（能量减少10%～20%），能够有效地减轻体重
☆ 维持甚至增加肌肉数量

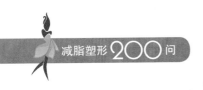

（续表）

☆ 逐渐减少体脂肪比例
☆ 避免静息代谢率显著减低
☆ 达到维生素和矿物质最佳的摄入量
☆ 能够长期维持住所减轻的体重，不出现体重反弹情况

33 体重快速减轻有哪些不良后果？

很多人采取使体重快速减轻的方法，如禁食（断食）、脱水、超负荷锻炼、蒸桑拿以及使用减肥药、泻剂、利尿剂或主动呕吐等。三天内体重减轻 4.5 kg 及以上是不科学、不健康的。一项对 180 名女性减肥者进行的统计表明，32% 的人承认她们使用过上述方法，甚至不止一种。

体重快速减轻可导致身体的有氧代谢能力减低。研究表明通过脱水而使体重减轻 2% ～ 3% 可使有氧代谢能力下降 5% 左右。通过严格节食而减轻体重的人有氧代谢能力减低 10% 左右。无氧代谢的体能水平、肌肉力量以及肌肉耐力等也减低，而研究发现使体重逐渐减轻可以使肌肉力量得到改善。

长时间节食会严重危害健康。研究发现，采取长时间节食减肥的女性月经不规律、停经及应激性骨折等与其低体重、低体脂肪比例有关。在长时间节食减肥的男性中，发现其睾酮激素的产生量减少。此外，研究还发现高强度锻炼、限制食物摄入及极度想瘦的心理压力同时存在时，可导致临床进食障碍症如神经性厌食症等。

34 脱水导致体重快速减轻时身体发生了什么改变？

脱水可导致心输出量减少、血容量减低、营养素交换减缓以及代谢废物清除速率减慢等，所有这些对健康和体能水平均有影响。在持续时间超过 30 秒的中等强度锻炼中，即使脱水程度低于体重的 5%，仍会使肌肉力量和体能水平降低。但是对于持续时间少于 30 秒的锻炼来说，几乎没有什么影响。

35 体重重复减轻对身体有害吗?

体重反复波动或"溜溜球节食"已被证实与心脏病、糖尿病、胆囊疾病及过早死亡等有关。然而,在导致疾病的具体机制上,研究人员的观点存在分歧。一种解释是,体内脂肪被重新分布到身体的腹部而不是外周部位如上臂、大腿和臀部等。腹部大量堆积的脂肪与肝脏很接近,因而患心脏病的风险增大。另一种解释是,反复严格地节食可导致瘦体组织(包括器官组织)的萎缩和营养缺乏症的发生,从而导致心脏肌肉受损。

普遍认为"溜溜球节食"可永久性减缓代谢率,但是事实并非如此。研究发现当恢复正常进食后,代谢率又恢复至节食前的水平。"溜溜球节食"会严重影响心理健康,每次体重恢复如初时,会使人产生严重的挫败感,从而打击自信心和自尊心。

36 什么因素决定静息代谢率高低?

决定静息代谢率(RMR)高低最重要的因素是体重。体重越重,RMR越高。因为体形越大,维持身体基本功能所需要的能量就越多。非脂肪组织(肌肉、骨骼和重要器官等)的数量也影响RMR。非脂肪组织是燃烧能量的组织,因此,非脂肪组织量越多,RMR越高。然而常常见到的0.5 kg肌肉每天燃烧30 ~ 50 kcal的说法并没有科学依据,0.5 kg肌肉消耗能量的正确数据是每天6 kcal。

高强度锻炼可以暂时提高RMR,因为身体要偿还"氧债"、补充其能量储存以及修复肌肉组织等。单次锻炼的时间越长、强度越大,这种燃烧能量之后的效应就越明显。

37 节食会降低RMR吗?

严格的节食会破坏体重管理的长期效果,因为严格节食给身体传递"遭遇饥荒"的信号。在限制能量摄入时,由于体内能量利用效率高而使RMR降低。节食时,身体只需要更少的能量就能够维持体重。能量摄入量减少得越多,

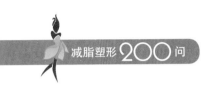

RMR降低的程度就越大。一般来说,严格节食会使RMR降低10% ~ 30%。

避免RMR减低的方法就是减肥时采取尽可能轻微地减少能量摄入的策略。美国运动医学会建议的两个减肥原则是:每天减少10% ~ 20%(平均15%)的能量摄入;且总是摄入比RMR更多的能量。例如,如果维持体重的能量摄入量为每天2 500 kcal,那么就应该将摄入量减到每天2 500 × 0.85=2 125 kcal。

38 如何能减掉体内储存的脂肪而不减肌肉?

科学减肥的重要标准就是减掉体内储存脂肪的同时保持肌肉量,最关键的策略是将平常的能量摄入量减少10% ~ 20%(平均15%)。

能量摄入量减少太多会减缓代谢速率,减少10% ~ 20%属于相对轻度的能量限制,可以避免对RMR的影响。轻度限制能量摄入时,身体能够识别能量摄入缺口的程度,并通过氧化更多的体脂来弥补能量轻度不足的情况。如果能量摄入减少太多,能量平衡的缺口较大,身体虽然减掉脂肪的速度更快,但同时为了保护体内的能量储存,会减低代谢速率。这就是"适应性生热"理论。

本质上来说,这是身体在能量短缺时保存体内能量的一种本能。一项研究发现,当人们摄入限制能量的饮食,即节食时,体内的基础代谢速率减低程度要比体重减轻所致的程度更大。此外,在能量摄入负平衡时,蛋白质氧化率增高,这可以导致瘦体肌肉组织丢失、低能量水平及极度饥饿感等。

理论上来说,造成能量摄入负平衡500 kcal时,可以减掉0.45 kg的体内储存脂肪。因为1 g脂肪产生9 kcal能量(9 × 500=4 500 kcal)。但是在实际情况中,身体并不是完全这样工作的,因为是否这样工作取决于最初的能量摄入量。例如,某男性A正常情况下每天摄入3 000 kcal,某女性B正常情况下每天摄入2 000 kcal。如果A和B每天都将摄入量减少643 kcal(相当于每周4 500 kcal),那么现在每天A摄入2 357 kcal,B摄入1 357 kcal。事实上,这两人在一段时间之后的体成分会出现完全不同的结果。A几乎完全可以每周减掉0.5 kg的脂肪,因为他的能量负平衡是15%的减少量(轻微程度)。B则在最初的一周或两周里,可能会每周减少0.5 kg脂肪,但之后,她的肌肉组织量会显著地减少。这是因为她的能量摄入量减少了32%,这属于严重减少程度。一般来说,能量摄入减少程度超过15%会导致代谢率减低以及肌肉量丢失,使得脂肪减去的速度减缓（表4-3）。

表 4-3 轻微能量负平衡与大幅度能量负平衡比较

项目	A,男性,轻微能量负平衡（15%）	B,女性,大幅度能量负平衡（32%）
维持现有体重能量需要量	每天 3 000 kcal	每天 2 000 kcal
每天能量摄入量减少643 kcal（相当于每周4 500 kcal）	每天 2 375 kcal	每天 1 375 kcal
一段时间之后,体成分的变化情况	几乎可以每周减掉0.5 kg的脂肪	最初的一两周里,会每周减少 0.5 kg脂肪,但之后肌肉组织量会显著地减少
减重原理	轻微程度的能量负平衡,维持现有体重的能量需要量基础上减少了15%	大幅度的能量负平衡,维持现有体重的能量需要量基础上减少了32%
机体的影响	对基础代谢几乎无影响	基础代谢率减低,肌肉量丢失,减脂速度减缓

因此,对于减脂的目的来说,能量摄入量的减少应以维持体重摄入量的百分比为基础,而不是一刀切地每天减少300～500 kcal。大量研究表明,能量摄入量大约减少15%（或10%～20%）可导致体脂肪减去的同时不减缓基础代谢率。这样就可以一周减去0.5 kg脂肪,或者10天减去0.5 kg脂肪,但是至少减去的都是脂肪而不是肌肉。在上述案例中,B应该每天摄入1 700 kcal,即在维持每天体重能量需要量的基础上减少15%的摄入,会使其每11天或12天减掉0.5 kg脂肪。

㊴ 减重期间能进行大运动量锻炼吗?

大多数减重饮食的问题是不能提供足够的能量或碳水化合物来支持高强度的锻炼。这种饮食会使肌肉中糖原储存耗竭,从而导致整个人无精打采、疲劳感及体能水平差,也会导致肌肉量丢失。

如果能量摄入量的减少幅度不超过20%,是可以进行较高强度锻炼的。这

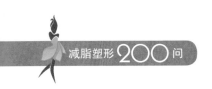

种轻微程度的改变可以使每周体重减轻0.5 kg左右,而不会产生疲劳感或过度饥饿感。

　　大量研究得出的一致结论是,适量摄入碳水化合物(每千克体重每天大于3 g)对于保存肌肉力量、耐力以及有氧和无氧运动能力等至关重要。碳水化合物摄入量低会导致糖原耗竭,使蛋白质氧化反应增高,肌肉丢失量增加。保留肌肉量对于减脂也是至关重要的,身体的肌肉数量越少,静息代谢率会越低,要减脂就更加困难。

40 酒精会使体脂肪增加吗?

　　酒精是很多人饮食控制失败的原因,因为1 g酒精可产生7 kcal能量。大量饮酒时,总能量摄入会显著增高。此外,很多酒精性饮料含有糖,后者进一步增加能量的含量。一杯红酒(175 ml)大约可产生160 kcal能量,一杯啤酒(568 ml)大约产生200 kcal能量。酒精可以间接促进体内脂肪的储存,因为酒精所含有的能量并不能被身体所储存,在被摄入时就立即被利用。这意味着,在饮酒的同时所吃的其他食物多出需要的能量则会被身体以脂肪形式储存起来。

41 低碳水化合物饮食减重更好吗?

　　并非所有的减肥饮食都是健康的,大多数不科学的减重饮食只是短期内起作用,而且这类饮食不能长期坚持。减肥饮食越极端,能坚持下来的可能性就越低。

　　低碳水化合物饮食宣称,当体内胰岛素水平尽可能保持低时,减体重的效率更高。根据"胰岛素理论",进食碳水化合物可导致血液胰岛素水平增高,进而促使身体储存脂肪。长期下去,身体的细胞对胰岛素的作用没有应答反应,即胰岛素抵抗,其结果就是胰腺产生更多的胰岛素,促使身体进入储存脂肪的模式。低碳水化合物饮食认为解决的方法就是大幅度减少碳水化合物的摄入量,强迫身体进入酮症状态,即脂肪以一种不完全氧化燃烧的方式分解产生能量,在此过程中产生代谢副产物——酮体。

　　然而低碳水化合物饮食已经被很多权威的医学机构以及著名的科学研究人员所驳斥,他们认为并不是胰岛素使人体重增加,恰恰相反,在大多数情况下,正是体脂肪使人产生胰岛素抵抗。一旦体重减轻,胰岛素抵抗的情况也就消失了。

低碳水化合物饮食可以在短期内产生体重减轻的效果,一部分是因为储存的糖原耗竭,且同时伴有水分的丢失,另一部分是因为能量摄入量减少。如果去除饮食中所有的碳水化合物,那么基本上限制了大多数能吃的食物。在这种食物选择余地十分小的情况下,要过量摄入高蛋白质类食物如肉类和蛋类等是极困难的,其结果就是摄入的能量更少。此外,蛋白质和脂肪比碳水化合物更有饱腹感,因此,饥饿感减少,自然吃得就少了。简单地说,低碳水化合物饮食造成极度的能量负平衡,从而减轻体重。但是,采取这种方法所减轻的体重中,主要丢失的是瘦体组织肌肉的重量以及伴随糖原耗竭而丢失的水分的重量。

有数项研究将低碳水化合物饮食与其他类别的饮食进行了对比研究,发现并没有足够的证据支持低碳水化合物饮食减肥这种方法。

❖ 根据美国国立卫生研究所的一项研究,在能量摄入相等的情况下,减少脂肪的摄入量要比限制碳水化合物的摄入量能减去更多的体脂肪。在该项研究中,19名成年肥胖者在代谢监护病房中住2周,期间通过减少碳水化合物或脂肪的摄入量而使他们的能量摄入减少1/3。研究人员通过分析氧气摄入量和二氧化碳呼出量来精确计算受试者体内发生的生物化学代谢过程。6天之后,吃低脂肪饮食的人体脂肪的减少要比吃低碳水化合物饮食的人多80%。

❖ 哈佛大学对涉及68 000名受试者的53项比较低脂肪饮食和低碳水化合物饮食的研究结果进行了系统性、回顾性分析,发现吃低碳水化合物饮食者在一年里比吃低脂肪饮食者体重只多减去1.1 kg。

❖ 一项科学研究分析了Atkins、South Beath、Weight Watchers和Zone等时尚饮食的有效性,发现无论是低脂肪饮食还是低碳水化合物饮食,在22个月之后都产生相似的减重效果(2 ～ 4 kg)。

❖ 一项涉及300名女性吃低碳水化合物饮食、高碳水化合物饮食或低脂肪饮食的随机临床试验发现,吃低碳水化合物饮食,尤其是吃Atkins饮食的女性,其体重减轻很少,几乎与正常饮食模式差不多。

❖ 美国塔夫茨大学新英格兰医学中心进行的一项为期一年的研究比较了Atkins生酮饮食(低碳水化合物、高脂肪)、Ornish饮食(低脂肪、低蛋白)、Weight Watchers饮食(低能量、低脂肪、高蛋白)和Zone饮食(40%碳水化

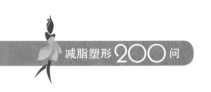

合物、30%蛋白质、30%脂肪,属于低碳水化合物、高蛋白)等四种饮食的效果,发现这四种饮食均产生类似的体重减轻效果。3/4的受试者在一年中体重减轻少于5%,但是几乎没有受试者能坚持足够长的时间。研究还发现,大多数受试者最初减少了能量摄入,但之后能量摄入又恢复到了以前的水平。在受试饮食中,低碳水化合物饮食Atkins饮食在12个月中体重减轻最少,坚持率也最低。

在能量平衡中,只要摄入的能量少于消耗的能量,在长时间里,所有饮食都会产生相似的体重减轻效果,是通过减少碳水化合物摄入量还是通过减少脂肪的摄入量来造成能量负平衡并不重要。换句话说,最有效的饮食是人们能够坚持的饮食。减轻体重并保持住所减轻体重的关键是吃更健康的饮食、增加活动量、坚持可持续的令人舒适的生活方式。

采用某种较为极端的饮食可能短时间内能够快速减轻体重,但是没有人能够长久坚持极端的饮食。较为极端的饮食不仅会影响健康,而且还会引发心理问题。加州大学进行的一项为期两年的研究发现,超重的女性并不遵循特别的饮食,只是简单地根据饥饿感和饱腹感而进食更为健康的饮食,她们的健康如血压和胆固醇水平得到改善,自信心也得到提高。与此相反,节食6个月的女性体重又恢复如初,自信心和自尊心均显著减低。

42 科学减肥有哪些步骤?

科学减肥的策略

❖ 饮食:轻度的能量负平衡。减少10% ～ 20%(平均15%),以避免身体出现RMR减低及启动应对"遭遇饥荒"的补偿机制。

❖ 运动:有氧锻炼结合抗阻力锻炼。有氧锻炼高效率减去体脂,抗阻力锻炼及提高蛋白质摄入量以预防肌肉丢失。

科学减肥的步骤

第1步:设定可实现的目标

在开始减重计划前,先写下你的目标。科学研究证明,写下目标可使你更加有可能将纸面的目标变为实际的行动。

所定的目标应该具体、积极且可实现,如"我要减去5 kg脂肪",而不是希望性的"我要减肥"。时间可以定得宽裕一些,例如"在一个月里要减去15 kg"显然不可实现。跟踪减肥进程、可使用各种方法来记录食物和锻炼情况,有助于维持减肥的动力、增加成功的机会。

第2步:监控减肥效果

可以通过一周测一次腰围和体重来跟踪减肥的效果。避免太频繁地称量体重,因为这样会使自己过度关注体重。

在第一周里,体重会很快减轻,尤其是在碳水化合物摄入量大幅度减少的情况下,体重的减轻甚至可以达到2 kg,但是这些减去的体重主要是体内储存的糖原及其相伴随的水分重量。从第三章可知,体内所储存的0.5 kg糖原需要1.5 ~ 2 kg水。在此之后,目标为每周减去脂肪不超过0.5 kg,如果体重减轻的速度更快,则表明出现了瘦体组织丢失的情况,即肌肉丢失。

确定所减去的体重中主要是脂肪而不是肌肉的最佳方法是经常测量体成分,如一周测一次。最简便的方法是测量体格指标如胸围、腰围、臂围、臀围、腿围等以及皮褶厚度。监测身体特定部位测量值的变化可使你看到身体所产生的改变,以及哪个部位的脂肪被减去。这会比体重数值更能激励你。

第3步:能量摄入量减少15%

如前所述,能量摄入量减少约15%(或10% ~ 20%)会使体脂肪减少的同时基础代谢率不会减低,此外还可以预防瘦体组织的减少。很多人在"快点减"想法的驱使下可能想进一步减少能量的摄入量,但是请记住,能量负平衡大于20%会使肌肉组织过量丢失、糖原严重耗竭及膳食维生素和矿物质摄入量不足等风险增高。能量摄入量突然减少传递给机体的信号是"遭遇饥荒了",从而促使机体保存体内已有的能量。此时的身体进入了生存模式,会主动适应较低的能量摄入量,燃烧体内储存能量的速率也会降低。为了补偿低能量摄入量,身体会分解肌肉组织来产生能量。

使能量摄入量减少15%而形成能量负平衡的详细计算步骤参见第十二章。

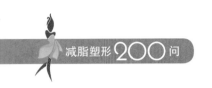

第4步：记录食物摄入量

记录每日食物和饮料的摄入量。这是评估目前饮食习惯和何时吃了何种食物及为何吃的一种很好的方法。从食物日记中可以发现饮食是否均衡或是否缺少任何重要的营养素，从而能评估饮食模式和生活方式。

至少将连续三天所吃的所有食物和饮料称重并记录下来，最好是七天，其中应该包括周末一天。在此期间不要改变平常的饮食习惯，要完全诚实。

用食物日记来评估：

❖ 饮食中哪些是营养差的食物？需要剔除加工精度高的食物、糖含量高的食物，比如饼干、软饮料、巧克力、薯片、蛋糕、点心等。

❖ 膳食纤维摄入量是多少？应多吃富含膳食纤维的食物如莴苣、燕麦、全谷类、坚果类、种子类、水果和蔬菜等，避免精致的碳水化合物类食物如白面包、白米饭和早餐谷物等。

❖ 何时吃主餐和点心？定时定量，规律地进食主餐。如果不是真的饿，应避免吃点心，根据锻炼情况计划饮食（详见第十二章）。

第5步：碳水化合物的摄入量与锻炼量相匹配

要造成15%的能量负平衡，需要整体减少碳水化合物的摄入量。这并不意味着开始吃低碳水化合物饮食，而是将碳水化合物的摄入量减少到既能满足一定强度的锻炼，同时又不会因为太低而导致肌肉产生疲劳或体能下降的水平。长期吃低碳水化合物的饮食，同时进行高强度的锻炼可导致肌肉疲劳症状的出现、免疫力降低以及体能下降。

最好的办法是使碳水化合物的摄入量与锻炼量相匹配。如何做呢？当碳水化合物需要量比较高的时候，如进行高强度耐力锻炼时，在锻炼前的2～4小时及锻炼后的2～4小时摄入一天计划摄入碳水化合物的大部分，这样锻炼不会出现任何问题，可以有足够的能量应对高强度的锻炼。

记住，在进行高强度锻炼时，即最大有氧代谢能力大于70%时，身体并不能单独利用脂肪提供能量。

根据锻炼情况摄入碳水化合物：

❖ 锻炼前应摄入50～100 g碳水化合物，这取决于主餐与锻炼的间隔时间，以及计划要进行的锻炼所持续的时间及强度。

❖ 在锻炼之后,应摄入 1 ～ 1.2 g 每千克体重的碳水化合物,相当于 70 kg 的人吃 70 ～ 84 g 碳水化合物,但应根据锻炼持续时间及强度进行调整。

❖ 如果高强度锻炼持续 2 小时以上,应增加碳水化合物的摄入量,因为糖原贮存会被耗竭。

❖ 如果锻炼持续时间少于 1 小时,则应相应减少碳水化合物的摄入量。

❖ 在进行高强度锻炼之后,在饮食和恢复性饮料中加入 15 ～ 25 g 蛋白质会有助于促进肌肉的恢复。

❖ 在进行低强度锻炼时,即最大有氧代谢能力 <70% 时,碳水化合物的需要量也相对较低。即使肌肉中糖原储存量少也不会影响到锻炼表现。进行低强度锻炼时,碳水化合物摄入量低不仅有助于减少体脂肪,还能促进身体对耐力锻炼的适应性、增加脂肪的氧化反应等。

减少简单糖摄入的方法:

❖ 习惯低甜度。先让味觉有时间适应。不要一下子就完全禁止摄入糖,可以逐渐减少添加到食物中糖的量,味觉会逐渐适应少糖或无糖的食物。

❖ 限制含糖饮料包括果汁和运动饮料的摄入。含糖饮料不仅是能量,而且与龋齿、肥胖和 2 型糖尿病等有极强的相关性。吃液体食物要比吃固体食物更容易摄入过量能量。尽管水果中所含的是天然糖(果糖),但是榨汁的过程破坏了植物的细胞壁而使糖以"自由糖"的形式被释放,从而损害牙齿、快速升高血糖以及提供额外的能量。应尽量以水、低脂牛奶或未加甜味剂的茶或咖啡来替代软饮料、果汁和能量饮料等。

❖ 避免高度加工的食物。尽量以水果类和蔬菜类天然食物来替代高度加工的含糖类食物,如糖果、巧克力、饼、饼干和糕点等,天然食物对血糖水平的影响程度相对较小。加工食物还刺激饥饿感的产生,使食欲更难控制。

❖ 不要禁止水果。水果中含有的果糖是以天然形式与膳食纤维一起存在的。吃完整水果时,膳食纤维有助于延缓果糖的吸收。水果还是维生素、矿物质和植物化学物等的重要来源。

❖ 阅读食物标签。有很多类型的简单糖,如蔗糖、葡萄糖浆、果葡糖、果糖、麦芽糊精、水果糖浆、粗糖和葡萄糖等。即使是健康食物也有可能添加了花

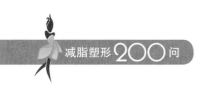

蜜、有机蔗糖和枫糖浆等,这些也都属于简单糖。

❖ 可以用天然的甜味剂来增加甜度。以新鲜的水果替代甜味剂、饼、饼干和糕点等。如在原味酸奶或粥、早餐谷物中加入水果而不是糖。避免干果,因为干果含有浓缩的糖,且容易摄入过量。

❖ 警惕"低脂肪"加工食品。通常"低脂肪"加工食品中含有更多的糖,因为制造商会用其他成分包括糖来替代脂肪以改善食品的口味。这些食品通常不能满足口味,而使人在不知不觉中吃得更多。

❖ 重新考虑早餐。很多早餐谷物、烘焙类食品等含有大量的糖。可以选择粥或烤面包的同时选择鸡蛋,或选择酸奶时搭配新鲜水果和坚果等,因为早餐蛋白质摄入量高有助于使饱腹感持续时间更长。

总体来讲,应尽可能最大限度地减少精制糖和高度精加工食物的摄入,因为这些食物营养素密度低,即提供的能量多,但营养素含量却相对较少。

第6步:不要大幅度减少脂肪的摄入量

脂肪的能量密度为9 kcal/g,高于碳水化合物和蛋白质(4 kcal/g),但是并不能从饮食中完全去除脂肪。每天需要一定数量的脂肪来提供必需脂肪酸、刺激激素的产生、保持皮肤健康以及吸收和转运脂溶性维生素等。此外,膳食脂肪还具有产生饱腹感的作用,使得身体感受到吃饱了的信号。极低脂肪饮食可导致必需脂肪酸和脂溶性维生素缺乏。饮食目标是脂肪的摄入量应占总能量的20%～35%,不饱和脂肪酸应占脂肪摄入量的主要部分,饱和脂肪酸的摄入量应不超过总能量的11%,应尽可能地不摄入反式脂肪酸。

应减少以饱和脂肪高度加工的食物如香肠、汉堡、意面和饼、饼干、布丁、巧克力等。选择较瘦的肉类、家禽和鱼等,不吃肥肉,烹饪时减少烹调用油的量。

第7步:增加蛋白质的摄入量以抵消肌肉的丢失

在减体重时,增加蛋白质的摄入量可以抵消一部分可能的肌肉丢失。建议在减少能量摄入量10%～20%的同时增加蛋白质的摄入量至每千克体重每天1.2～2.0 g可预防肌肉量的丢失。这相当于80 kg的人每天要摄入96～160 g蛋白质。应该将全天要摄入的蛋白质平均分配到正餐和点心中。每餐每千克体重应摄入0.25～0.3 g或大约20～24 g蛋白质,以最大限度地促进肌肉蛋白质的合成。

一项研究发现,当进行运动减肥时,蛋白质摄入量为每天每千克体重1.6 g或2.4 g,要比摄入推荐量每天每千克体重0.8 g的人减去更多的脂肪、肌肉丢失更少。在节食期结束时,所有三组受试者减去的体重数量一样,但多吃蛋白质的人减去了更多的脂肪、肌肉保留量更大。蛋白质还有助于控制食欲和减轻饥饿感。研究发现蛋白质要比碳水化合物和脂肪在关闭饥饿信号和促进饱腹感方面更加有效。蛋白质可以激发肠道食欲调控激素的释放,从而告诉大脑食欲控制中枢"已经吃饱了"的信号。蛋白质摄入量越高,饱腹感越强。

减脂的同时能增加肌肉量吗?

以前认为不可能在减脂肪的同时增加肌肉量。但是2016年McMaster大学的一项研究发现,减脂肪的同时是可能增加肌肉的,但条件是在吃低能量高蛋白饮食的同时进行极高强度的锻炼。

该项研究让40名超重男性进行高强度抗阻力锻炼,每周6天,即其中2天进行循环抗阻力训练,2天进行高强度间歇性骑自行车训练,1天进行自行车计时赛,1天进行增强式体重循环训练,共进行两周。与此同时,能量的摄入比维持体重的需要量减少40%。受试者分为两组,一组吃高蛋白饮食(每天每千克体重2.4 g),另一组蛋白质摄入量为每天每千克体重1.2 g(仍然高于膳食指南推荐摄入量)。两组相比,前者体重减去4.8 kg,后者体重减轻3.5 kg,但前者的肌肉增加量更多,为1.2 kg,而后者的肌肉量只增加了0.1 kg。然而,该项研究也指出,锻炼本身是无比艰难的,因此体重减轻的效果可能不能持久。

美国艾利诺易大学的一项研究发现,受试女性进行经常性锻炼,即每周进行5次、每次30分钟健步走及每周2次、每次30分钟的抗阻力锻炼,同时吃高蛋白饮食。她们比吃相同能量高碳水化合物饮食的女性减去更多的体重。吃高蛋白饮食的女性所减去的体重几乎100%是体内的储存脂肪,而且大部分是来自腹部区域的脂肪。与此相反,吃高碳水化合物饮食组女性所减去的体重有近1/3是体内的肌肉。研究人员认为,高蛋白饮食减重效果更好是因为这种饮食含有高水平的亮氨酸,与胰岛素一起刺激脂肪的燃烧,同时保存肌肉。

第8步:控制血糖

可以通过吃低升糖指数(glycemic Index,GI)饮食来达到控制血糖的目的。低GI饮食是碳水化合物、蛋白质和脂肪平衡组合的饮食,重点关注高纤维类食

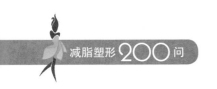

物如全谷类、水果和蔬菜等。这种饮食有助于食欲调控、增加饱腹感及延长两餐之间饥饿感的出现。

记住,吃碳水化合物的同时添加蛋白质、脂肪或可溶性膳食纤维可以延缓食物包括碳水化合物的吸收速度,从而使血糖升高的速度较为平缓。在制定具体的饮食计划时是很容易做到这一点的,如计划要吃土豆(碳水化合物)时,同时吃一点鱼(高蛋白质)和蔬菜(膳食纤维)。当然在饮食中选择低GI碳水化合物类食物更好,如鲜豆类等。

不吃早餐会使体重减得更多吗?

研究表明,不吃早餐的人在稍后会更倾向于吃更美味的高能量食物,而且在午餐时会吃得更多。尽管如此,在其他时间里所摄入的能量并不能完全补偿早餐少摄入的能量,其在全天所摄入的能量仍然是低的。

英国巴斯大学的一项研究发现,吃早餐且在早餐之后增加活动量的人要比不吃早餐者多燃烧442 kcal能量。研究人员表示,不吃早餐者燃烧的能量更少,因为他们自发的体力活动量也少。

显然偶尔不吃早餐有助于减少一日的能量摄入量,但是如果在这一天要进行锻炼,则不吃早餐就不是一个好的减重策略。

第9步:多吃膳食纤维

膳食纤维除了具有减低患某些种类癌症和心脏病的风险之外,还具有延缓胃排空食物的过程、减轻饥饿感及延长饱腹感等作用。膳食纤维还使食物具有很强的质地感,需要咀嚼更长时间,这可以减慢进食速度、减少过量进食的机会以及增加饱腹感。

膳食纤维还可延缓碳水化合物的消化和吸收过程,从而使身体稳定、缓慢地吸收能量,使胰岛素水平平稳。血糖水平和胰岛素水平平稳可以促使身体利用食物中的能量,而不是将这些能量转变为脂肪储存起来。

最具有填充感的食物是那些每千卡体积较大的食物。膳食纤维具有吸水性,膳食纤维和水含量越高的食物,体积也越大。水果、蔬菜、豆类和全谷类食物填充感最强、能量含量最少。因此,应尽可能地选择相对于体积来说能量含量少的食物,而不是吃少量的高能量食物,尽管两者所产生的饱腹感可能是一样的。

第10步：不用禁食任何食物

研究表明无须禁食任何食物，享受偶然的放纵不必有罪恶感是维持所减体重成功的策略。很多人发现一周一次从健康饮食或节食中为自己"放一天假"，既可以满足口腹之欲，又可以保持周复一周吃健康饮食的动力。也就是说，你可以吃巧克力或你热衷的冰淇淋、红烧肉等而无需有罪恶感。如果你知道每周可以吃一点自己热衷的食物，就不会不停地去思念所热衷的食物了，也不会过量进食这些食物。

第11步：逐渐、可持续地改变生活方式

在减重过程中，一定会改变饮食习惯和锻炼习惯。只有这些习惯的改变令你舒服并能够坚持下去，才可以达到长期管理体重的目的。剧烈的变化是不可能长期坚持的，如不吃一整个类别的食物，或者以代餐代替正餐。

科学的减肥计划应该是既能够有效地减轻体重，又能够长期可持续实行的计划。但是，要做到这一点，障碍之一就是不愿意使自己的生活方式发生必要的改变。表4-4列出了已经发现的很多人在长期体重管理方面失败的常见原因，以及克服这些障碍的建议。

表4-4　改变生活方式

生 活 方 式	建　　　议
☆ 没有足够时间准备健康饮食	提前计划饮食，这样家里就有充足的食物储备。餐食量准备多一些，放在冰箱
☆ 上班要迟到了，来不及吃	将自己准备的健康饮食带到单位
☆ 工作中出差机会较多	携带健康的点心（如三明治、水果、坚果、干果、酸奶、牛奶、蛋白质饮料等）
☆ 需要为家庭其他成员做饭	做营养餐，额外增加蔬菜和高纤维食物如豆类、全谷类等
☆ 压力大时过量进食	使用应激管理及压力释放技巧
☆ 常在外面就餐	选择健康的餐食如鱼、蔬菜类等

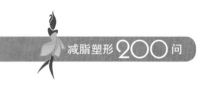

缩小食物分量

进餐时选择比平时小一些的碗和盘子,购买食物时选择更小的包装。食物分量越大,摄入的能量越多。

第12步:选择正确的锻炼项目

体重是否会发生变化取决于能量的摄入与消耗之间的平衡关系。只要形成能量负平衡,体重就会下降。任何减少能量摄入的减肥计划都会使体重减轻,即体内的水分、肌肉和储存的脂肪都会减少。只是不同的减肥方法所减轻的体重中肌肉和脂肪的比例不同而已,这也正是区别不同减肥方法科学与否的标准之一。

在一些能量摄入严重减少的减肥方法中,肌肉量的减少甚至占到所减体重的50%。然而,正确地选择锻炼项目可以最大限度地减少肌肉的丢失。

抗阻力锻炼

减肥计划中应该包括抗阻力锻炼,原因如下。

❖ 首先,由于体脂肪氧化,在锻炼后长达15小时内,RMR会增高。做抗阻力锻炼燃烧的能量可能没有做有氧锻炼燃烧得多,但是抗阻力锻炼所产生的肌肉增加量可以使身体在静息和锻炼时燃烧更多的能量。一项研究发现,将有氧锻炼和抗阻力锻炼组合起来锻炼的人比只做有氧锻炼的人不仅减去更多的脂肪,而且还增加了肌肉量。

❖ 其次,当减肥计划中加入抗阻力锻炼后,更多的肌肉被保存起来。所减体重中体脂肪量所占的比例增高。抗阻力锻炼起着保留肌肉刺激剂的作用。

美国运动医学会推荐,刚开始进行减肥时,应每周进行2～3天抗阻力锻炼,然后逐渐增加到每周4～5天。一般来说,每一肌肉群应训练2～4组,每组做8～12次为宜,两组之间休息30秒。

有氧锻炼

美国运动医学会推荐,每周进行150分钟的有氧锻炼可以增进健康,相当于一周5次、每次30分钟;每周200～300分钟有氧锻炼可以减轻体重,相当于一周5次、每次60分钟。

刚开始进行减肥时,合理的目标是每周3 ~ 5次、每次20 ~ 40分钟,但是不能过量锻炼。逐渐增加每次锻炼的强度和持续时间,直至达到每周5次、每次60分钟。

在减肥计划中加入有氧锻炼可以燃烧更多的脂肪,一定程度上抵消肌肉的消耗,但是不能完全依赖有氧锻炼,只进行有氧锻炼仍然可能丢失大量的肌肉,有研究表明,肌肉丢失量最大可达到40%。这是因为在能量负平衡的情况下,有氧锻炼对肌肉的刺激量不足以达到保留肌肉的程度。肌肉量丢失会导致基础代谢率减低。

低强度、长时间的有氧锻炼并不是减脂的最佳方法。研究表明,高强度有氧锻炼不仅可以高效率地消耗更多的脂肪,而且还能提高基础代谢速率,并能在锻炼之后保持高代谢状态。

真正重要的是单位时间所燃烧的能量。消耗的能量越多,分解的脂肪就越多。例如,走路(中等强度有氧锻炼)60分钟燃烧270 kcal,其中160 kcal(60%的能量)来自脂肪。跑步(高强度有氧锻炼)60分钟燃烧680 kcal,其中270 kcal(40%的能量)来自脂肪。因此,在相同的锻炼时间里,高强度的有氧锻炼可减去更多的脂肪。这一原则适用于所有人,不管你的体能水平如何。对于每个人来说,运动强度是相对的。对于普通人来说,以每小时6 km的速度走路可能就是高强度的锻炼了,而对于训练有素的运动员来说,以每小时10 km速度的跑步可能是低强度的锻炼。

高强度间歇性训练

高强度间歇性训练(high intensity interval training,HIIT)已被证明要比稳定状态的锻炼在促进减脂肪及改善心血管功能方面更加有效。HIIT的基本概念是在一系列间歇中以不同的速度锻炼。研究发现,与传统稳定强度的有氧锻炼相比,HIIT锻炼可使脂肪多减去9倍多。HIIT还使锻炼后的24小时内基础代谢率增高。也就是说,在锻炼之后很长的时间里,即使在休息,身体仍然继续燃烧脂肪。

可以通过多种活动或器械来进行HIIT,如跑步、游泳、跑步机、骑自行车、跳绳等。选择一种设备,充分热身以防止运动损伤的出现。要清楚你的运动极限,并据此适量运动。在进行10分钟的热身之后,进行30 ~ 45秒的高强度锻炼,休息1分钟。重复间歇训练4 ~ 5次,然后进行10分钟的放松运动。

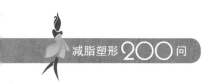

减肥锻炼计划如何制订?

减肥锻炼计划中应包括两部分的锻炼:抗阻力锻炼和中等至高强度的有氧锻炼。最理想的是隔天交替进行,这样身体有充足的时间进行恢复,下次锻炼有更充足的能量。下面是为具有一定体能水平的人制订的减脂肪锻炼计划实例。该锻炼计划能有效地减少脂肪,同时又能保存(或增加)肌肉量及提高基础代谢率(制订锻炼计划的更详细内容参见第六章)。

减肥锻炼计划示例:

❖ 每周进行3次抗阻力锻炼,隔天进行(例如星期一、星期三和星期五)。每次锻炼的强度应足够大,应达到肌肉力量衰竭,即每次锻炼的最后一节强度达到最大或感到竭尽全力。

❖ 每次抗阻力锻炼应持续40 ～ 45分钟。

❖ 交替训练上体和下体肌肉群。例如,星期一锻炼上体肌肉群,星期三锻炼下体肌肉群,星期五锻炼上体肌肉群等。

❖ 每一肌肉群做6组练习,针对肌肉群选择一至两种锻炼方式(表4-5)。

❖ 隔天进行3次有氧锻炼(如星期二、星期四、星期六)。每次进行20 ～ 25分钟。

❖ 跑步、骑自行车(健身自行车或室外自行车)、游泳、划船或任何有氧运动器材都是合适的。重要的是每次锻炼持续的时间和强度要足够。

❖ 开始时进行3 ～ 5分钟热身运动。在接下来的4分钟里逐渐增加运动强度,直至达到最大强度。维持1分钟,然后减少强度到中等强度并维持1分钟。重复这种模式4次,在2 ～ 3分钟里逐渐减低运动强度,结束运动。

表 4-5 减肥锻炼计划示例

	第 一 周	第 二 周
星期一	上体肌肉:胸、背、臂、上臂	下体肌肉:腿、小腿、腹部
星期二	有氧锻炼:健身自行车20 ～ 25分钟	有氧锻炼:健身操训练20 ～ 25分钟
星期三	下体肌肉:腿、小腿、腹部	上体肌肉:胸、背、臂、上臂

	第　一　周	第　二　周
星期四	有氧锻炼：跑步20～25分钟	有氧锻炼：跑步20～25分钟
星期五	上体肌肉：胸、背、臂、上臂	下体肌肉：腿、小腿、腹部
星期六	有氧锻炼：游泳20～25分钟	有氧锻炼：游泳20～25分钟
星期天	不锻炼	不锻炼

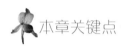 本章关键点 ···

❖ 要减去体内储存的脂肪，每天消耗的能量必须多于摄入的能量。

❖ 决定RMR大小最重要的因素是体重。

❖ 体重快速减轻对健康和体能水平有负面影响。

❖ 能量负平衡中，减少10%～20%的能量摄入可以有效减少体内储存的脂肪，同时会最大限度地减少肌肉的丢失以及静息代谢率（RMR）的降低。

❖ 在能量负平衡的情况下锻炼时，提高蛋白质的摄入量，每天每千克体重1.2～2.0 g可以一定程度地抵消肌肉的丢失。

❖ 膳食蛋白质有助于控制食欲、减轻饥饿感。

❖ 推荐体重或体脂减少的速度每周不要超过0.5 kg。

❖ 只要持续摄入较少的能量，各种各样的饮食都可以减轻体重。但是，不科学的方法导致所减轻体重中肌肉重量的比例很高。

❖ 要达到最终能长期维持所减轻的体重，饮食计划应是可持续保持的，且有助于减掉脂肪而不影响体能水平。

❖ 减体重或脂肪的有效策略包括：设定可实现的目标、跟踪进程、达到能量摄入减少10%～20%的状态、根据锻炼目标调整碳水化合物的摄入量、尽量避免高度加工的食物、摄入健康的脂肪、摄入富含纤维的食物、不禁任何食物、逐渐改变生活方式以及进行有氧锻炼和抗阻力锻炼等。

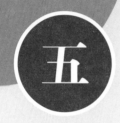

五 为什么要锻炼？

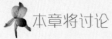 本章将讨论 ··

43 体力活动与锻炼有何区别？

体力活动

体力活动、锻炼以及体能有着不同的概念，但是人们常常混淆，甚至交叉使用这些概念。例如，有的人每天做很多家务，家务量甚至很繁重，如跪在地上擦地板，由此认为是进行了锻炼。在了解了体力活动和锻炼的区别之后，就会知道这其实并不是锻炼。

美国健康与人类服务署对体力活动的定义是：通过骨骼肌收缩使能量的消

耗超出基础代谢消耗而产生增进健康作用的身体运动。

日常生活中的体力活动可以分为工作、体育运动、家务、休闲及其他活动等类别。其实，身体的任何活动都是体力活动。体力活动的强度较低，最大也只能达到中等强度。

毫无疑问，任何强度的体力活动对于健康都是有益的，只是益处大小不同而已。如果要想获得确定的健康益处，必须要进行更加剧烈一点的体力活动，即锻炼。

锻炼

锻炼也就是能导致能量消耗的身体骨骼肌的运动，是计划性、结构性、重复性的体力活动，中长期的锻炼能达到维持或改善体能水平的目的。

锻炼是体力活动的一种，但是锻炼是为了某种目的而有计划进行的体力活动。锻炼和体力活动有共同之处，但又有不同之处，如表5-1所示。

表 5-1　体力活动与锻炼的定义

体　力　活　动	锻　　　炼
☆ 通过骨骼肌收缩而产生的身体运动	☆ 通过骨骼肌收缩而产生的身体运动
☆ 导致能量消耗	☆ 导致能量消耗
☆ 能量消耗的数量随体力活动水平由弱到强而逐渐增多	☆ 能量消耗的数量随体力活动水平由弱到强而逐渐增多
☆ 体力活动水平越高，体能水平也越高	☆ 锻炼的强度与体能水平更加相关
—	☆ 计划性、结构性、重复性的身体运动
—	☆ 目的是提高或维持体能水平

44　什么是体能？

美国运动医学会认为，体能是指身体所具有的健康相关和运动技巧相关的能力（表5-2）。人的体能水平是可以测试的。经常性的锻炼可以提高体能水平，并且对生理、美容和心理等方面产生有益的影响。

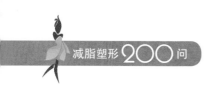

不同的体能水平对身体的影响不同。达到一般的体能水平可以增强肌肉和心肺的耐力,使体成分比例更加健康,提高身体的柔韧性。达到健康相关性体能水平可以减低身体的压力、增强体内的基础代谢水平,增进健康,预防疾病。进行体育运动尤其是竞技体育运动需要达到该项运动所需要的体能水平。

表5-2　体能的构成

健康相关性体能	运动技巧相关性体能
心肺耐力	敏捷性
肌肉耐力	平衡感
肌肉力量	协调性
体成分	速　度
身体柔韧性	力　量
—	反应时间

体力活动与锻炼的区别

体力活动对于体重和身体成分的长期调控是非常重要的。医学上认为,体力活动对健康的影响比饮食还要大。

体力活动能增加能量的消耗、提高基础代谢速率,并可能最终帮助身体重新设置"体重设定值"(体重设定值理论参见第十三章)。研究表明,无论是否超重或肥胖,体力活动多的人血脂水平更健康、血压更低、血糖控制更好,甚至更加长寿。

体力活动和锻炼对健康均有益处。虽然体力活动与锻炼都是身体的运动,但是两者之间却存在着许多不同之处,见表5-3。

表5-3　体力活动与锻炼的区别

体　力　活　动	锻　　炼
☆ 体力活动虽然对健康是有益的,但是体力活动不能替代锻炼。	☆ 只有锻炼才能使人长期地保持良好的体形、健康以及适宜的体能水平
☆ 体力活动的强度只能达到低至中等强度,根本达不到剧烈锻炼的强度。	☆ 剧烈运动可对健康产生最大的益处

体 力 活 动	锻 炼
☆ 没有一种体力活动能够对身体的某一器官或部位产生特别的益处	☆ 不同的锻炼能够对身体的不同部位产生特别的益处,例如可以针对腹部、腿、心肺等进行锻炼

45 权威医学机构建议成年人的体力活动量应该达到多少?

根据2008年美国体力活动指南,成年人每周需要进行两种类型的体力活动,即有氧锻炼和肌肉力量锻炼(表5-4)。

表 5-4　成年人体力活动指南

以一般健康为目的健身活动水平	
成年人至少需要	☆ 每周至少进行150分钟中等强度的有氧锻炼 ☆ 一周2天以上涵盖所有主要肌肉群(腿部、髋部、腹部、胸部、肩部及背部)的力量锻炼
或者	☆ 每周至少进行75分钟的高强度有氧锻炼,如慢跑 ☆ 一周2天以上涵盖所有主要肌肉群(腿部、髋部、腹部、胸部、肩部及背部)的力量锻炼
或者	☆ 将中等强度和高强度有氧锻炼结合起来的相当运动量 ☆ 一周2天以上涵盖所有主要肌肉群(腿部、髋部、腹部、胸部、肩部及背部)的力量锻炼
以更大健康益处为目的健身活动水平	
成年人应该增加体力活动	☆ 每周至少进行300分钟的中等强度有氧锻炼 ☆ 一周2天以上涵盖所有主要肌肉群(腿部、髋部、腹部、胸部、肩部及背部)的力量锻炼
或者	☆ 每周至少进行150分钟的高强度有氧锻炼,如慢跑 ☆ 一周2天以上涵盖所有主要肌肉群(腿部、髋部、腹部、胸部、肩部及背部)的力量锻炼
或者	☆ 将中等强度和高强度有氧锻炼结合起来的相当运动量 ☆ 一周2天以上涵盖所有主要肌肉群(腿部、髋部、腹部、胸部、肩部及背部)的力量锻炼

五

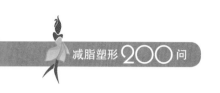

如果每周进行中等强度的体力活动超过330分钟，或者高强度锻炼活动超过150分钟，所获得的健康效益更大。

46 运动的类型及要素有哪些？

有氧运动

有氧是指进行运动时，身体产生肌肉所需要的能量过程中需要氧气的参与。有氧体能又称为心肺耐力，反映身体吸收氧气并将氧气输送到组织利用的能力，因此有氧运动又称为耐力运动、心肺运动等。有氧运动即大肌肉群进行的长时间、动力性的运动。在进行长时间有氧运动时，心血管系统和呼吸系统协同工作，为肌肉和组织器官提供其所需要的氧气。有氧运动有走路、慢跑、骑自行车、游泳、跳舞、户外徒步以及团体运动如篮球、足球等。

通过有规律的有氧运动锻炼，人体心脏功能更强，心脏输出量更多，则供氧能力更强，脉搏数会适当减少。一个心肺功能好的人可以参加较长时间的有氧运动，且运动恢复也较快。

无氧运动

无氧运动是相对有氧运动而言的。无氧运动是指人体肌肉在没有氧气参与的情况下产生能量的运动。无氧运动大部分是瞬间进行的高强度运动，所以很难长时间持续进行，而且疲劳消除的时间也较慢。

无氧运动的最大特征是运动时氧气的摄取量非常低。由于速度过快及爆发力过猛，人体内的糖原来不及经过有氧代谢过程分解，而不得不依靠无氧糖酵解过程产生肌肉所需要的能量。这种运动会在体内产生过多的乳酸，导致肌肉疲劳，运动后常感到肌肉酸痛、呼吸急促。

肌肉的体能水平反应肌肉的力量、耐力和爆发力。肌肉力量是指肌肉一次举起重物的能力；肌肉耐力是指肌肉多次举起重物的能力；肌肉爆发力是指短时间内肌肉能产生的最大力量。对于成年人和青少年来说，要想提高肌肉的体能水平，应对所有的大肌肉群进行力量训练。

有氧运动是通过对心脏和肺产生压力刺激来提高心肺功能，无氧运动则是对肌肉产生压力刺激，即让肌肉对抗阻力来提高体能水平。因此，无氧运动又称为抗阻力训练或力量训练。这类运动需要利用各种重物来锻炼,如自由重物、哑铃、弹力带甚至自身体重等。抗阻力运动锻炼计划不能只是单一的动作,要针对各种肌肉群设计组合动作才能达到提高体能水平的效果。

柔韧性运动

柔韧性是体能的重要组成部分,是指身体各个关节的活动幅度以及关节周围的韧带、肌腱、肌肉、皮肤以及其他组织等的弹性伸展能力。经常做伸展练习可以保持肌腱、肌肉及韧带等软组织的弹性。柔韧性得到充分锻炼后,人体关节的活动范围将明显加大,关节灵活性也将增强。这样可以使动作更加协调、准确、优美,同时在体育活动和日常生活中可以减少由于动作幅度加大、扭转过猛而产生的关节、肌肉等软组织损伤。

虽然柔韧性运动对健康的影响达不到有氧运动或无氧运动所产生的效果,但是柔韧性运动仍然是整体体能水平的重要组成部分。身体的很多活动需要柔韧性,如高尔夫、游泳、跳舞等。日常生活中许多活动也需要较高的身体柔韧性,如身体的伸展、弯曲、扭转等。每个人的身体柔韧性都不相同,受关节骨结构,关节周围组织的体积、韧带、肌腱、肌肉和皮肤的伸展性以及年龄等因素的影响。

锻炼的要素

任何锻炼都具有四个基本的要素,即锻炼的类型、频次、强度和每次锻炼持续的时间。例如,选择健步走,即锻炼的类型为有氧锻炼;计划每周进行5次即锻炼的频次;每次健步走30分钟即锻炼的持续时间;通常健步走的速度为每小时5千米,即锻炼的强度是中等强度。在制订锻炼计划时要考虑每一个锻炼的基本要素,而且每个要素对锻炼的效果都有影响。

运动医学的研究结果表明,如果锻炼的目的是减重,则需要达到以下标准。
- ❖ 锻炼的类型应该选择有氧运动。
- ❖ 强度至少应达到中等程度以上。
- ❖ 每次锻炼时间至少要达到1小时以上。
- ❖ 每周至少要进行5次锻炼。

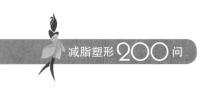

47 运动对心肺功能有哪些好处？

据估计，人类的祖先们每天消耗约3 000 kcal的能量，并且在维持生存的体力活动中每天还要额外消耗大约1 000 kcal的能量。如今，静止生活方式的人每天消耗的能量远不到3 000 kcal，而且在非运动性体力活动中消耗的能量只有300 kcal左右。因此，在现代社会中，超重和肥胖的发生率如此之高也就不奇怪了。更为严重的是，这种静止的生活方式不仅不能为健康带来任何益处，反而会导致许多的健康问题。

增进健康最有益的事情就是采取积极的生活方式，这是我们每一个人都能够做到的。目前，包括美国疾病预防与控制中心、美国运动医学会、美国卫生署以及美国国立卫生研究院等政府部门和权威医学机构均建议，为了健康，每周至少应进行30分钟中等强度的运动。毫无疑问，经常进行锻炼的人或者将体力活动融入日常生活的人可以更健康，如体重减轻或维持体重，增加肌肉量，改善心理健康，降低患心血管疾病、糖尿病和某些癌症的风险，延长寿命等。运动的好处总结见表5–5。

表5–5　运动的好处总结

心肺功能	☆ 强化心脏肌肉 ☆ 改善冠状动脉血流 ☆ 降低收缩压 ☆ 提高心肺耐力 ☆ 提高呼吸效率 ☆ 改善血脂 ☆ 增加血容量
肌肉骨骼	☆ 增强肌肉力量和耐力 ☆ 增加肌肉数量 ☆ 增加骨密度 ☆ 提高身体灵活性
其他好处	☆ 减少腹部脂肪堆积 ☆ 改善葡萄糖耐量 ☆ 改善心理健康 ☆ 延长寿命

许多专家认为运动对健康的最大好处就是改善心肺功能,这是经常运动的人,尤其是剧烈运动的人,会获得最大、最明显的健康益处。但是研究表明,即使是稍微积极地提高体力活动水平的人,也能够改善心肺功能。

心脏、血管和肺的变化

经常性体力活动和锻炼会使心脏发生一些显著的变化。训练有素的运动员通常左心室会逐渐增大。虽然某些疾病也与心脏增大有关,但是由锻炼所导致的心脏增大是身体对锻炼的一种健康性适应,有助于形成更有效的心血管系统。休闲性锻炼的人即使心脏没有明显增大,但是心肌纤维会变得更强壮,这对健康也有很大的好处。每次心跳时,强壮的心肌纤维收缩使从左心室喷射出的血液量成倍地增加,可降低静息和锻炼时的心率。

锻炼还能改善冠状动脉血流,这是心脏为自身供血的循环系统。因为经常锻炼可以使心肌供血量增加,因此在运动时心脏病发作的可能性更低,甚至即使是心脏病发作,存活下来的可能性也更大。

经常锻炼的人有较低的静息收缩压,其原因是锻炼可以促进血管扩张、减少外周血管阻力。研究发现,患有高血压的肥胖者无论体重是否减轻,只要经常进行中等强度的走路锻炼,也可以使收缩压降低。

锻炼还可以提高肺活量以及快速将氧气从肺泡输送到动脉血液的能力。对于优秀的运动员来说,肺功能的改善可以显著地提高其运动成绩。普通的锻炼者可能肺功能的改变不会很明显,但是呼吸效率的提高确实会使体力活动变得更加轻松。

增加血容量

身体对经常性有氧运动锻炼最先出现的适应表现之一就是血容量的增加。运动医学研究发现,训练有素的耐力运动员的血容量,尤其是血浆,要比不运动的人高出20% ～ 25%。当剧烈运动或在炎热的环境中进行运动时,较高的血容量可以减少身体脱水的可能性。此外,高血容量也加强了身体输送氧气的能力。

提高心肺耐力

心肺耐力是指心脏、肺和血液能通过有效的循环来输送足量氧气和营养

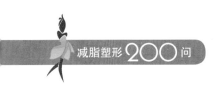

素以维持大肌肉群长时间活动的能力。评估心肺耐力的最佳指标是最大摄氧量（VO$_2$max），即有氧运动时吸入及利用氧气的最大能力。最大摄氧量高意味着心血管系统更强大、能更轻松地进行日常体力活动，死于心血管疾病的风险也更低。

衰老和缺乏运动是导致最大摄氧量下降的主要原因。好消息是，即使是不太运动的老年人，增加体力活动如走路、跑步、游泳和骑自行车等也可以使最大摄氧量增加。积极运动的肥胖者心肺耐力比久坐不动的体重低下者更高。一项研究发现，长期久坐不动的肥胖者开始进行经常性走路锻炼，并参加一些像滑雪、跳舞等休闲性运动，10个月之后，男性体重平均减少2.9 kg，女性体重平均减少1.8 kg，最大摄氧量均增加了19%。也有研究发现，体能水平不高的肥胖女性在只是采取中等强度的走路锻炼后也会提高最大摄氧量。

改善血脂

血脂水平升高是心血管疾病发生发展的主要危险因素，但是体育锻炼可以很好地改善血脂水平。肥胖者无论是进行高强度的锻炼还是中等强度的锻炼，在3～14个月后都被证明可以改善其血浆脂蛋白谱，降低总胆固醇水平。此外，锻炼使低密度脂蛋白胆固醇（有害胆固醇）的氧化反应减低，从而使动脉粥样硬化斑块形成的可能性减低。

一般来说，较瘦的人体内高密度脂蛋白胆固醇（有益胆固醇）的水平比超重的人更高。当采用低脂饮食降低膳食胆固醇摄入量时，有时高密度脂蛋白胆固醇水平也会下降。运动可以抵消这种下降，尤其是在体重减轻时，持续性锻炼甚至可以提升高密度脂蛋白胆固醇的水平。

为什么锻炼能够改善血脂呢？研究表明，当人们在进行锻炼的同时采取较为严格的饮食，如膳食脂肪占总能量的30%以下，可以使身体在运动之后燃烧掉更多的体脂肪，从而进入一种最佳的脂质代谢状态。无论体重是否减轻，这种代谢状态都可以防止血液中总胆固醇水平、甘油三酯水平和低密度脂蛋白水平的升高，并且可以通过快速分解乳糜微粒和低密度脂蛋白胆固醇来提高高密度脂蛋白胆固醇的水平。

骨骼和肌肉的变化

锻炼导致心肺系统的许多变化是看不见的，但锻炼对肌肉和骨骼的改善却是明显可见的。一直不锻炼的人在进行肌肉力量训练后，通常会惊喜地发现自己肌肉的力量、平衡感和肌肉张力等都明显地增加了。

提高肌肉体能水平

肌肉体能包括肌肉的力量和耐力两方面。肌肉力量是指肌肉产生力量最大限度地进行收缩的能力。肌肉耐力是指肌肉不断地进行重复动作或保持一个姿势维持长时间肌肉收缩的能力，如体操运动员能保持某一姿势好几秒。

肌肉力量是通过高强度抗阻力训练获得的。举重就是增强力量的一种抗阻力训练。耐力是通过反复进行低强度的锻炼获得的，比如跑步和健美操。构成肌肉体能水平的这两个要素相互之间密切相关，提高其中一个要素通常也会使另一个得到提高。

当肌肉受到反复的压力刺激时，如在进行负重训练时，肌肉纤维会增加蛋白质的合成，肌肉体积会变得更大。更为强壮的肌肉能抵抗运动损伤。

老年人肌肉强壮还有其他的好处：
❖ 增强不需要他人协助而从椅子上站起来或从浴缸里站起来的能力。
❖ 走路轻松、不易疲劳，可以参加一些锻炼心肺耐力的有氧运动。
❖ 增强关节可以承受周围更多压力的能力，有助于应对下肢关节炎。
❖ 增强身体的平衡性和协调性，防止跌倒和受伤。

进行耐力训练如长跑，可使慢缩肌纤维增长，而更剧烈的运动如重量训练则会使快缩肌纤维肥大，从而导致肌肉体积增大。

当肌肉纤维变大时，肌肉力量就会增强。经过训练的肌肉能更快地使更多运动单位得到恢复，从而产生更有力的收缩。中年人进行抗阻力训练后通常会使肌肉力量增加25% ～ 30%。由于衰老而肌肉无力的老年人也能够通过抗阻力锻炼使肌肉体能水平得到显著提高。

增加骨质密度

锻炼能增强骨骼的强度。锻炼是预防和治疗骨质疏松的重要措施，因为锻炼有助于维持甚至重建骨骼。在运动的机械压力下，骨骼的形成速度超过了骨

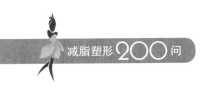

质流失的速度。负重的有氧运动和力量训练是良好的强化骨骼锻炼方式。研究表明,即使每天步行1.5 km也能保持或增加骨骼密度。

此外,锻炼对减肥的人骨骼有保护作用。节食导致的体重减轻会引起骨质的流失,幅度在4.0%～6.9%,而锻炼引起的体重减轻则使骨质量的流失降低到1%或更少。这也就是说,节食所导致的体重减轻中骨质丢失很多,而想要减掉的体脂反而没有减少多少。与此相反,通过锻炼而减掉的体重中骨质丢失的量却很少。

提高身体的柔韧性

柔韧性是指关节运动范围的大小,有些人的柔韧性非常好,甚至具有特殊屈曲性和高度灵活性,如柔术演员。

虽然大多数人并不需要像柔术演员那样柔韧灵活,但缺乏柔韧性肯定会增加肌肉受伤的风险,进行日常活动的能力也受到限制,并且可能会造成不良的体态姿势。

尽管柔韧性和灵活性差并不会使寿命缩短,但拥有良好的柔韧性和灵活性的关节可以为健康带来许多益处。

❖ 由于胸部可以尽可能地扩张到最大,因此可以增加呼吸通气能力。

❖ 减少下背部和颈部疼痛的频率。

❖ 减少锻炼和日常活动中受伤的机会。

经常锻炼的人比不锻炼的人身体更为灵活。经常对身体特定部位做伸展运动的人,可使身体达到非常柔韧和灵活的状态。伸展运动能拉长肌肉和肌腱,保持其弹性。同时也能激活肌腱中被称为高尔基腱器官的受体,从而促使肌肉放松。通过伸展运动持续刺激高尔基腱,可以使肌肉得到更好的延伸而不受伤害。

48 运动对体内储存的脂肪有何影响?

进行锻炼和日常的体力活动会消耗能量,这有助于维持健康的体重。体内堆积过多的脂肪对健康是有害的,特别是当脂肪主要储存在腹部的脂肪细胞内。

与下半身的肥胖相比,上半身的肥胖与血脂水平升高、高血压以及2型糖尿病等更加密切相关,这些都是心血管疾病的危险因素。幸运的是,内脏脂肪对体育锻炼非常敏感。经常进行高强度锻炼的人,其腹部脂肪细胞的体积往往更小,因此也降低了心血管疾病的患病风险。

研究发现,运动对于减少腹部脂肪的堆积比减少臀部脂肪更为有效。研究人员认为,其原因可能是腹部脂肪细胞对儿茶酚胺具有更高的敏感性,在锻炼时身体可以合成并释放儿茶酚胺。此外,运动还会使身体某些特定部位的脂蛋白脂肪酶水平减低,这使得这些部位的脂肪细胞更倾向于动用脂肪而不是储存脂肪,目前相关的机制尚不清楚。

此外,研究还发现年龄、性别、肥胖程度以及遗传因素等对锻炼减少腹部脂肪的效果也有影响。

❖ 在锻炼之前腹部脂肪堆积较多的人进行经常性锻炼后减掉的脂肪量最多。

❖ 由于男性比女性更倾向于将脂肪储存在腹部,所以男性对锻炼所产生的脂肪燃烧反应比女性更大。

❖ 一些有关锻炼对减少儿童腹部脂肪效果的研究表明,锻炼也可以减少儿童的腹部脂肪。

❖ 有关遗传因素的研究结果虽然各不相同,但毫无疑问遗传因素对锻炼影响脂肪的分布具有调控作用。

腹部脂肪与其他一些心血管危险因素之间也存在着相互作用。腹部脂肪堆积的人通常伴有胰岛素抵抗,也常常有高胆固醇血症和高甘油三酯血症。这些人在进行经常性锻炼之后,其腹部脂肪会逐渐减少,胰岛素的敏感性会缓慢增高,对健康有害的高血脂水平也会下降。在锻炼的持续影响下,臀部和大腿部脂肪细胞的体积也会缩小,只是没有腹部脂肪细胞缩小得那么明显。此外,对于身体任何部位的脂肪细胞来说,只要能量的摄入和消耗是平衡的,那么锻炼都会阻止脂肪细胞体积的进一步增大。

(49) 运动的其他健康益处有哪些?

除了提高体能水平之外,锻炼还能减少慢性疾病与过早死亡的风险。

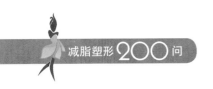
改善葡萄糖耐量

研究表明,即使体力活动和锻炼并没有使体重减轻或减轻的效果不甚明显,但是锻炼也能提高身体对胰岛素的敏感性和对葡萄糖的耐受性。只要运动起来,尤其是进行一定强度的锻炼,肌肉都会消耗其所储存的糖原,然后血循环中的血糖就会被运送到肌肉填补所消耗的糖原。仅仅这一过程就有助于血糖水平恢复至正常水平,并提高肌肉对胰岛素的敏感性。同时,锻炼可以促使肝脏增加对胰岛素的摄取。

研究发现,体力活动水平与葡萄糖耐量之间呈正相关。也就是说,肥胖的2型糖尿病患者锻炼量越大,葡萄糖耐量和糖化血红蛋白水平的改善程度也就越大。糖化血红蛋白是评估长期血糖控制的良好指标。研究还发现,即使是并不剧烈的体力活动,只要持续进行,也能提高肌肉对胰岛素的敏感性。

改善心理健康

大量的研究表明,锻炼具有缓解压力、改善情绪、减少焦虑以及减轻抑郁等作用。甚至临床上已经诊断为抑郁症的患者,锻炼对其心理健康的改善也有一定效果。

锻炼对心理健康的影响是有生物学基础的。研究人员推测,在有氧运动和力量训练过程中,大脑内的5-羟色胺和β-内啡肽水平会上升,让人产生愉悦的感觉,其对睡眠也有改善作用。此外,积极的锻炼也会产生心理效应,比如会获得自己对生活的掌控力,能转移对体重的注意力或对进食的内疚感,随着健康状况得到改善而自尊心增强等。

降低死亡率

体力活动水平高的人寿命会平均增加2～7年。哈佛校友研究项目对慢性疾病的患病风险进行了长期的研究。自20世纪60年代以来,已经有近2万名哈佛校友参与该研究项目。目前已经发表的数个研究报告认为,无论体重指数是多少,每周消耗更多能量的男性,其死亡率更低。高强度锻炼的人群寿命更长。

其他的研究也支持上述结论。美国达拉斯有氧运动研究所的研究人员曾跟踪调查了3万多名研究对象。在最大运动量测试的基础上,将所有人按体能水平进行分类。无论是否肥胖,中等体能水平的人群死亡率比低体能水平的人群要低,体能水平最高的人群的死亡率最低。

像散步这样较低强度的体力活动对于延长寿命也有益处。在一项火奴鲁鲁心脏病研究项目中,不吸烟的日本裔退休男性中,走路多的人寿命更长。在12年后,每天步行超过 3 km 的男性中,死亡率为21%,而每天步行少于1.5 km 的男性中死亡率则高达43%。

50 儿童期锻炼有什么好处?

运动对各年龄段、不同体能水平以及健康状况的人都有价值。不过锻炼对童年期、妊娠期和老年期的这三个特定阶段具有显著的益处。

众所周知,缺乏运动与慢性疾病如心血管疾病和2型糖尿病等相关。虽然这些慢性疾病最常见的发病年龄在成年期,但是发病的基础却是在儿童时期建立的。慢性疾病的危险因素可以在年龄很小的时候就开始累积,病理学的研究已证实年幼孩子的动脉中可能存在动脉粥样硬化前期的脂肪条纹。

与成年人一样,儿童可以通过耐力锻炼、力量锻炼和柔韧性锻炼来增强心肺功能。在儿童身上观察到的其他锻炼益处如下。

❖ 提高运动能力。

❖ 预防运动损伤。

❖ 降低高血压发生率。

❖ 改善体成分。

❖ 养成能一直延续到成年期的锻炼习惯。

然而不幸的是,现在有很多的儿童与成年人一样越来越不爱运动。虽然孩子们天生喜欢体育运动,但是看电视、玩电脑和玩电子游戏这样的低能量消耗活动更能吸引他们的注意力。所以,父母和照顾者需要不断地鼓励儿童进行运动,并能以身作则。

适合儿童的运动

积极的、非正式的玩耍对孩子来说是非常理想的体力活动,因为涉及许多

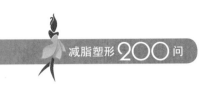
不同的肌肉群,而且能让孩子有交朋友的机会。最重要的是,户外活动、玩耍、游戏等孩子会感到非常有趣。

孩子们也可以从更正规的锻炼中受益,如跑步、游泳和力量训练等。然而,说到锻炼,孩子毕竟不是成年人,锻炼的方式必须适应他们不成熟的身体。

耐力锻炼对于孩子来说通常应比成年人的运动强度低。儿童可能无法在不出现过度疲劳的前提下跟上成年跑步者、游泳者或滑雪者的步伐。此外,儿童的血容量也比成人低,出汗量也少,因此他们更容易中暑。对于在高温环境中参加耐力活动的儿童,必须采取特别的防护措施。

抗阻力锻炼不会使青春期前儿童的肌肉数量增加,但是可以提高他们的肌肉力量。儿童进行力量训练时应有成人监护,并禁止最大幅度的提举动作,以防止运动损伤,特别是预防骨骼生长板的损伤。骨骼生长板即骺板,是长骨末端的区域。因为骺板在青春期前还没有完全矿物质化,因此对骺板部位的过度施压可能会导致其损伤、畸形,甚至发育迟缓。最大幅度的提举动作、重复进行如投掷或长距离跑步等所产生的压力会对骺板产生不利的影响。

美国儿科学会建议青春期前的儿童可以进行低到中等强度的抗阻力训练,以增强肌肉力量,同时应避免进行最大幅度和竞赛性的举重。在参加力量训练之前,儿童应该能够进行身体平衡和姿势的控制,通常7～8岁的儿童具有这些能力。

虽然超重的孩子可能看起来体形更大,但他们不一定强壮。超重儿童应该遵循与非超重儿童一样的抗阻力训练原则。患有心肌病、肺动脉高压或马方综合征(主动脉弹性纤维断裂)的儿童和青少年都不应参加抗阻力锻炼。

(51) 怀孕期间能做哪些锻炼?

有研究报道,只有30%～40%的女性在怀孕期间进行锻炼。最近的研究发现,怀孕前积极运动且怀孕期间仍然保持运动的女性患先兆子痫的风险较低。怀孕期间锻炼的其他好处如下。

❖ 预防孕妇体重过度增加,这对超重的妇女尤其重要。

❖ 提高体能水平,有助于胎儿体位稳定,使怀孕后期更为舒适。

❖　对某些女性来说,可以使产程缩短、分娩更容易,减少剖腹产的可能。

❖　改善睡眠。

怀孕前一直进行运动的女性通常可以在怀孕期间继续进行运动。没有发现每周运动量超过2 000 kcal对母亲或胎儿有任何损害。这一运动量相当于每天步行大约1小时,或者每周进行5次举重训练。

然而,运动过多会阻止孕妇体重的适当增加、阻碍胎儿生长发育,甚至使胎儿处于过高的温度中。为了保护胎儿和母亲的健康,需要科学的制订孕妇怀孕前的运动方案。在怀孕前久坐不动的女性可以从锻炼中获益,但应该慢慢开始锻炼,如逐渐进行适当距离的步行。

孕期进行轻度到中等程度的有氧运动是安全而舒适的,如低运动量的有氧操、快步走、游泳,或使用踏步器、健身车等,每周锻炼3 ~ 5次,每次30 ~ 40分钟,都是对孕妇相当有好处的运动,不会伤害孕妇或发育中的胎儿。

怀孕前就坚持进行力量训练的女性在孕期也可以继续进行,但是需要避免过重的阻力水平,并强调在举重时注意采取正确的呼吸方法。为了安全起见,运动器械比自由举重更为可取。由于运动器械限制了运动动作的范围,比起自由举重,更不容易导致肌肉或关节的损伤。

在怀孕期间做温和强度的伸展运动也是适宜的。怀孕期间的激素变化会使骨盆周围的组织在准备分娩时变得柔韧。

随着孕期的进展,锻炼可能会逐渐变得困难起来。可能会难以进行自行车锻炼,而平衡感的变化也可能会让有氧运动过于困难。在整个怀孕期间,散步和游泳是最好的运动项目。

孕妇锻炼的预防性措施

虽然对于大多数孕妇来说,轻度到中等强度的锻炼是安全有效的,但是任何高危孕产妇都应该避免正式的锻炼。例如,在怀孕期间患有高血压或糖尿病者,不建议进行比散步更剧烈的活动。妊娠4个月后开始出现流血的孕妇,或在本次孕期有早产迹象或以前有早产史的孕妇都不应进行正式的锻炼。此外,多胞胎的孕妇必须谨慎,避免进行可能危及多个胎儿血液和营养供应或诱发早产的运动。

所有孕妇都应采取以下预防性措施。

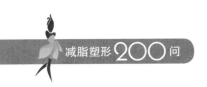

❖ 遵循锻炼计划（如隔天进行锻炼），而不是间歇性地锻炼。

❖ 保持身体有充足的水分，这样身体的温度在运动中不会上升。

❖ 经常检查心率情况，锻炼时保持不超过每分钟150次的心率。

❖ 怀孕4个月后，不要平躺着做运动。

❖ 避免任何可能发生腹部外伤的活动，如垒球、空手道或团体运动。

❖ 不要过量运动。在整个怀孕期间都应该避免运动疲劳。

❖ 向医生咨询怀孕期间运动健康和安全问题。

52 哺乳期间要锻炼吗？

锻炼对哺乳期女性也有好处。研究表明，与不运动的哺乳期女性相比，运动的哺乳期女性泌乳量更多，能量消耗增加，体脂肪减少更多。每天至少额外需要500 kcal来支持哺乳期妇女的运动和泌乳。

53 运动对老年人有什么好处？

65岁以上人群的数量在不断增加。老年人增加体育锻炼可以获得显著的益处。很多老年人在老龄化的过程中患有各种慢性疾病，身体出现功能性障碍甚至残疾等健康问题。但是，在许多情况下，较高水平的运动能够预防或延迟这些情况的发生。

老年人进行运动的益处还包括以下方面。

❖ 降低慢性疾病的危险因素，如提高葡萄糖耐量和胰岛素敏感性，使血脂水平正常化，降低肝脏脂肪的含量，降低血压等。

❖ 降低中风发病率。

❖ 减少过早死亡的风险。

❖ 减少对药物的需求（很多药物都有不良反应）。

❖ 增加骨密度。

❖ 增加骨关节的活动范围，这在日常活动中非常重要。

❖ 不容易跌倒，这对体弱的老年人来说是一个重大的好处，因为跌倒是老年人致命伤害的主要原因。

❖ 增强肌肉力量。研究发现,在20～80岁之间,快缩肌肉纤维的体积大约减少了30%,而在50岁之后慢缩肌纤维的数量也急剧减少,但是抗阻力训练可以阻止这种趋势的发生。

❖ 减少体脂肪数量。在一项研究中,让老年人进行每周3天的力量训练。12周后,这些老年人的肌肉量增加了1.4 kg以上,脂肪减少了1.8 kg以上,而这一切是在每天的进食量还略有增加的情况下出现的。

❖ 改善行动能力,即使是对已经有行动障碍的老年人也有益。

❖ 对老年人的抑郁有一定的调节作用。

与年轻人相比,锻炼对老年人的健康益处可能没那么明显,尤其是对那些运动量不能高出轻度运动强度的老年人。例如,如果没有受到中等强度至高强度的运动刺激,评估体能水平的指标如体成分、肌肉力量以及最大摄氧量等就很难出现明显的提高。尽管如此,运动对老年人的健康仍然具有非常大的益处。

适合老年人的运动

根据美国疾病控制与预防中心的数据,大约80%的老年人患有1种慢性疾病,而有一半的老年人患有2种甚至更多的慢性疾病。老年人最常见的慢性疾病有骨关节炎、高血压、心脏病和2型糖尿病等,这会影响其运动能力。

适合老年人的最佳运动方案应包含对肌肉力量、耐力和柔韧灵活性等多方面的锻炼。

❖ 力量训练。对老年人运动的第一个建议就是要在密切监护下进行抗阻力训练。这是因为很少运动的老年人通常会随着衰老而出现肌肉量逐渐减少的情况。有些老年人如果不经常锻炼,腿部力量甚至都很难进行走路这一类的锻炼。抗阻力器械对增强肌肉力量的效果最为迅速,但是使用弹性运动带、甚至脚踝和手部轻微的重量练习等都是可以在家进行的抗阻力训练。

❖ 耐力运动。大肌肉群有氧运动,如散步、游泳和骑自行车等对老年人来说是很好的运动。因为老年人左心室的搏血量通常会随着年龄的增长而下降,因此在进行这些运动时应该相应地降低运动强度。随着运动能力的提高,可以逐渐增加运动强度。患有骨关节炎的老年人,尤其是肥胖的老年人,必

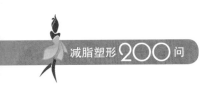
须避免剧烈活动,以免运动对骨关节造成过度的压力。

❖ 柔韧性训练。轻度的伸展运动可以在任何地方进行,有助于改善关节的运动。将柔韧性训练和力量训练结合起来锻炼可以改善步态和平衡感。瑜伽是一项很好的柔韧性运动,能增强肌肉力量、耐力和柔韧性,并且一生都可以乐在其中。

老年人锻炼的预防措施

老年人进行任何运动都应避免加重现有的疾病或不良身体状况,防止出现身体的伤害。老年人安全锻炼的策略包括以下几方面。

❖ 在开始锻炼计划之前,应得到医生的许可。

❖ 备好足够的饮水以确保运动时水分充足。

❖ 步行应行走在人行道上,最好是在车辆较少的街道上。户外散步最好在白天进行。

❖ 穿舒适的鞋子,配棉质运动袜,以避免因血液循环不良而起水泡,有继发感染的风险。

❖ 生病期间或关节炎的患者在急性发作期应避免运动。

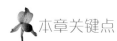本章关键点 ••

❖ 体力活动是通过骨骼肌收缩使能量的消耗超出基础代谢消耗而产生增进健康作用的身体运动。

❖ 锻炼是有计划性、结构性、重复性的体力活动,中长期的锻炼能达到维持或改善体能水平的目的。

❖ 体力活动对于体重和身体成分的长期调控是非常重要的。

❖ 医学上认为,体力活动对健康的影响比饮食还要大。

❖ 成年人每周需要进行两种类型的体力活动,即有氧锻炼和肌肉力量锻炼。

❖ 成年人每周至少进行150分钟的中等强度有氧锻炼;一周2天以上涵盖所有主要肌肉群的力量锻炼。

❖ 任何锻炼都具有四个基本的要素,即锻炼的类型、频次、强度和每次锻炼持续的时间。

❖ 内脏脂肪对体育锻炼非常敏感。经常进行高强度锻炼的人,其腹部脂肪细胞的体积往往更小。

❖ 运动能从多个方面改善身体和心理机能,包括增强心肺耐力、肌肉力量和身体柔韧灵活性。

❖ 锻炼对身体的代谢有显著的改善效应,如改善血脂和血糖、减少腹部脂肪等。

❖ 锻炼可以降低慢性病患病风险,延长寿命。

五

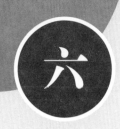

六　如何制订减肥锻炼计划？

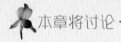　本章将讨论 ···

- ✤ 锻炼对减轻体重和减少体脂有何作用？
- ✤ 哪种锻炼减体脂效果最佳？
- ✤ 高强度体育锻炼减体脂的效果如何？
- ✤ 为什么减肥过程中要保持肌肉数量？
- ✤ 锻炼会影响食欲吗？
- ✤ 运动可以阻止体重反弹吗？
- ✤ 只锻炼不控制饮食能减体重吗？
- ✤ 如何计算心率储备？
- ✤ 如何根据代谢当量确定运动强度？
- ✤ 运动量达到多少才足够？
- ✤ 增进健康和心肺功能所需要的运动量是多少？
- ✤ 增强肌肉力量和耐力所需要的运动量是多少？
- ✤ 减轻体重和维持所减轻的体重所需要的运动量是多少？
- ✤ 如何制订适合自己的减肥锻炼计划？
- ✤ 重度肥胖的人能进行运动锻炼吗？
- ✤ 运动猝死的风险有多大？
- ✤ 增加运动中心脏病发作的危险因素有哪些？
- ✤ 哪些人在运动之前应进行运动风险评估？
- ✤ 热身运动能预防运动损伤吗？

54 哪些体力活动能够更快消耗能量?

超重和肥胖的人进行体育锻炼减肥有许多好处,如提高肌肉的体能水平、减少体内脂肪尤其是腹部脂肪的堆积、防止体重进一步增加,并增进健康。无论是增加日常的体力活动量,还是采取有计划的锻炼都有助于减肥或保持体重。

任何体力活动都能够消耗能量,体力活动是体重管理的重要组成部分。体力活动中有计划的有氧锻炼更是可以促使体内储存的脂肪高效地代谢消耗,减少体内脂肪的储存量。抗阻力锻炼可以维持或增加瘦体组织。锻炼所产生的这两种效果都有助于身体达到或维持正常的代谢率。体力活动对身体细胞代谢所产生的影响对于阻止体内脂肪的进一步堆积具有重要的作用。

对于大多数人而言,无论体力活动水平高低,多少都能促进体内脂肪的消耗。体力活动水平越高,或者锻炼的强度越大,脂肪消耗的数量也越多。但是,一般的日常体力活动如散步等由于运动强度较小,减体重或减脂肪的效果远不如有计划的有氧锻炼。

从第三章我们了解到体重是否发生变化取决于能量的摄入与能量的消耗是否平衡。只要出现能量负平衡,即能量的摄入量小于能量的消耗量,体重就会减轻。

然而,体重是由水、瘦体组织和脂肪三部分构成的。从健康的角度来说,当然希望所减轻的体重分量中最好是脂肪多一些。但是,不同的减肥方法呈现的体重减轻成分比例也不同。

例如,采取极低能量摄入或半饥饿饮食能形成能量负平衡,使体重减轻。但是以这种方法所减轻的体重中,主要是水分。因为体内消耗的能量主要来自肝脏和肌肉中储存的糖原,而储存 1 g 糖原需要 3 g 的水。因此在能量摄入极度不足的情况下,身体耗竭体内储存的碳水化合物糖原,同时使体重构成中的水分重量丢失。一旦恢复正常饮食,随着糖原的补充,体重又会恢复如前。

锻炼可以增加能量的消耗,形成能量负平衡,导致体重下降。不同的锻炼方式燃烧体内脂肪的程度也不相同。中等强度的有氧锻炼消耗体内储存脂肪的效率要比高强度无氧锻炼更高。

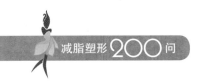

55 什么样的运动减脂效果最佳?

中等强度的有氧锻炼减脂的效果最佳。运动营养学研究表明,在进行有氧运动时,支持肌肉运动和体内新陈代谢所需要的大部分能量是由体内的脂肪和碳水化合物通过有氧代谢过程所产生的。

在进行中等强度运动如健步走的最初几分钟,所需要的能量是由肌肉中储存的磷酸肌酸和糖原进行无氧代谢作为燃料,此时有氧代谢还没有启动。十几分钟之后,随着脂肪细胞释放出脂肪酸,脂肪氧化产生的能量逐渐增加,慢慢地超过碳水化合物作为有氧运动的燃料。当运动达到最大摄氧量的65%左右时,即运动强度达到中等时,身体产生能量的代谢中,脂肪的消耗量达到最高,超过肌肉糖原的消耗。

进行经常性体育锻炼的人体能水平较高,在运动时身体会更多地利用脂肪作为氧化代谢的燃料,开始运动后进入脂肪燃烧阶段也较早,这是因为经常锻炼的人体内的脂肪组织对运动中释放的儿茶酚胺更加敏感。如果不坚持经常性锻炼,这种优势就会消失。

体内所储存的脂肪不仅是有氧运动时代谢的燃料,还是运动后过量耗氧(EPOC)代谢的底物。也就是说,在锻炼后的一段时间里,身体仍然在消耗脂肪。研究表明,在进行一次中等强度有氧运动之后的17小时里,身体会持续燃烧脂肪(表6-1)。

表 6-1　中等强度有氧运动减脂的作用

☆ 中等强度的有氧运动过程中,维持肌肉运动的能量主要由体内所储存的脂肪提供
☆ 有氧运动结束后的运动后过量耗氧效应(EPOC)也会使身体在锻炼后的17小时里持续燃烧体内的脂肪
☆ 经常性有氧运动可以提高基础代谢率,从而增加能量的消耗

56 高强度无氧锻炼燃烧脂肪的效果如何?

运动时的最大摄氧量超过65%时即为高强度运动。此时,体内燃烧更多的是碳水化合物而非脂肪。然而,由于高强度的无氧锻炼比中等强度的有氧锻炼

会消耗更多的能量,因此即使脂肪的消耗比例有所下降,但仍然可以消耗大量的脂肪。

例如,研究发现一个体重为 65 kg 的人,其最大摄氧量为每分钟每千克体重 40 ml,一天以 50% 的最大摄氧量进行中等强度的有氧锻炼 40 分钟;另一天则以 70% 的最大摄氧量进行高强度的无氧锻炼 40 分钟。结果这两次运动所消耗的脂肪量几乎相同,而高强度运动则多消耗 100 kcal 的能量(表 6-2)。因此,高强度的无氧运动减体重的效果更好,因为可以消耗更多的能量。高强度运动也能减脂肪,占所消耗能量的 30%,但中等强度的有氧运动消耗体内储存脂肪的效率更高,占所消耗能量的 50%。

表 6-2 中等强度有氧运动与高强度无氧运动消耗脂肪和能量的比较

	中等强度有氧运动	高强度无氧运动
40分钟消耗的能量	☆ 总能量:261 kcal ☆ 碳水化合物:130.5 kcal,占总能量 50% ☆ 脂肪:130.5 kcal,占总能量 50%	☆ 总能量:366 kcal ☆ 碳水化合物:256 kcal,占总能量 70% ☆ 脂肪:110 kcal,占总能量 30%
锻炼强度	☆ 最大摄氧量 50% ☆ 中等强度有氧锻炼	☆ 最大摄氧量 70% ☆ 高强度无氧锻炼
锻炼项目举例	☆ 健步走、打网球、游泳	☆ 短跑

高强度无氧锻炼可使肌肉中的糖原耗竭,会导致运动后过量耗氧效应(EPOC)更大。也就是说,在进行高强度无氧锻炼后的几个小时内会消耗更多的脂肪,显著增加能量消耗,因为碳水化合物要用以恢复体内肌肉的糖原储备。

许多肥胖者、老年人和患有疾病的人不应进行中等强度以上的锻炼活动,应选择安全的、耐受性好的锻炼项目来燃烧体内的脂肪。下面将介绍如何选择适合自己的运动项目。

(57) 为什么减肥过程中要维持瘦体组织的量?

肌肉组织的多少是决定静息代谢率的主要因素,且决定着肌肉力量、耐力

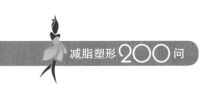

和机体功能的强弱，因此保持或增加瘦体组织的重量对于维持整体健康是非常重要的。

衰老、久坐不动等都会导致肌肉组织的丢失。研究表明，只通过限制能量摄入进行减体重，即只控制饮食而不增加运动量来减肥，体内肌肉组织的丢失会更快。一般来说，限制饮食中能量的摄入后，一定会发生肌肉组织的丢失，其丢失的速度和程度取决于能量限制的程度以及节食时间的长短，而通过体育锻炼产生的体重减轻则主要是体内脂肪数量的减少。

承重运动是一类以双腿支撑身体体重的运动，如步行、跑步等。承重运动是维持体内肌肉数量所必需的，而抗阻力训练如力量训练等则可以促使肌肉量增多。

运动可以增加或维持肌肉组织的数量，因此锻炼后的体重减轻往往不及节食减轻体重的幅度大。但是记住，肌肉组织中的水分含量比脂肪组织更高，因此肌肉组织的重量会更大。运动可以减掉更多的体脂肪。更重要的是，与节食减肥相比，以运动方式减肥在体重减轻后能够保持较高的肌肉组织比例，因而更容易保持住所减轻的体重，使体重不易反弹。

不同类型的运动对肌肉组织产生的影响不同。一项对两组超重的女性进行为期12周的研究，两组受试者每周均进行跑步机锻炼4次，一组进行中等强度的有氧锻炼，另一组则进行高强度的无氧锻炼，但是两组都消耗300 kcal的能量。虽然锻炼的结果是两组超重的女性都减去了2.25 kg脂肪，但是高强度无氧锻炼组女性还增加了1.9 kg的肌肉组织，所以她们的实际体重只减轻了0.35 kg。虽然运动后体重减轻的幅度小于预期，但她们身体的健康状况和体能水平都有所改善。

这一研究结果表明，在减肥过程中不应仅仅关注体重的变化，而是要关注体成分的改变，在减少体脂比例的同时，应维持甚至增加肌肉组织的量。由于肌肉组织比脂肪更为致密，即使没有明显的体重减轻，腰围也有所减少。腰围减少时能使健康风险下降。

58 锻炼会影响食欲吗？

有些人担心如果运动多了，就会吃得更多，这样一来由运动带来的能量消耗效应就被抵消了。这种担心是有一定科学依据的。体重设定值理论（参见第十三章）表明，包括锻炼在内的各种使体重下降的措施都会激发体内的"设定值"调控机制来对抗体重的下降。其中最主要的调控方式就是刺激食欲，促使人增加能量的摄入，或者使机体降低基础代谢率以减少能量的消耗。

最近的研究表明，锻炼与食物摄入之间的关系如下。

❖ 体力活动量大的人往往比久坐的人更瘦，但有时进食量却比后者更大。

❖ 运动的人更偏向于吃膳食碳水化合物，而不运动的人更偏向于吃膳食脂肪。

❖ 运动可在短期内抑制饥饿感。长期进行规律性锻炼可使每次的能量摄入减少一点，但长期积累下来，总能量摄入的减少量却很显著。

❖ 高强度的锻炼比低强度的体力活动更能抑制食物的摄入。

❖ 锻炼对食欲的影响有很大的个体差异。

体内存在着调控饥饿感和饱腹感的激素。毫无疑问，这些激素也会影响身体在运动后的饥饿与食欲反应。生长素是一种促进食欲的激素。在两餐之间以及限制食物摄入时，血液中的生长素水平会升高，在进食之后会下降。研究发现，当锻炼持续12周至1年后，血液中的生长素水平会随着体重的下降而增高。

运动后的激素反应可能存在着性别差异，这就是为什么男性和女性在运动后体重的减少量往往会不同的原因。一项研究中，超重和肥胖的女性在锻炼后的血生长素水平要高于相同锻炼量的超重和肥胖的男性。因此，女性在运动后更容易增加食物的摄入，而男性则不会。科学家认为，这也许跟女性体重设定值调控机制努力对抗体重下降来保护生育所需的脂肪储备有关。也就是说，女性减脂肪的难度要高于男性。

即使锻炼确实会使一部分人的食欲增加，但只要保持能量平衡，体重也不会增加。如果能够维持能量负平衡，体重仍然会下降。

对进行锻炼减肥的人来说，需强调以下两个重要因素：

❖ 能量的摄入量每天不能低于1 200 kcal。

❖ 减肥时，既要保持足够的锻炼强度和锻炼量，同时也要控制饮食，形成能量负平衡。

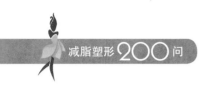

59 只锻炼不控制饮食能减重吗?

很多人决定减肥时,自然想到的是做什么运动,或者是去哪家健身房。有些人愿意去健身房健身而不愿意少吃块肉,而有些人可能正好相反。

其实,很多人在减肥的问题上存在严重误区:要么少吃点,减少能量的摄入;要么多动点,增加能量的消耗。也就是说,运动和饮食,只选择一项,然后等着看体重秤显示自己想要的数字,结果往往令人大失所望。大量的研究表明,单单锻炼并不能产生体重明显减轻的结果。搞糊涂了吧? 让我们来看看其中的原因。

最近,美国亚利桑那州立大学对81名一直以静止生活方式生活的超重女性进行了一项研究。该研究让这些女性每周在踏步机上进行30分钟的锻炼,每次锻炼的强度均达到受试者最大耐力的70%,即进行高强度的运动,为期共12周。研究人员测定了每位女性锻炼所燃烧的能量。受试者的饮食不做任何改变,维持往常的饮食习惯,也不记录所吃食物。

研究发现,所有受试者的体能水平都毫无疑问地提高了。但是,无论锻炼燃烧了多少脂肪,没有一个人出现明显体重减轻、体脂肪减少或者腰围缩小的情况。甚至有部分受试者在研究期间体重还增加了。

由于不可能监测每一位受试者在实验室之外的所有能量摄入量和消耗量,因此研究人员并不清楚为什么这些受试者的体重会增加。研究人员认为,一方面,体重增加的受试者可能无意识地减少了锻炼之外的体力活动量。另一方面,可能不自觉地吃了更多的食物,以补偿额外的运动或奖励自己。而且运动能够极大地刺激人的食欲,稍不留意就会过量进食。其结果就是没有形成能量负平衡,因此体重不会减轻。而体重增加的受试者则形成了能量正平衡,即摄入的能量超过了消耗的能量。这一研究结果表明,运动并不必然地使体重减轻。

另有研究人员对60多项有关体重减轻与肥胖症的研究结果进行分析,得出以下结论:从减轻体重的角度来说,只进行锻炼而不控制饮食几乎毫无用处。

对在锻炼计划中增加更多的锻炼量但饮食保持不变的受试者进行追踪研究,结果发现体重只减轻几百克而已。人体内的能量调控系统远比能量摄入与消耗平衡更为复杂。只进行锻炼而不控制饮食很难造成能量负平衡。

锻炼所燃烧的能量只占全天总能量消耗的一小部分,大约为总能量的30%。人体每天的静息代谢率(RMR)是能量消耗的主要部分,如呼吸、消化等。只锻炼不控制饮食很容易进食过量,从而逐渐削弱减体重的效果。

在减肥过程中,很多人常常会对自己说:"我的锻炼量已经很大了,吃一块红烧肉没事。"也就是说,锻炼会使你吃得更多,这是因为你会认为已经消耗了很多的能量。此外,锻炼使人感到更饥饿。在锻炼之后,身体也倾向于保存脂肪形式的能量以备后用。

尽管只进行锻炼并不一定会使体重减轻,但是所有科学研究人员都认为,应该积极进行体育锻炼。因为锻炼对整体健康有着十分重要的作用,维持一定的体能水平比体重减轻更加重要。

这些研究结果再次说明科学的减肥方法是,通过锻炼增加能量消耗的同时,控制饮食减少能量的摄入,形成能量负平衡。

60 锻炼能防止体重反弹吗?

体育锻炼是能够成功地长期维持住所减轻体重的最可靠方法。研究表明,无论使用哪种方法减肥,进行经常性的锻炼都能有效地防止减肥后的体重反弹。

严格限制能量摄入是一种不科学的减肥方法,因为这种方法无法长期维持所减轻的体重,体重极易反弹。但是研究发现,在采取这种方法减肥使体重开始下降后,如果进行运动,也能有效地防止体重反弹。

要防止体重反弹,需要进行的运动量要比权威医学机构推荐的以维持健康为目的的运动量更大。美国运动医学会推荐每天30分钟中等强度的运动(相当于每天消耗150～200 kcal)即可以达到维持健康的目的。但是大量的研究表明,如果要防止体重增加和反弹,需要消耗更多的能量。美国医学研究所建议在一周里至少应有5天进行60分钟中等强度的有氧锻炼。

许多对成功减肥后如何维持所减轻体重的研究表明,要想成功地维持住所减轻的体重,可能需要每天进行90分钟中等强度的有氧运动。事实上,大多数成功减轻体重的人即使拥有私人健身教练和保持大运动量,体重都或多或少地会出现一些反弹。然而差别是,一直坚持大量运动的人其体重反弹的幅度要比

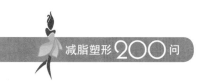

久坐或只进行很少运动的人小。

61 哪种类型的运动对减肥最有效?

正如上面所讨论的,大多数权威的医学机构都建议,为了健康,成年人至少要坚持每周5天、每天30分钟中等强度的有氧锻炼。大量的运动医学研究表明,这一运动量对于增进健康和提高体能水平是合适的,但是还不足以防止超重和肥胖的人在减肥之后出现的体重反弹。

事实上,只要能保证安全,做任何运动都比不做运动好,这一点无需争议。然而,运动医学的研究表明,不同类型的运动对身体产生的效果确实有所不同。一般来说,有氧运动对提高心肺功能、减少体脂肪、降低慢性病患病风险等方面的效果十分明显,而无氧运动可增加身体的瘦体组织重量,增强肌肉的力量,并能提高运动相关性体能水平和身体的素质。

有氧运动

有氧运动是大肌肉群持续的运动,能平缓地提高心率,并增进肌肉的耐力。体内的碳水化合物、脂肪和蛋白质是有氧运动的燃料。长时间进行快步走、骑自行车、慢跑、越野滑雪等有氧运动会消耗大量的能量。只要每次有氧锻炼持续的时间足够长,就能为心血管系统提供超负荷的刺激,从而提高心肺的耐力。任何一种有氧运动都能改善心肺功能。

运动营养学的研究表明,像走路这种大多数人每天都可以进行的运动,也能减少体内脂肪、增加血液中高密度脂蛋白胆固醇(有益胆固醇)的水平,并能明显地改善心肺功能。

中等强度的有氧运动对于大多数人来说都是适宜的。高冲击力运动如跑步、跳跃等需要腿部反复承受高强度的运动冲击力,因此不建议平常一直以静止生活方式生活的人以及超重和肥胖的人进行高冲击力的有氧运动,因为这样的运动往往容易造成运动损伤。

在进行任何类型的有氧运动过程中,身体燃烧的脂肪来自全身。运动过程所涉及的肌肉周围沉积的脂肪消耗速度并不会比其他部位的脂肪消耗更快。因此,针对身体肥胖部位的运动动作并不会使该部位的脂肪消失更快。也就是说,仰卧起坐不可能只是使腹部的脂肪消耗。

对于超重的人来说,承重有氧运动如步行、慢跑和越野滑雪等要比非承重运动如自行车和游泳等消耗更多的能量。然而研究发现,肥胖女性无论是步行还是骑自行车,其体重和脂肪的减少量却是相差无几的。就减脂来说,游泳和其他水上运动可能不是最好的运动项目,但这些运动改善心肺功能的程度与其他有氧运动项目相同。

无氧运动

无氧运动的运动强度更大,最大摄氧量大于70%,因此不可能像有氧运动那样长时间进行。高强度的短距离骑行、跑步、爬楼梯等均属于无氧运动,举重和其他形式的抗阻力训练等也都是无氧运动。

运动营养学的研究发现,无氧运动时体内能量代谢的特征是随着无氧运动强度的增加,体内脂肪的燃烧反而减少。当达到最大运动量时,碳水化合物成为唯一可以用于产生能量的营养物质。这也就是说,无氧运动并不是减脂的首选。

虽然减脂首选的锻炼项目为有氧运动,但是无氧运动仍然具有一定的减脂效果。研究表明,高强度无氧运动比中等强度有氧运动能产生更大的运动后过量耗氧效应。也就是说,在进行无氧运动之后,身体内会出现明显的脂肪氧化燃烧。

高强度无氧运动消耗的能量更多,提高体能水平的速度也比低强度运动更快。抗阻力训练还能够增加瘦体组织如肌肉的数量。研究还表明,抗阻力训练在减少体脂方面不如有氧运动有效,但是抗阻力训练可以预防腹部内脏脂肪的增加。

最大摄氧量达到70%时即属高强度运动。虽然这种强度的运动能大大增加能量的消耗,但是大多数人却无法承受,即使是健康的年轻人也很难接受高强度的运动。对于减肥的人来说,不一定非要进行高强度的运动,因为高强度运动容易产生运动损伤。

目前,运动科学提出了两种能将有氧运动和无氧活动的优点很好地结合起来的运动方法,即间歇训练和循环训练。大多数人都可以适应这两种锻炼方法。研究表明,间歇训练和循环训练运动方法在减肥和提高体能水平方面特别有效。

六

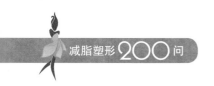

有氧运动和无氧运动的结合

高强度间歇训练（HIIT）

间歇训练是一种短时间高强度的无氧运动与长时间中等强度有氧运动交替进行的运动方法。例如，运动计划是每天走路3 km，步速为每小时5 km，可以每5分钟尝试一次15秒的快速急走。又比如健身计划是在踏步器上进行30分钟中等强度的有氧锻炼，其中可以做两次30秒更大强度的踏步。为了避免受伤，平时久不锻炼、年龄较大以及体重较重的人应避免高冲击力的高强度间歇训练，例如跑步。

在很多年前，许多竞技运动员就已经采用该方法训练了，因为他们希望在有限的时间内完成更多的训练量。这一运动方法也同样适用于体能水平较低的人，如长年不进行锻炼的超重和肥胖的人。在进行中、低强度的有氧运动时，增加短时间的爆发力无氧运动，可以在相同运动时间内消耗更多的能量。显然，任何有氧运动过程中间隔插入高强度无氧运动都必须与个人的体能水平相适应。

循环重量训练

循环重量训练不仅可增加肌肉力量和耐力，而且能提高心肺功能。在两次运动中进行不超过30秒的间歇重量训练，这种方法不仅可增强力量和耐力，还可提高最大摄氧量。例如，一个锻炼周期包含10个抗重力器械运动，如蹲压、腿弯举训练、腿部伸展、仰卧推举、坐姿划船训练、肩部推举、下拉训练、三头肌按压、二头肌卷曲和腹部紧缩等。每个单项进行60秒，然后再做循环周期计划的下一个单项60秒，直到把整个周期计划的项目做完，进入下一个循环。在25分钟的训练时间里，参与者进行了大量的运动训练。这种方式组合多种不同形式的运动，能促进脂肪氧化燃烧（有氧运动部分）并增加体内瘦体组织数量（无氧运动部分）。

62 如何确定运动的强度？

医学指南认为，每天进行30分钟中等强度的运动可以增进健康，但是中等强度究竟是怎样判断的呢？运动过程中又如何知道中等强度转变成了高强度呢？

评价运动强度最常见的三个指标是心率、代谢当量和自感用力度等。各种运动都可以根据这些指标对其运动强度进行分类，表6-3列举了以心率储备（heart rate reserve，HRR）来评价运动强度。

表6-3　持续60分钟耐力运动的运动强度分类

强　　度	相对运动强度	
	HRR（%）	最大心率（%）
极　轻	< 20	< 35
轻　度	20 ～ 39	35 ～ 54
中　度	40 ～ 59	55 ～ 69
重　度	60 ～ 84	70 ～ 89
很　重	≥ 85	≥ 90
最　大	100	100

资料来源：Borg.G.A.V.（1982）.Psychophysical bases of perceived exertion.Medicine and Science in Sports and Exercise, 14, 377–381.

根据心率储备确定运动强度

评估运动强度大小的最佳指标是耗氧量，其数值随着运动量的增加而上升。耗氧量达到最高值时即最大摄氧量（VO_2max）。然而，只能在实验室里才能测定VO_2max，因此该指标并不适合日常运动强度的判定。心率随运动强度增加而变化的模式与耗氧量的变化相类似，因此一般用心率取代最大摄氧量来评估运动的强度。

心率储备（HRR）是最大心率与静息心率之间的差值，其中最大心率可以由公式计算得到近似值，静息心率可以测量脉搏而得到。可以把心率储备看成是想要通过运动努力达到的指标。可以计算心率储备百分比来确定适合自己的运动强度。

(63) 如何计算心率储备？

使用心率储备这个概念时，需要测量运动时的心率，按下述方法进行计算

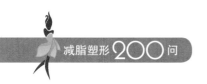

(表6-4)。表6-5为计算运动心率范围示例。

表 6-4　心率储备计算方法

估计最大心率公式	A：非肥胖者的最大心率=220 – 年龄 B：肥胖者的最大心率=200 –（0.5×年龄）
确定心率储备（HRR）	HRR=最大心率 – 静息心率
确定理想的运动强度	在表6-3中查找，中等强度运动需要达到HRR的40%～59%。 HRR的40%为下限，HRR的59%为上限
确定运动心率	将第3步中得到的心率范围加上静息心率，即得到理想运动强度时的运动心率

表 6-5　计算运动心率范围示例

李娜，42岁，女性，其静息心率为每分钟82次，体重指数为30 kg/m²。她已有多年静坐式生活习惯，现在希望从低强度开始运动锻炼	
最大心率	=200 –（0.5×年龄） =200 – 21=179次/分
HRR	=最大心率 – 静息心率 =179 – 82=97次/分
低强度范围	=20%～39%HRR（参见表6-3） =0.20×97～0.39×97 =19.7（下限）～37.83（上限）
运动心率	=低强度范围+静息心率 =（19+82）～（38+82） =101～120次/分
应用方法	运动过程中监测脉搏次数，超过每分钟120次时需要降低强度，每分钟不足101次时需要提高强度

　　当用心率作为运动强度的指标时，在锻炼期间，需要戴上心率监测仪，或学会在运动期间定时测定脉搏。锻炼之前，可测量一次10秒钟的脉搏次数，再乘以6得到每分钟心率。在其后的运动过程中，要监测运动强度只需暂停10秒以测定脉搏次数即可。

使用心率指标的注意事项如下。

❖ 测定心率并不是评估运动强度的一个完美指标。

❖ 对于40岁以上的成年人来说,计算最大心率公式的准确性会下降。

❖ 40岁以上的成年人可试用尚未被广泛采用的修正公式,即最大心率=208-
（0.7×年龄）。

❖ 对正在服用降低心率药物如 β 受体阻滞剂的患者,不能使用心率作为评估
运动强度的指标。

❖ 吸烟可使运动时心率增加的反应减弱,因此对吸烟者使用心率来提示运动
强度,会掩盖其运动超负荷的程度,显著增加运动中心脏病发作和死亡的风
险。对吸烟者应劝其戒烟或降低运动强度。

(64) 如何根据代谢当量确定运动强度?

代谢当量（metabolic equivalent, MET）是另一种表示体力活动强度的方法。
1 MET 大约等于一个人的静息代谢率,即每千克体重每分钟消耗3.5 ml氧气,或
每千克体重每小时消耗1 kcal的能量（1 kcal/kg体重/h）。

表 6-6　根据代谢当量计算运动能量消耗

体重70 kg,进行了一次3 MET强度的运动,持续时间30分钟

☆ 此次运动的强度是每小时每千克体重消耗3 kcal的能量
☆ 共消耗3 kcal/kg体重/h×70 kg×0.5 h=105 kcal的能量

虽然代谢当量的概念对于非专业人士来说可能很难理解,但体育活动可以
根据其代谢当量来进行分类,就能很方便地根据代谢当量来选择适合自己的运
动强度。表6-7列出了几十项活动的代谢当量,其运动强度可分为三类：轻度运
动（<3 MET）,中度运动（3 ~ 5.9 MET）、剧烈运动（≥6 MET）等,更详细的项目
参见附录B。

减肥运动计划应根据代谢当量的分级来制订。从表6-7中可看出随着人们
年龄的增长以及健康状况的下降,对应于中等强度的代谢当量也逐渐减小。例
如,在25岁时中等强度运动的代谢当量为4.8 ~ 7.1,而在75岁时,中等运动强

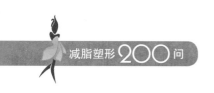

度的代谢当量仅为3.2～4.7。这也就是说，一位75岁的健康老人可以继续做其20多岁时能做的运动，但运动强度需要相应降低。而一位75岁健康状况不良的老人，就应选择低强度的运动。

表6-7 不同年龄健康成年人的运动强度（代谢当量，MET）

强　度	青　年 （20～39岁）	中　年 （40～64岁）	老　年 （65～79岁）	高　龄 （80岁以上）
极　轻	< 2.4	< 2.0	< 1.6	≤ 1.0
轻　度	2.4～4.7	2.0～3.9	1.6～3.1	1.1～1.9
中　度	4.8～7.1	4.0～5.9	3.2～4.7	2.0～2.9
重　度	7.2～10.1	6.0～8.4	4.8～6.7	3.0～4.25
很　重	≥ 10.2	≥ 8.5	≥ 6.8	≥ 4.25
最　大	12.0	10.0	8.0	5.0

注：1. 代谢当量（MET）为男性的近似平均值。女性的平均值比男性大约低1～2 MET。
　　2. 资料来源：Borg.G.A.V.（1982）.Psychophysical bases of perceived exertion.Medicine and Science in Sports and Exercise, 14, 377–381.

由代谢当量值可以很容易知道一次锻炼能消耗多少能量。例如，体重为70 kg的人每天做30分钟的伸展运动，根据表6-8可知，伸展运动是代谢当量约为2.5 MET的中等强度运动，能量消耗大约是每千克体重每小时2.5 kcal。因此，对体重70 kg的人来说，做30分钟的伸展运动所消耗的能量为2.5×70×0.5=87 kcal。

表6-8 常见活动的代谢当量（MET）

活动强度	MET	活　动　内　容
低强度 体力活动	代谢当量<3 MET的活动	
	0.9	睡觉
	1.0	静坐、听音乐、听课、趁车
	1.2	安静地站立，如排队等候
	1.3	静坐读书或读报

活动强度	MET	活 动 内 容
低强度 体力活动	1.5	任何坐着进行的工作,如缝纫、记笔记、开会、打牌、进食等
	2.0	开车、洗澡、穿衣、缓慢散步（＜1.6 km/h）
	2.5	做家务、烹饪、洗碗、走路（3.2 km/h）、伸展运动、瑜伽
中等强度 体力活动	为3～5.9 MET的活动	
	3.0	重家务、轻度至中等强度的举重
	3.3	走路（4.8 km/h）
	3.5	轻度至中等程度的在家锻炼
	4.0	骑自行车（＜10.6 km/h）、打乒乓球
	5.0	低冲击力有氧操
高强度 体力活动	≥6 MET的活动	
	6.0	高强度举重、打双人网球、休闲性游泳
	6.0	重体力劳动、走路上坡（5.6 km/h）
	7.0	慢跑
	8.0	打单人网球、自由泳
	10.0	中等强度跳绳

资料来源：Ainsworth, B.E., Haskell, W.L., Whitt, M.C., Irwin, M.L., Swartz, A.M., Strath, S.J., et al. (2000). Compendium of physical activities: An update of activity codes and MET intensities. Medicine and Science in Sports and Exercise, 32(9 Suppl), S498–S516.

65 增进健康和心肺功能所需要的运动量是多少?

无论锻炼的目的是提高体能和增进健康还是减肥,能否达到目的与运动持续时间直接相关。将运动强度和运动持续时间相结合就是运动生理学家所讲的运动量。长时间低强度运动的运动量与持续时间较短的高强度运动的运动量大致相同。

研究表明,提高体能所需要的运动量要比改善健康所需要的运动量大得多。许多权威的医学机构建议,如果要达到增进健康的目的,每周至少需要进行

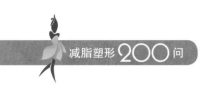

5天、每天30分钟的中等强度有氧运动。例如,以每小时4.8 km的速度走路就是一种中等强度的运动(大约为3.3 MET)。一个体重70 kg的人采用这个速度行走半小时大约能消耗116 kcal能量。

平时一直不锻炼的人体能水平较低。在开始进行锻炼时,如果锻炼的目的是要提高心肺功能及体能水平,那么所需要的起始运动强度应为40% ~ 50%心率储备,并持续进行20 ~ 60分钟的锻炼,每周至少要进行3次。

体能水平较高的人则需要进行更高强度的运动才能进一步改善心肺功能。大量的研究表明,每周额外消耗2 000 kcal左右的能量能最大限度地预防由心血管疾病而导致的过早死亡。

单次锻炼必须要持续20 ~ 60分钟吗?

其实,并非必须进行连续的锻炼才有锻炼的效果。美国运动医学会建议,数个持续10分钟的分段运动与一次连续的运动同样有效。研究发现,间隔数小时进行的3 ~ 4次、每次10分钟的走路锻炼与一次连续走路30 ~ 40分钟,在改善最大摄氧量和血压以及所消耗的能量方面是相同的。这一研究结论对于那些很难坚持连续运动的人来说是个好消息,这样可以很容易将一天的运动量切割成几小部分来分段实现。

66 建议的有氧运动方案是什么?

表6-9 有氧运动锻炼计划指南

项 目	目 的	
	增强心肺功能	维持生理性体能水平和体重
运动类型	☆ 大肌肉锻炼:低冲击力有氧操、骑自行车、跳绳、四轮滑冰、慢跑、走路、游泳、越野滑雪、划船、爬楼梯、徒步旅行等	☆ 大肌肉锻炼:低冲击力有氧操、骑自行车、跳绳、四轮滑冰、慢跑、走路、游泳、越野滑雪、划船、爬楼梯、徒步旅行、水上有氧运动等
运动强度	☆ 体能水平低的人:40% ~ 59% HRR;5 ~ 6 MET ☆ 体能水平高的人:60% ~ 84%HRR;>6 MET	☆ 体能水平低的人:20% ~ 39% HRR;3 ~ 4 MET ☆ 体能水平高的人:40% ~ 59% HRR;5 MET

项　目	目　的	
	增强心肺功能	维持生理性体能水平和体重
锻炼频次及每次锻炼持续时间	☆ 每次锻炼持续的时间：20～40分钟，可以连续进行，也可以分段进行，每段10分钟 ☆ 锻炼的频次：每周3次，可以锻炼时间长、低强度，也可以锻炼时间短、高强度	☆ 30分钟中等强度运动，最好每周7天，每天都锻炼。每次锻炼可以持续进行，也可以间歇进行
运动量	☆ 每天250～300 kcal	☆ 每天200 kcal
热身活动	☆ 锻炼开始时进行5分钟低强度的活动	☆ 锻炼开始时进行5～10分钟低强度的活动
放松活动	☆ 锻炼结束后保持站立，持续进行低强度的活动5分钟，或者行走	☆ 锻炼结束后保持站立，持续进行低强度的活动5～10分钟，或者行走

六

67 增强肌肉力量和耐力所需要的运动量是多少？

增强肌肉力量和耐力是通过多次重复的肌肉抗阻力动作形成对肌肉的超负荷刺激而达到的。抗阻力是指肌肉提起或举起重物。重复练习是指多次反复提起或举起重物。虽然肌肉的力量和耐力都可以通过重量训练而获得，但是研究表明，较大的抗阻力、较少的重复次数可以增强肌肉力量，而较少的抗阻力、较多的重复次数可以增强肌肉的耐力。美国运动医学会建议成年人安全、有效地提高肌肉力量和耐力的抗阻力训练方法如下。

❖　主要肌肉群练习8～10组。

❖　每组重复8～12次。

❖　练习以中等速度进行，即完成每次重复动作大约6秒。

❖　每周训练2～3次，应隔天进行。

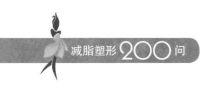

68 建议的肌肉力量和耐力锻炼方案是什么?

表6-10 肌肉力量和耐力锻炼的计划指南

项目	目 标	
	增强肌肉力量	维持生理性体能水平和体重
运动类型	● **器械力量训练** ☆ 仰卧推举(胸部、肩部、上肢) ☆ 肩部推举(肩部、上肢) ☆ 下拉训练或坐姿划船训练(胸部、背部、肩部、上肢) ☆ 仰卧举腿(臀部、大腿前侧与后侧) ☆ 大腿伸展训练(大腿前侧) ☆ 腿弯举训练(大腿后侧) ☆ 背部伸展训练(背部)	
运动量	☆ 每个动作重复8～12次(通过尝试错误选择阻力重量,从低重量起始),每周2次	☆ 每个动作重复10～15次(通过尝试错误选择阻力重量,从低重量起始),每周2次
热身活动	☆ 伸展或低强度推举,以增加肌肉的血液循环	☆ 伸展或低强度推举,以增加肌肉的血液循环
放松活动	☆ 推举时呼气	☆ 推举时呼气。年龄大或虚弱者注意阻力重量

心脏病患者、身体虚弱者以及60岁以上的人应减小阻力,即减轻重量,增加重复次数至10～15次。最终,开始选择的初始重量将很容易被举起来,然后可以逐渐增加重量。

注意:每周抗阻力训练不应超过3次,也不应连续几天持续进行训练。否则,不仅对健康无益,反而会增加受伤的风险。

对于初锻炼的人来说,举重器械比自由重物如哑铃等要更加安全。此外,还可以通过弹力带或利用抬手或抬脚等来进行轻度的抗阻力锻炼。

69 减轻体重和维持所减轻的体重所需要的运动量是多少?

在美国运动医学会的《成年人减肥和防止体重反弹体力活动干预策略》中,对运动持续时间提出如下建议。

❖ 若要体重出现下降,至少需要达到每周150分钟的运动量。

❖ 要达到中等程度的体重下降(每周1.8 ～ 3.15 kg),每周的运动量需要达到 150 ～ 250分钟。

❖ 若要体重每周下降超过4.5 kg,则每周的运动量需要225 ～ 420分钟。

当然,减肥所需要的运动量还取决于食物的总摄入量。当能量摄入不过量时,那么一周能消耗2 000 kcal左右的运动量通常会比更低运动量的人能减掉更多的脂肪。这可以通过每天一小时3.3 MET级别(4.8 km/h)的走路实现;或者也可选择每周5天、每天一小时进行健美操锻炼(5 MET);或选择每周3次、每次1小时进行中等速度的游泳锻炼(约7 MET),见表6-11。如果这60分钟的运动锻炼分为每次10分钟的分组锻炼,也能成功减肥。

表 6-11　减肥所需要的运动量及运动方案举例

☆ 当能量摄入不过量时,即能量负平衡的前提下,通过有氧锻炼一周消耗2 000 kcal左右,可以十分有效地减掉更多的体脂肪
☆ 可以设计多种方案来达到每周2 000 kcal的消耗

方案1	方案2	方案3
☆ 类型:健步走 ☆ 频次:每周7天 ☆ 持续时间:每次1小时 ☆ 强度:3.3 MET(4.8 km/h)	☆ 类型:有氧操 ☆ 频次:每周5天 ☆ 持续时间:每次1小时 ☆ 强度:5.0 MET	☆ 类型:游泳 ☆ 频次:每周3天 ☆ 持续时间:每次1小时 ☆ 强度:7.0 MET,中等速度

要维持已减轻的体重,则需要消耗更多的能量。根据体重设定值理论,每个人要想维持低于设定值调控的体重都会遇到该机制的强烈抵抗。因此,如果要维持所减轻的体重低于生物学设定体重的时候,需要消耗的能量则更多。一项研究发现,男性要将所减轻的12 kg体重维持3年时间,每周至少需要锻炼3次,总共消耗1 500 kcal。超重的女性要将所减轻的10%体重维持一年,每周要锻炼275分钟,消耗约1 500 kcal。另一项研究发现,女性如果要维持所减轻的体重,需要每天进行80分钟中等强度的运动或每天进行35分钟的剧烈运动。

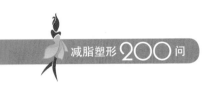

70 如何制订适合自己的减肥锻炼计划？

大量的研究表明，减轻体重并长期保持住所减轻体重的科学方法就是进行经常性体力活动的同时摄入平衡膳食。锻炼可以消耗能量、减少体内的脂肪，还可以减低与肥胖相关疾病的患病风险。无论体重是增长还是减轻，经常性锻炼都能增进健康。

那么需要多大的锻炼量呢？平时体力活动少的人在开始进行中等强度的锻炼之后，所获得的健康益处最大。这里所说的"经常性"是指锻炼的频次较多，如每周5次以上，这样可以使锻炼成为生活中的一个习惯。能够使锻炼一直坚持下去成为生活习惯，并达到减轻体重的目的，最为关键的因素是选择自己喜欢的锻炼项目。

研究表明，有氧锻炼项目和肌肉力量锻炼项目都能够达到减轻体重的目的，但是中等强度的有氧锻炼减脂效率最高。最好这两种类型的锻炼都做。如果刚刚开始进行减肥锻炼，最好多做一些有氧锻炼。一段时间之后，可以逐渐加入抗阻力锻炼。同时进行这两种类型的锻炼可以使体重减轻的效果更好，提高整体健康水平和体能水平的效果也更好。

准备开始锻炼

❖ 如果有必要，在开始进行锻炼之前，应该向专业人员咨询能否进行一定强度的锻炼以及是否要调整药物剂量等问题。

❖ 遵医嘱服药。

❖ 体重变化与否取决于能量的摄入与能量的消耗之间的关系，只有能量负平衡时体重才会下降。只通过锻炼消耗能量而不控制饮食中的能量摄入是达不到体重减轻效果的。

❖ 减轻体重的目标要现实。建议每周的体重减轻不要超过0.5～1 kg。

❖ 选择能够成为自己日常生活习惯的锻炼项目，如走路、遛狗等。

❖ 选择合适的鞋或运动装备。

有氧运动项目

美国运动医学会于2013年提出的减轻体重运动指南如下。

❖ 体重减轻目标：3 ～ 6 个月内体重至少减轻 5% ～ 10%。

❖ 饮食和锻炼同时做出改变。

❖ 将目前每天的能量摄入量减少 10% ～ 20%。

❖ 逐渐增加体力活动。每周至少进行 150 分钟中等强度的有氧运动可以达到维持整体健康的目的。

❖ 每周至少进行 300 分钟中等强度的有氧运动可以达到减轻体重的目的。

　　使体重减轻的关键是增加每天的锻炼量。一段路程，无论是快走还是慢走，所消耗的能量是相同的。快走意味着每分钟消耗的能量多但耗时短，所消耗的能量与慢节奏走相同距离所消耗的能量相同。因此，每天应尽最大的努力增加距离，从而增加锻炼量。

　　在制订减肥锻炼计划时，应根据锻炼的四个要素来设计适合自己的安全、有效的锻炼计划（表 6-12）。

表 6-12　减肥有氧锻炼计划制订原则

频　次	☆ 医学上认为 "活跃的、积极的生活方式" 是指每周进行体力活动的天数至少为 3 ～ 4 天 ☆ 在制订减肥锻炼计划时，应考虑每周进行锻炼的天数至少为 5 天以上
强　度	☆ 应进行中等强度的锻炼 ☆ 可以用 "讲话试验" 来判断运动的强度。例如，在进行中等强度的健步走时，心跳和呼吸频率都会有一定程度的增高，但是仍然可以一边走路一边讲话。如果再加快脚步，呼吸会加速，就难以讲话了，此时的运动就属于高强度运动了
锻炼持续时间	☆ 每天应进行 30 ～ 60 分钟的锻炼 ☆ 可以一次连续进行，也可以分成至少 10 分钟一次的多个片段进行
类　型	☆ 应选择有大肌肉群参与的有节奏的有氧运动，如健步走、骑自行车和游泳等 ☆ 选择喜欢的运动项目可以使自己乐在其中，很容易经常进行，从而使锻炼变成健康生活方式中的一个良好习惯

有氧锻炼时的注意事项

❖ 如果平时从不进行锻炼，那么从每次锻炼 10 ～ 15 分钟开始。在 2 ～ 4 周的

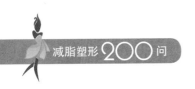

时间里每天增加5分钟。

❖ 刚开始就进行高强度锻炼未必就有好的效果,因为难以保证每次锻炼有足够的持续时间。也就是说短时间的高强度锻炼所消耗的总能量很少,起不到减轻体重的效果。此外,高强度锻炼出现运动损伤的可能性很大。

❖ 超重和肥胖的人进行锻炼对关节是个挑战。应选择运动损伤可能性最小的运动项目。游泳和其他水上运动项目是较好的选择,高温、高湿天气时也能进行。

❖ 在进行锻炼之前、期间以及锻炼之后应补充充足的水分,但是补水不能过量,过量补水可使体重增加,额外的重量会使身体在运动过程中更容易出现体温过热的情况。

抗阻力锻炼项目

在减肥过程中,当体重出现下降时,所减轻的体重中,既有脂肪的重量,也有肌肉丢失的重量。运动医学的研究表明,中等强度的抗阻力锻炼有助于增加或维持肌肉的数量。抗阻力锻炼还能提高肌肉的体能水平,增进健康。

在减肥时,也应根据锻炼的四个要素来制订减肥锻炼计划中的抗阻力锻炼计划(表6-13)。

表 6-13　减肥抗阻力锻炼计划制订原则

频　次	☆ 应每周至少有2天进行抗阻力锻炼 ☆ 抗阻力锻炼不能连续进行,中间至少应间隔1天,使肌肉得到充分的休息、恢复
强　度	☆ 进行中等强度的抗阻力锻炼 ☆ 如果能够举起某一重量10～15次,即为中等强度 ☆ 如果能够举起某一重量8～10次,即为高强度 ☆ 记住:你不是要成为举重运动员 ☆ 你的锻炼目标是增强肌肉的力量和耐力,在减肥过程中维持肌肉量不丢失 ☆ 肌肉力量和耐力的提高有助于轻松地进行日常的体力活动
锻炼持续时间	☆ 取决于锻炼量
类　型	☆ 以锻炼所有的大肌肉群为目标 ☆ 可以使用任意重物或器械,这两种方法的锻炼效果没有任何差别

（续表）

类　型	☆ 不是健身房的会员？没有问题。完全可以在家、办公室或公园中利用各种重量的重物、弹力带等进行抗阻力锻炼，甚至可以利用自身的体重作为阻力，如俯卧撑

抗阻力锻炼时的注意事项

❖ 感到力竭时，不要勉强自己继续，力竭说明最后几次举重动作的强度已经接近最大强度了。此外，力竭时继续会使血压大幅度升高。

❖ 举重时不能憋气。憋气可导致血压大幅波动，增加运动猝死或心率异常的风险。

在制订减肥锻炼计划时，总的原则是获得最大的锻炼效果，同时将运动对健康风险的影响减低到最低程度。此外，目标应该实际一点，所设计的锻炼计划应该是安全的、有效的，而且自己非常享受锻炼的过程。

71 重度肥胖的人能进行运动锻炼吗？

大多数体重指数（BMI）高达30的人都可以安全而舒适地进行体力活动，包括锻炼。体重指数在40及以上的人若要进行锻炼则困难重重，甚至每天增加一点体力活动都是一种挑战。BMI值在30～40之间的人体力活动和锻炼的能力则有很大的个体差异。

严重肥胖的人进行锻炼存在以下两个问题。

❖ 自身体重及运动冲击力对关节的影响。严重肥胖的人只能在医生明确告知后才能进行运动，而且一定要慢慢地开始实施运动计划。最初的运动计划可能就是在房间或走道里来回走走，或者每天上两次楼，然后逐渐增加一些走路的距离。最后，才可能会考虑制订一个冲击力非常低的正式锻炼计划，如水上有氧运动或在游泳池里行走。水可以减少重量对关节的压力，是过度超重之人理想的锻炼环境。

❖ 体重减轻的效果不佳。这是因为严重肥胖的人锻炼时，虽然移动身体需要

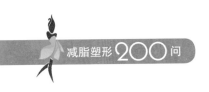

消耗较多的能量,但不能持久进行锻炼。因此总的能量消耗量较少,不足以实现每日总能量的负平衡。

此外,运动医学专家认为,锻炼减肥对脂肪细胞肥大型肥胖,即脂肪细胞数量正常但体积大的肥胖更有效,对脂肪细胞增生型肥胖,即脂肪细胞数量过多的人的减重效果较差。很不幸,严重肥胖的人多属于后者。研究证实,重度肥胖的人,尤其是在生命早期就出现肥胖的人,更容易出现脂肪细胞的增殖。不过严重肥胖者仍然应该运动,因为即使是没有明显的体重下降,但运动对体内代谢的改善也是有益的。

72 运动猝死的风险有多大?

运动是有利有弊的。一方面,有些人在进行剧烈运动时死亡。另一方面,运动又对健康有益,如在运动期间心脏骤停的风险较低。此外,运动方法不正确或过于用力都会导致肌肉和骨骼的损伤,有时甚至严重到需要进行治疗。然而,包括美国心脏病学会和美国运动医学会在内的医学机构和很多的健身组织都认为,锻炼的好处远远大于其风险。但是仍然有必要了解这些运动的风险。

运动性猝死

运动性猝死是指因为过量的运动而导致的死亡,一般是在运动中或运动后即刻出现症状,6小时内发生的非创伤性死亡。

研究表明,40岁以下的人在运动中死亡通常是患有未被发现的先天性心脏病,而40岁以上的人在运动中死亡通常是患有冠状动脉疾病。

现有的关于运动中死亡率的数据表明,运动猝死的风险其实是很低的。一般人群心脏病发病率为每37.5 ～ 88.8万人运动小时中有1人死亡,这要比运动时心脏猝死率高出7倍。在有医学指导的心脏康复计划中,病死率也非常低。

运动中心脏病发作的危险因素

下列因素似乎与运动中致命或非致命性心脏病明显有关。

- 运动强度：高强度运动（＞6MET）使确诊或未确诊的心血管疾病患者发生心血管事件的风险增加。

- 平时一直为久坐不动的生活方式：平时久坐不动的人在剧烈活动时心脏病发作的概率是经常运动之人的50倍。大多数因心脏病死亡的人运动频率低于每周一天。

- 患有心血管疾病：被诊断为心血管疾病的人运动猝死的风险增加。在心血管病患者中，慢跑与心脏骤停发生率高度相关。

- 心血管疾病危险因素：高血压、高血脂、糖尿病、吸烟、肥胖和早期心血管疾病家族史等都可能会增加运动中心脏病发作或死亡的风险。

- 年龄：心血管疾病的发病率和危险因素都随着年龄的增长而增加，因此老年人运动相关性死亡的可能性更高。

- 环境因素：在炎热和寒冷的极端温度下，运动中因心脏病死亡的风险可能增加。

- 发病时间：心脏病发作或死于心脏病发作最常在清晨发生。

运动相关性心脏死亡的机制

运动可能导致高风险人群心脏病发作的原因有以下几种。

- 久坐不动的人出现体内血小板聚集情况比经常运动的人更为常见，促使动脉粥样硬化斑块和血栓的形成。

- 在运动时，受损的冠状动脉与健康的冠状动脉不同，并不是发生扩张，反而出现痉挛。这种痉挛不仅会使流向病损区域的血液和氧气减少，而且易使松动的动脉粥样斑块发生破裂。

- 脱落的斑块容易堵塞在更为狭窄的脉管内。

- 当收缩压上升时，斑块也会破裂，这是运动过程中的自然现象。

- 在发病前患有未被发现的结构性病变，如冠状动脉狭窄或缺失、主动脉无力或肥厚型心肌病等，会在剧烈的活动过程中表现出来。

哪些人在运动之前应进行运动风险评估？

运动中发生心脏病或中风的风险，甚至因心脏病发作而导致的死亡，都可通过提前筛查出高危人群而进行预防。然而，目前还没有一种筛查方法能够可

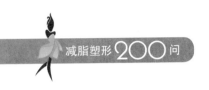

靠地识别出每一个有发病危险的人。

目前,运动风险评估主要是进行心肺运动试验,也称为压力试验。压力测试是在跑步机或自行车上运动的同时进行血压和心电活动的监测。最主要关注的是心率和收缩压对运动、运动能力的反应以及心电图结果。这些指标中有任何一项结果异常都表明存在运动风险。

哪些人应该接受运动试验?

表 6-14　应该接受运动试验的人群

美国运动医学会建议下述人群应进行运动测试:
☆ ≥45 岁的男性及 ≥55 岁的女性在开始进行剧烈运动(≥60%最大摄氧量)前
☆ 任何具有 2 项或更多心脏病危险因素的人:吸烟、高胆固醇血症、高血压、从不锻炼、肥胖和超重、糖尿病等
☆ 有心脏病症状或体征
☆ 诊断为心脏病、肺部疾病或代谢性疾病

美国心脏病学会推荐:
☆ 无症状者进行中等强度运动之前无需进行常规运动测试
☆ 有症状的患者或患有心血管疾病、糖尿病、其他活动性慢性疾病的人,在增加体力活动量或从事剧烈的体力活动之前应向医生咨询

资料来源: Haskell, W.L., Lee, I., Pate, R.R., Powell, K.E., Blair, S.N., Franklin, B.A., et al.　(2007). Physical activity and public health: Updated recommendation for adults from the American College of Sports Medicine and the American Heart Association. Circulation, 116(9), p.1089.

73　运动时还需要注意哪些事项?

运动性猝死是运动中罕见的并发症,而更常见的是肌肉骨骼损伤和脱水。

肌肉骨骼损伤

任何年龄的人在过度运动后都可能出现肌肉骨骼损伤。最常见的运动损伤是肌肉拉伤,即肌肉组织内因微小撕裂而导致体液渗漏、发炎,引起疼痛。

肌肉拉伤既可由耐力运动如单次长时间、高强度的步行,骑车或游泳等引起,也可由抗阻力运动引起,如举重的重量太重、重复次数太多且动作方式不正确等。平时一直不太运动的人在开始进行较大的运动量时,出现肌肉酸痛是不可避免的。但是,这种肌肉酸痛不应持续超过 1 周,或变得越来越严重。很多刚

开始进行锻炼减肥的人信心满满,盲目大量运动,甚至出现肌肉疼痛时会以"没有痛苦,就没有收获"来激励自己。然而这并不正确,甚至可能有危险。

导致肌肉骨骼损伤的两个常见因素:

❖ 运动强度过高。

❖ 运动量过大。

平时一直久坐或很少锻炼的人应慢慢改变生活方式,以减少肌肉的疼痛和防止肌肉损伤的出现。曾经有过肌肉损伤的人必须特别注意不要进行过度运动。

预防运动损伤的热身运动

正式的锻炼计划中,应该在运动前和运动后都分配时间进行热身和放松。

运动前热身可使肌肉温度上升,增加肌肉柔韧性,防止肌肉拉伤。热身还可以使更多的血液流向心肌,防止收缩压过度升高,降低心律失常和心脏病发作的可能性。

运动后的放松活动可减缓血液流向运动中的肌肉,将乳酸等代谢产物从肌肉中排出,并防止血液聚集到腿部。如果突然停止运动并站立不动,大脑缺乏足够的血液会导致头晕甚至昏厥。运动后在肌肉还处于温热状态时进行肌肉伸展运动,能进一步增强柔韧性,并减少受伤的机会。

年龄较大且久坐不动的人和有心血管疾病的患者做热身活动的时间需要长一些,至少应做10分钟的低强度活动。在进行了一段时间的运动之后,体能水平得到一定程度的提高,通常5分钟的热身活动就足可以让血液流入肌肉。在热身活动结束时,每分钟心率应该比目标心率范围低大约20次。

运动后的放松活动时间应该与运动前的热身活动时间相同,可以简单地选择低强度的运动或者步行。

充足补水

在高温、潮湿的天气,补充充足的水分是必不可少的,可以防止出现热休克。肥胖、糖尿病或患有心血管疾病的人更容易受到极端温度的影响。运动强度越高,对充分补水的需求就越大。由于口渴的感觉并不是一个提示补水的良

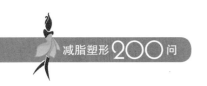

好指标,因此应在运动期间和运动后进行定时喝水。

竞技运动员可使用碳水化合物含量不超过8%的运动饮料来增强肌肉的耐力。普通的减肥者进行中等强度的有氧锻炼可以直接用白开水或茶水补充锻炼中所丢失的水分。运动型饮料对于减肥或保持体重的人来说会增加其能量的摄入。

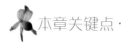 本章关键点 ·······································

❖ 锻炼可以增加能量的消耗,形成能量负平衡,导致体重下降。
❖ 中等强度的有氧锻炼消耗体内储存脂肪的效率要比高强度无氧锻炼更高。
❖ 在进行一次中等强度的有氧运动之后的17小时内,身体持续燃烧脂肪。
❖ 高强度的无氧锻炼比中等强度的有氧锻炼会消耗更多的能量。
❖ 在减肥过程中不应仅仅关注体重的变化,而是要关注体成分的改变,在减少体脂比例的同时,应维持甚至增加肌肉组织的量。
❖ 无论何种方式减肥,体重减轻都有一定程度的肌肉丢失。运动可以维持或增加肌肉量。
❖ 只锻炼不控制饮食不能获得体重减轻的结果。
❖ 锻炼减腹部脂肪比减臀部脂肪更容易。
❖ 体内脂肪细胞数量多的人对锻炼减肥不敏感。
❖ 以运动方式减肥在体重减轻后能够保持较高的肌肉组织比例,因而更容易保持住所减轻的体重,使体重不易反弹。
❖ 运动减肥时,应将有氧运动和抗阻力运动结合起来。
❖ 高风险人群运动前应向医生咨询。
❖ 有心血管疾病或危险因素的患者可以通过适当的运动风险评估、运动前热身活动和运动后放松活动、充足补水以及控制锻炼的强度等措施来减少运动的危险。
❖ 运动是保持健康的重要因素,大多数人都可以安全地进行低到中等强度的锻炼。

七 食物中产能营养素对减肥有何影响?

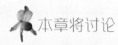 本章将讨论 ···

❖ 健康饮食的构成是怎样的?

❖ 为什么需要膳食碳水化合物?

❖ 糖会导致肥胖吗?

❖ 减肥饮食应如何摄入碳水化合物?

❖ 糖替代品对健康和体重管理有影响吗?

❖ 什么是脂肪酸?

❖ 能吃胆固醇吗?

❖ 反式脂肪酸是如何影响健康的?

❖ 膳食脂肪会导致肥胖吗?

❖ 蛋白质有哪些生理功能?

❖ 减肥饮食应如何调整膳食蛋白质的摄入?

74 健康饮食的构成要素有哪些?

对大多数人来说,选购食物、准备和烹饪以及考虑与食物相关的任何事情都是生活中一种美妙的享受。食物可以满足生理需求,并丰富社会和文化的内涵。然而,食物的确影响着健康,也就是说,我们日常的饮食有健康饮食和不健康饮食的分别。

饮食中的产能营养素是指碳水化合物、脂肪和蛋白质,不仅为身体提供能量,还有多种生理功能。美国医学研究所食品和营养委员会、美国心脏病学会、

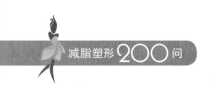

美国癌症协会、美国糖尿病学会以及中国营养学会等权威医疗机构推荐的成年人健康饮食都包括以下要素。

❖ 45% ～ 65%的能量由碳水化合物提供。

❖ 20% ～ 35%的能量由脂肪提供,其中饱和脂肪供能不超过7%。

❖ 每天胆固醇摄入量不超过300 mg。

❖ 10% ～ 35%的能量由蛋白质提供。

❖ 每天摄入25 ～ 38 g的膳食纤维。

但是,营养调查结果表明,大多数人都没有遵照这些膳食建议。

75 为什么膳食的主要部分应该是碳水化合物?

营养学指南认为,每天饮食中大部分的能量应该由碳水化合物提供。碳水化合物可分为单糖、双糖和多糖三类。单糖是由最简单的碳水化合物,包括葡萄糖、果糖和半乳糖。双糖由两分子单糖结合而构成,包括蔗糖、乳糖和麦芽糖。多糖则是由很多单糖重复链接形成的复杂碳水化合物,包括淀粉、膳食纤维和糖原。除了膳食纤维外,其他碳水化合物每克在体内均能提供4 kcal的能量。

饮食中的绝大部分碳水化合物是双糖和多糖。食物中单糖的含量很少,只有蜂蜜和添加了果糖类甜味剂的食品中单糖含量很高。单糖中的葡萄糖最具营养,因为其是所有双糖和多糖的结构单元。血糖即葡萄糖,几乎是所有细胞都需要的能量来源,是脑内细胞唯一的能量来源。

膳食碳水化合物是身体最主要的能量来源

进食含有碳水化合物的食物后,血糖水平会逐渐上升,胰岛素从胰腺的 β 细胞释放出来,刺激体内组织细胞的胰岛素受体做出反应,允许葡萄糖进入细胞。如果体内胰岛素缺乏或胰岛素受体功能受损,那么血液中葡萄糖的清除和细胞对葡萄糖的利用都会受到严重损害。

体内不需要立即使用的葡萄糖被转变为糖原形式储存在肝脏和肌肉细胞中。肝脏可以储存100 g左右的糖原,而骨骼肌中可储存300 ～ 400 g。每克糖原含有大约3 g的水。在机体把葡萄糖转变为糖原储存起来的过程中,大约会损失5%的能量。由于每克碳水化合物在体内能产生4 kcal的能量,因此,500 g葡萄糖其实相当于1 900 kcal的储存糖原。

在进行无氧锻炼活动中,体内的脂肪无法进行足够迅速的氧化燃烧以满足能量需求,储存的碳水化合物就变得非常重要了。但是,营养学的研究表明,摄入过量的碳水化合物可转变为脂肪堆积在腹部。

进餐两小时后,血糖水平即开始下降。胰腺的 α 细胞会释放胰高血糖素,刺激储存在肝脏的糖原从肝细胞释放到血液,以维持正常的血糖水平。血糖水平下降会使食欲增加。很少有人的糖原储存量能超过一天的需要量。

膳食纤维有助于减少能量摄入

膳食纤维是无法被消化的碳水化合物和木质素,是构成植物细胞壁的成分,与水果、蔬菜和全谷物中可消化的碳水化合物结合在一起。膳食纤维可分为可溶性和不可溶性两种:

❖ 可溶性纤维能够溶于水,燕麦麸和豆荚类食物中富含这种膳食纤维,与降低血液胆固醇水平有关。

❖ 不溶性纤维不能溶于水,麦麸、水果和蔬菜等主要含有这种纤维,与降低肠憩室病、痔疮、结肠癌等患病风险有关。

由于膳食纤维不易被消化,对健康具有重要的作用,但却不含热量,因此对于制订低能量的减肥饮食特别有帮助。膳食纤维对健康的影响参见表7-1。

膳食纤维的推荐摄入量是14 g/1 000 kcal,或成年女性每日25 g、成年男性每日38 g,这个数量比大多数人实际的平均摄入量要高很多。2岁以上的儿童也应摄入与其年龄相应的膳食纤维,计算方法为在年龄基础上加5 g/d。

除了对健康的有益作用外,膳食纤维还对减肥有重要的帮助作用。

❖ 由于高纤维食物会增加体积而不增加食物中的能量,因此其会在不增加能量消耗的情况下产生饱腹感。

❖ 高纤维食物需要更多的咀嚼,因此其代谢速度比高度加工的食物要慢,其从胃部排空的速度也很缓慢,这可增进饱腹感,延缓饥饿的发生。大多数研究发现,随着纤维摄入的增加,饥饿感减少,饱腹感增加,可在4个月后使能量

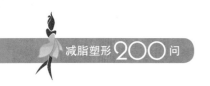

摄入减少10%，体重减少2 kg。

表 7-1　膳食纤维对健康的作用

预防疾病	膳食纤维可发挥的健康作用
心血管疾病	☆ 减低总胆固醇水平 ☆ 减低低密度脂蛋白胆固醇水平 ☆ 减低血压
2型糖尿病	☆ 促进血糖调控 ☆ 减低餐后胰岛素分泌
癌　症	☆ 减低结肠癌发病风险 ☆ 可能对其他肿瘤有尚未确定的影响
胃肠道疾病	☆ 减低肠憩室病的发病风险 ☆ 可能可以辅助治疗肠憩室病和过敏性大肠综合征
肥　胖	☆ 能通过减少饥饿感和增加饱腹感来促进体重减轻

76 糖会危害健康、导致肥胖吗？

人类喜欢糖的甜味，这是食品工业早就充分注意到的事实。无论是单糖还是双糖，都被列为糖，与我们吃的许多食物中其他营养物质紧密存在于一起，如水果和牛奶。"添加糖"是指在食品加工过程中额外添加的糖分，常存在于营养价值较低的食品中。添加糖种类有蔗糖、果糖、乳糖、麦芽糖、葡萄糖（右旋糖）、糖浆、蜂蜜、糖蜜、浓缩果汁等。目前加工食品中最常见的添加糖是蔗糖和高果糖玉米糖浆。

蔗糖

蔗糖是一种常见的甜味剂，经常被抨击可导致肥胖和糖尿病。研究人员认为蔗糖与肥胖存在关联，因为在人群中常可观察到肥胖率与蔗糖消费量同时增长的现象。当进食过量时，无论吃的是面条、鸡肉还是果冻等，都可能导致肥胖。但是，由于甜食通常都体积小、便于携带，但常常含糖高的食品中脂肪含量也高，因此很容易过量摄入含糖的食品，这也就意味着额外摄入了大量的能量。

蔗糖与糖尿病之间的关系与血糖升高对胰岛素分泌的影响有关。摄入过量的糖会导致胰腺 β 细胞大量分泌胰岛素。其实，摄入任何碳水化合物都能增加血糖水平、刺激胰岛素分泌。对糖尿病或者糖尿病前期的患者而言，碳水化合物的数量在决定胰岛素反应和血糖控制方面，比碳水化合物种类的影响更加重要。糖尿病患者的血糖控制并不需要刻意避免进食蔗糖，但应适量食用。

果糖

果糖是广泛使用的高果糖玉米糖浆的成分之一。高果糖玉米糖浆来自天然食物玉米，但经过高度的加工提炼，大大提升了果糖的浓度，然后再与纯玉米糖浆进行混合。含糖饮料几乎全部使用了高果糖玉米糖浆。

高果糖玉米糖浆的化学结构类似于蔗糖。科学研究已经证实，高果糖玉米糖浆与多种严重的健康问题如高血压、高血脂和 2 型糖尿病等有关。

动物实验表明，果糖可增加体内脂肪的储存。无论是儿童还是成年人，摄入大量含糖饮料的人更容易出现体重增长和肥胖。相反，超重的人如果减少含糖饮料的摄入，则会出现体重下降。

七

过量摄入的果糖可被迅速转变为脂肪

为什么高果糖玉米糖浆会危害健康呢？有研究认为蔗糖中的果糖能提高血尿酸水平，从而增加患心血管疾病的风险。果糖还促进血脂升高，并增加脂肪在体内的储存。

过量摄入的果糖要比葡萄糖在体内更容易被转变为甘油三酯而储存起来，这是因为果糖的代谢与葡萄糖不同。葡萄糖的分解是由磷酸果糖激酶进行调控的。葡萄糖被分解后可以产生含有 3 个碳的化学物。这种含有 3 个碳的化学物既可以继续代谢而产生能量，也可以被转变为甘油三酯。在大量摄入碳水化合物的情况下，血液中的葡萄糖就被转变为甘油三酯的形式合成脂肪。但是限速酶磷酸果糖激酶可以阻止葡萄糖分解的发生。果糖的代谢途径虽然与葡萄糖相同，但果糖分解是在磷酸果糖激酶调控点的"下游"，因此，果糖的分解并不受磷酸果糖激酶的紧密调控，导致果糖的代谢速度非常快。其结果是，过量摄入的果糖被迅速转变为甘油三酯而储存起来。

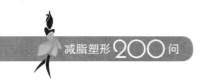

糖的推荐摄入量

与淀粉一样,每克糖可提供4 kcal能量。如果只考虑能量,吃全麦面包还是糖并不重要,因为每克重量产生的能量是一样的。然而,相同能量的添加糖几乎没有任何其他的营养价值。

目前的膳食指南建议"应选择和烹饪几乎不含添加糖和能量甜味剂的食物和饮料"(表7-2)。虽然糖推荐摄入量目前尚未得到统一,但是许多医学机构提出了糖摄入量的具体指南。

❖ 美国医学研究所建议添加糖摄入量最多不超过总能量的25%。

❖ 世界卫生组织建议从添加糖和食品、乳制品中提供的能量不超过总能量的10%。

❖ 美国心脏病学会建议添加糖摄入量不超过总能量的5%(女性少于100 kcal,男性少于150 kcal)。

例如一个人每天摄入1 800 kcal的能量,如果把添加糖摄入量限制在总能量的10%,即每天可进食180 kcal(即45 g)的添加糖。事实上,在日常生活中,这是非常难以做到的。

表7-2 碳水化合物总结

分 类	☆ 单糖(葡萄糖、果糖、半乳糖);双糖(蔗糖、乳糖、麦芽糖);多糖(糖原、淀粉、纤维)
产能比	☆ 4 kcal/g
生理功能	☆ 提供能量;维持正常的血糖水平;帮助维持正常的胃肠功能(膳食纤维);降低血脂(膳食纤维)
食物来源	☆ 蔬菜和水果;面包、麦片和谷物;牛奶及乳制品;豆类和坚果;糖果和甜味剂
膳食纤维的食物来源	☆ 麦麸、燕麦、燕麦麦麸、大麦、水果和蔬菜、豆类、种子类
推荐摄入量	☆ 摄入总能量的45%～65% ☆ 添加糖:推荐量范围较广,为摄入总能量的5%～25% ☆ 膳食纤维:每天25～38 g(成年人)

77 减肥饮食如何调整膳食碳水化合物的摄入量?

高碳水化合物饮食与减肥

碳水化合物对体重管理有许多显著的优点。以植物性食物为主的低脂肪饮食已被证明能够促进减肥。碳水化合物类食物生热效应更高,因此,进食高碳水化合物膳食后,代谢速度比高脂肪膳食更快一些。除了果糖外,多余的碳水化合物会立即被储存为糖原,而不会转化成脂肪储存下来。碳水化合物使人更容易产生饱腹感,有助于防止暴饮暴食。

然而,碳水化合物对体重增长并不是完全"无罪"的。当摄入大量碳水化合物后,身体就不需要消耗脂肪或释放储存脂肪的能量,因此摄入过量的碳水化合物会使体内的脂肪很难消耗,甚至间接地可增加脂肪的储存。因此,避免进食过量的碳水化合物是关键。

高碳水化合物饮食与慢性病的防治

碳水化合物除了在体重管理中的作用外,还可以降低慢性病的患病风险。全谷物(小麦、燕麦、大麦、小米、黑麦和小麦片等)对预防心血管疾病尤其有效。与精加工的糖和淀粉不同,全谷类食物富含膳食纤维和维生素E。谷物在精制加工过程中会失去一些维生素和矿物质,如锌、镁、维生素B_6和铬等。此外,全谷类食物还含有植物化学物、膳食纤维和其他有益于调控血糖、胰岛素和血脂的物质。

高碳水化合物饮食是指碳水化合物供能超过总能量的55%。研究表明,这种饮食会使血浆甘油三酯水平增加,从而增加心血管疾病的患病风险。建议已经有高甘油三酯血症的人应限制碳水化合物的摄入,尤其是果糖,以避免心血管疾病的患病风险进一步增高。

糖尿病饮食

控制膳食中的碳水化合物摄入量一直是糖尿病饮食的基石。其原因是某些类型的膳食碳水化合物能迅速升高血糖水平,促发胰岛素反应。因此,营养学上用升糖指数来描述食物升高血糖的程度。升糖指数是根据食物中所含

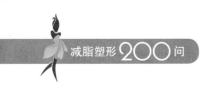

有的碳水化合物升高血糖的程度不同来划分食物类别的测量系统。一般将白面包的升血糖指数定为100,其他食物与白面包相比较而得出各自的升血糖指数。

精制淀粉类食物一般升糖指数都比较高,而燕麦、水果、无淀粉的蔬菜升糖指数则较低。一些粗制淀粉也有很高的升糖指数,如生胡萝卜为71。有些甜食的血糖指数较低,这是因为其中含有蛋白质和脂肪,如冰淇淋为51。

食物的升糖效应还取决于烹饪方式、蛋白质和脂肪含量、消化率以及同时进食的其他食物等。例如,胡萝卜煮熟后,升糖指数就下降到39。此外,同一种食物也可能在不同的时间里对血糖水平产生不同的影响。

采用低升糖指数饮食的2型糖尿病患者往往比那些未采用的患者血脂水平更低,血糖控制也更好。

糖尿病患者应该从饮食中去除高升糖指数食物吗? 不一定。营养学研究表明,碳水化合物的含量比碳水化合物的类型对血糖控制有更大的影响。只要总碳水化合物的摄入量未超过允许摄入量,是可以享受适量的糖、淀粉和甜味剂的。

现在已经没有"糖尿病饮食"的说法了。大多数2型糖尿病患者在不遵循特殊要求饮食的情况下都可以保持良好的血糖控制。事实上,糖尿病饮食指南中,对脂肪、碳水化合物和蛋白质的供能比的建议与非糖尿病患者的饮食是相同的。2型糖尿病患者的膳食指南见表7-3。

表7-3 2型糖尿病患者的膳食指南

☆ 称量碳水化合物食物重量或采用碳水化合物交换份法来计划每日碳水化合物的摄入量
☆ 保证膳食纤维摄入量:成人每天25 ~ 38 g
☆ 限制饱和脂肪摄入量:不超过总能量的7%
☆ 限制胆固醇摄入量每天不超过200 mg
☆ 每周进食2份鱼(170 ~ 200 g)
☆ 摄入推荐量的蛋白质:占总能量的10% ~ 35%,尤其重视植物蛋白质的摄入
☆ 适量饮酒:女性每天≤1杯;男性每天≤2杯

有关糖尿病的饮食计划制订方法以及碳水化合物计数法等知识可参见作者出版的下列书籍。

❖ 谢良民.糖尿病饮食营养管理手册［M］.上海：上海科学技术文献出版社，2017.

❖ 谢良民.糖尿病饮食营养治疗：碳水化合物交换法［M］.上海：上海科学技术文献出版社，2009.

❖ 谢良民.糖尿病饮食控制新方法：碳水化合物计数法指南［M］.上海：同济大学出版社，2003.

美国糖尿病协会建议，对2型糖尿病患者应强调维持正常的血糖、血脂和血压，而体重管理则是糖尿病和糖尿病前期治疗的重要措施。糖尿病患者除了增加体力活动之外，少量多餐、选择健康的食物、减少饱和脂肪的摄入是重要的营养措施。通过饮食改变使体重减轻5%～10%可以显著改善糖化血红蛋白水平。

(78) 甜味剂对健康和减肥有影响吗？

甜味剂又称非营养性甜味剂、糖替代品，不产生能量或仅含有很少的能量。正因为如此，甜味剂对于想满足吃甜食的欲望，同时又需要限制糖摄入的人很有用。

常见的甜味剂

美国食品和药品管理局批准的甜味剂是阿斯巴甜、安赛蜜和纽特糖，均为糖醇或多元醇化合物。

糖醇类包括山梨醇、甘露醇、木糖醇、麦芽糖醇等，吸收率很低，因此热价低于4 kcal/g，仅为1.5～3 kcal/g。它们不像蔗糖那样甜，常用在无糖糖果、口香糖、冰淇淋和烘焙食品中。

安赛蜜的甜度是蔗糖的200倍。阿斯巴甜的甜度是蔗糖的160～220倍，有70%都用在软饮料中。阿斯巴甜由氨基酸苯丙氨酸衍生而来，不能被苯丙酮尿症（PKU）患者代谢。

纽特糖比蔗糖甜7 000～13 000倍，因此在食品和饮料中的使用量可比其

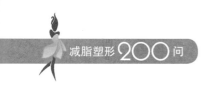

他甜味剂要少很多。纽特糖由苯丙氨酸和天冬氨酸两个氨基酸衍生而成。与阿斯巴甜不同,纽特糖并不释放苯丙氨酸,对苯丙酮尿症患者风险小。

甜味剂对健康的影响

研究只发现糖醇会给人体带来一些直接的健康益处,有助于降低龋齿风险,血糖反应比蔗糖低,因此对糖尿病患者有益。然而,当摄入过量(每天超过50 g的山梨糖醇或20 g甘露醇)可能会导致腹泻,因为糖醇无法被消化吸收。

甜味剂在减肥饮食中有一定的作用。当用甜味剂代替蔗糖时,有些人每天的能量摄入减少了5% ～ 15%。有营养学家认为,使用甜味剂既能增加食欲,又能满足人们对甜食和饮料的偏好,这可能会导致摄入更多的能量。不过,目前并没有足够的证据支持这种论断。

(79) 为什么减肥需要特别关注膳食脂肪?

脂肪除了提供能量外,还具有几个十分重要的功能,如有助于保持体温、维持细胞膜结构和功能完整、在体内产生多种身体必需的组成成分,还能为身体提供震动缓冲和保护作用。

脂类包括甘油三酯、磷脂、胆固醇等。甘油三酯包括脂肪和油脂,占饮食中脂类的95%。在室温下,脂肪呈固体,油脂呈液体。甘油三酯是由1个分子的甘油与3个分子的脂肪酸结合而成。正是这些不同的脂肪酸造成了饮食中各种脂肪和油脂生理功能的不同。

脂肪酸

脂肪酸是由不同长度和饱和度的碳链与氢组成的有机酸,按其化学组成有几种不同的分类方法。

❖ 按碳链长度分类:可以分为短链脂肪酸、中链脂肪酸和长链脂肪酸。短链脂肪酸的碳原子少于6个,中链脂肪酸有6 ～ 12个碳原子,而长链脂肪酸有12个以上的碳原子。大多数甘油三酯是由含18个碳的长链脂肪酸所组成。

❖ 按脂肪酸碳链的饱和程度分类:可以分为饱和脂肪酸和不饱和脂肪酸,饱和脂肪酸的碳链上没有双键。动物性食物中的脂肪主要都是饱和脂肪酸，饱和脂肪酸与肥胖、心血管疾病及某些癌症有关。当碳链上有双键时，就称为不饱和脂肪酸。碳链上有一个双键即单不饱和脂肪酸，是橄榄油和菜籽油的主要成分。碳链上有两个或两个以上的双键即多不饱和脂肪酸，见于大多数植物油中。不饱和脂肪酸对健康有许多益处，本章后面将对此进行讨论。

❖ 按碳链上双键的位置分类：可以分为 ω-6 多不饱和脂肪酸和 ω-3 多不饱和脂肪酸。多不饱和脂肪酸的第一个双键位于碳链甲基端的第六个碳原子，即 ω-6 脂肪酸。亚油酸就是 ω-6 脂肪酸，是一种必需脂肪酸，必须从饮食中获得，亚麻酸是 ω-3 必需脂肪酸。ω-3 脂肪酸是第一个双键位于碳链甲基端的第三个碳原子的多不饱和脂肪酸。ω-6 和 ω-3 脂肪酸参与体内血脂、凝血功能和血压的调节。

饮食中的脂肪和油脂含有不同比例的饱和脂肪酸和不饱和脂肪酸。例如，橄榄油大约含有14%的饱和脂肪酸、78%的单不饱和脂肪酸和8%的多不饱和脂肪酸。

胆固醇建议摄入量是多少？

胆固醇属于固醇类，是一种具有多环结构的脂类。胆固醇只存在于动物性食物中，肉类、蛋黄和乳制品等是其良好的食物来源。人体内大多数细胞都可以合成胆固醇。当从饮食中摄入大量的胆固醇时，体内合成胆固醇的数量就会减少，不过这还不足以阻止胆固醇在体内过量的堆积，其结果往往是心血管疾病患病风险增高。

这并不意味着胆固醇是罪魁祸首。相反，胆固醇在体内具有许多重要的生理功能。胆固醇是细胞膜的组成部分，也是合成胆汁、性激素、肾上腺激素和维生素D的必要成分。

为了降低心血管疾病的患病风险，目前膳食指南建议膳食胆固醇摄入量每天不超过300 mg，心血管疾病或2型糖尿病患者及高风险人群的膳食胆固醇推荐摄入量则应低于每天200 mg。

动物性食物是胆固醇的唯一来源，因此，进食大量的植物性食物有助于控制胆固醇的摄入。植物性食物中的膳食纤维可以在肠道形成一种凝胶，与胆汁

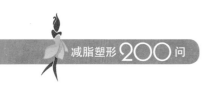

中的胆固醇相结合,阻断胆固醇的肠肝循环,从而降低血液中的胆固醇水平。

脂蛋白

人体组织中含水量很高,所以食物中的甘油三酯和胆固醇必须通过水溶性载体才能在人体中运输。脂蛋白就是这样的载体,外有蛋白质层,内为脂质核心,是在血液中运输脂质的理想载体。

体内有四种形式的脂蛋白,但对健康的作用完全不同。

❖ 乳糜微粒。这种巨大的脂蛋白把饮食中的甘油三酯和胆固醇从肠道运输到肝脏和其他组织中。

❖ 极低密度脂蛋白(very low density lipoprotein,VLD-L)。VLD-L把肝脏中合成的胆固醇和甘油三酯运输到细胞内。随着VLD-L逐渐释放出甘油三酯,逐渐变成为富含胆固醇的低密度脂蛋白。

❖ 低密度脂蛋白(LDL)。又被称为"有害胆固醇"。因为这些LDL的颗粒足够小,能随着血流被带到受损的动脉内壁内,被氧化后就会形成动脉粥样硬化斑块。低密度脂蛋白可通过与特异性的肝脏受体相结合而离开血流循环。体内LDL水平高与心血管疾病的风险升高有关。

❖ 高密度脂蛋白(HDL)。HDL可以把细胞内过多的胆固醇运送回肝脏,形成胆汁排到肠道,这与LDL的作用正好相反。正因为HDL的这种胆固醇逆向转运作用,所以又被称为"有益胆固醇"。

就预防心血管疾病的风险而言,饮食中饱和脂肪的含量比胆固醇更加重要。饮食中的饱和脂肪可使血脂水平增高,尤其是血甘油三酯水平和低密度脂蛋白胆固醇水平。饱和脂肪还能抑制肝细胞膜上低密度脂蛋白受体的合成,从而使血液中低密度脂蛋白的清除率减低。因此,膳食指南建议膳食饱和脂肪的摄入量不应超过总能量的7%。脂类情况总结见表7-4。

表7-4　脂类总结

分　类	☆ 甘油三酯	占膳食脂肪的95% 由1个分子甘油和3个分子脂肪酸组成 脂肪酸分类: 　■ 短链、中链、长链脂肪酸

分 类	■ 饱和脂肪酸(无双键)
	■ 单不饱和脂肪酸(只有一个双键)
	■ 多不饱和脂肪酸(不止一个双键)
	  ◆ ω−3多不饱和脂肪酸
	  ◆ ω−6多不饱和脂肪酸
	
	☆ 胆固醇
	☆ 磷脂

热价比	9 kcal/g
生理功能	☆ 提供能量 ☆ 作为体内能量储备 ☆ 帮助脂溶性维生素在体内的转送和吸收 ☆ 必需脂肪酸的食物来源 ☆ 包裹并保护内脏器官 ☆ 胆固醇可维持细胞膜结构和功能完整,并对合成维生素D、胆汁和激素有重要作用
食物来源	☆ 食用油、沙司、调味酱、黄油、畜肉类、禽肉类、鱼类、蛋类和坚果类、牛奶、奶酪、乳制品等
推荐的摄入量	☆ 总脂肪摄入量不超过总能量的35% ☆ 饱和脂肪摄入量不超过总能量的7% ☆ 反式脂肪摄入量不超过总能量的1% ☆ 胆固醇摄入量每天不超过300 mg(心血管疾病、2型糖尿病等高风险人群,胆固醇摄入量每天不超过200 mg)

80 什么是反式脂肪酸?

不饱和脂肪酸中的双键有顺式和反式构型之分。大多数天然形成的脂肪酸都具有顺式构型,具有反式构型的不饱和脂肪酸称为反式脂肪酸。虽然在某些动物性食物中天然存在着一些反式脂肪酸,但对健康影响最大的还是在食品生产过程中以"氢化"加工方式人工合成的反式脂肪酸。

在氢化过程中,一些顺式不饱和脂肪酸被转化为反式脂肪酸,使脂肪变得更为凝固,食品性状也因此更为稳定。许多植物油都进行了部分氢化,以延长保质期,例如人造黄油、酥油、饼干、快餐食品和烘烤食品等。反式脂肪酸会使罹患

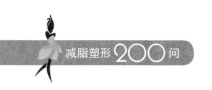

心脏病的风险增加。为了预防心血管疾病,谨慎的做法是不仅要减少膳食胆固醇和饱和脂肪的摄入,而且还要限制反式脂肪酸的摄入。

81 高脂肪饮食促进体内脂肪储存吗?

由于体内碳水化合物的储存量有限,人们每天摄入的碳水化合物几乎全部被氧化代谢,而身体对脂肪的储存几乎是无限制的。毫无疑问,过量摄入脂肪会使体内的脂肪堆积,导致体重增加及肥胖症的发生。因此,减肥饮食首要的措施就是减低饮食中脂肪的摄入量。研究表明,在通过锻炼增加能量消耗的同时减少膳食脂肪的摄入量,身体细胞更倾向于燃烧体内的储存脂肪。

体内生理代谢机制使身体对高脂肪饮食的反应就是促进体内的脂肪储存。大量的研究证明了饮食中脂肪含量与人群肥胖率之间的相关关系。

高脂肪饮食导致肥胖的原因如下。

❖ 产能营养素中,脂肪的能量密度最高,每克脂肪就能提供9 kcal的能量。当吃下相同重量的食物时,高脂肪膳食提供的能量比高碳水化合物膳食的能量要高出两倍多。

❖ 脂肪滋味肥美,很容易进食过多高脂肪、高能量的食物。科学家将这种倾向称为被动性过度摄食。

❖ 脂肪通过消化道的速度非常缓慢,所以饱腹感信号需要更长时间才能被传达到大脑。

❖ 脂肪的氧化分解与脂肪的摄入量并不成比例。也就是说,膳食脂肪的摄入量多时,不用于产生能量或其他细胞功能的脂肪都直接被运送到脂肪细胞储存起来。脂肪细胞几乎全部由甘油三酯组成。当脂肪摄入量超过身体能量的需求时,脂肪细胞的数量和(或)体积会增加。

❖ 脂蛋白脂肪酶是一种储存脂肪的酶。当脂肪摄入量增加时,脂蛋白脂肪酶就会被激活。

❖ 身体将从食物中摄入的碳水化合物转化为脂肪储存起来的过程会消耗较多的能量,但是身体很容易将从饮食中摄入的脂肪储存起来,而且能量损失很小。

请记住：所有过量摄入的脂肪都会直接变成脂肪储存在体内！

82 低脂肪饮食能减肥吗？

研究表明，低脂肪饮食与减肥的关系是确定的。当饮食中脂肪含量降低到20%～25%时，无论是否同时减少了总能量的摄入，体重都会减轻。研究甚至发现，用碳水化合物代替饮食中的脂肪可以允许摄入更多的能量，但仍然可以使体重减轻。减少膳食脂肪的摄入量是一个十分有效的减肥策略。

研究也表明，当总能量摄入减少时，不必一定要采用低脂肪饮食来减肥。这一研究结论来自对许多采用低能量饮食的人进行的研究，无论膳食中脂肪含量占总能量的10%、20%、30%还是40%，都出现了体重下降的情况。

高脂肪比例的低能量饮食最主要的问题是如何保持其长期的依从性，而不是这种饮食是否会促进体重卜降。因为既要减少总能量的摄入，又要保持足够脂肪的摄入量，只能吃很少量的食物，很难坚持下来。

人们更倾向于采用低脂肪饮食而非低能量饮食。据报道，低脂肪饮食仍然允许每天摄入 20 g 的脂肪，这种饮食比低能量饮食更容易接受。有报道认为，极低脂肪饮食可引起显著的体重减轻，依从性也比较高。对低脂肪饮食和低能量饮食进行大量对比研究发现，低脂肪饮食在六个月后减肥效果更为显著，这主要是因为对低脂肪饮食的依从性和接受程度更高。

83 低脂肪饮食与慢性疾病防治的关系是怎样的？

大多数专家认为，饮食中脂肪含量不超过总能量的35%、饱和脂肪含量低于7%、反式脂肪低于1%、胆固醇摄入量每日不超过 300 mg，具有预防心血管疾病的效果。如果采用低脂肪饮食的同时还能增加体力活动，那么还可以显著地降低血液中低密度脂蛋白胆固醇的水平。限制饮食中的脂肪摄入量还可以降低血压、预防结肠癌和乳腺癌的发生。研究表明，在预防慢性疾病的效果上，脂肪的类型可能比脂肪的总量效果更为显著。

低脂饮食可能带来的潜在负面影响是降低血液中高密度脂蛋白胆固醇水平。请记住：高密度脂蛋白胆固醇含量越高越好！当血液中高密度脂蛋白胆固

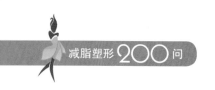

醇水平超过 35 mg/dl 时，就能够有效地预防心血管疾病的发生。

那么选择低脂肪饮食的人可能会问："如果我的血液中高密度脂蛋白胆固醇水平下降，为什么还要减少脂肪的摄入呢？"这是因为：

❖ 采用低脂肪饮食后，高密度脂蛋白胆固醇水平下降，可能仅仅是一种生理上的适应性反应，反映出体内需要运输的脂肪量减少了。

❖ 高水平的高密度脂蛋白胆固醇只是保护心血管疾病的众多因素之一。研究分析，农村地区的人身体瘦削、活动量大，饮食中脂肪含量也较低，血液中的高密度脂蛋白胆固醇水平不高，但心血管疾病的发病率仍然很低。

❖ 进食低脂肪、低胆固醇和低动物性蛋白类食物导致的体内高密度脂蛋白胆固醇水平降低，与进食高脂肪饮食而出现高密度脂蛋白胆固醇水平的下降相比，两种情况对健康的影响是不同的。

也就是说，考虑到低脂肪饮食对健康有更多的好处，高密度脂蛋白胆固醇水平下降并不足以作为排除低脂肪饮食的不利因素。此外，进行日常的体育锻炼可以部分抵消高密度脂蛋白胆固醇水平的下降（详见第五章）。

84 膳食脂肪的类型与慢性病的危险性有关吗？

研究表明，脂肪类型对健康的影响可能比脂肪的含量更重要。希腊人和格陵兰岛的因纽特人饮食中的脂肪含量比典型的西方饮食脂肪量要大得多，然而，他们的心血管疾病患病率却很低，其原因就在于两种饮食中占主导地位的脂肪类型不同。

在所有类型脂肪中，反式脂肪酸使血胆固醇升高的作用最强，其次是饱和脂肪酸。反式脂肪和饱和脂肪都会使低密度脂蛋白胆固醇水平升高、高密度脂蛋白胆固醇水平降低。反式脂肪酸还能使血甘油三酯水平升高、减小低密度脂蛋白颗粒的体积、促进炎症反应，甚至与心脏病猝死有关。

多不饱和脂肪酸不像饱和脂肪酸那样容易引起心血管疾病。ω-3 多不饱和脂肪酸存在于鱼类的脂肪中，能降低血脂、防止血小板聚集和血栓形成。格陵兰岛的因纽特人每天吃大量的海鲜食品，能每天从中获取 30 ～ 40 g 的鱼油,因此心脏病和中风的发病率很低。即使每周吃一次鱼也能预防心血管疾病。

科学家发现并非所有的鱼对健康的作用都相同。例如,富含脂肪的鱼如鲑鱼、鲭鱼、沙丁鱼、鲱鱼等深海冷水鱼类,对乳腺癌和前列腺癌的保护作用就比脂肪含量少的鱼类效果要更明显,这主要是因为高脂肪鱼类体内含更多的二十碳五烯酸(eicosapentaenoic acid, EPA)和二十二碳六烯酸(docosahexaenoic acid, DHA)。

研究表明,进食鱼类可降低结直肠癌的风险,而进食含有其他动物脂肪的食物则会升高其风险。

单不饱和脂肪酸使高密度脂蛋白胆固醇水平升高的效果甚至比多不饱和脂肪酸还要大,同时还能降低低密度脂蛋白胆固醇水平。此外,单不饱和脂肪酸还可以阻止低密度脂蛋白胆固醇的氧化反应,从而降低低密度脂蛋白胆固醇引起动脉粥样硬化斑块的可能性。

橄榄油和茶油是两种常见的含有大量单不饱和脂肪酸的植物油。希腊人每天脂肪的摄入量大约占总能量的40%,其中一半都来自橄榄油,这就是目前美国营养与饮食学会推崇的地中海饮食模式。这种饮食的特点除了脂肪的类型主要是单不饱和脂肪之外,还包括富含低升糖指数的食物、低动物性蛋白类食物和低饱和脂肪等。

地中海饮食的健康益处是减低心血管疾病和某些癌症的发病率。"美国国家胆固醇教育计划"(National cholesterol education program, NCEP)中的成年人治疗组III(ATP III)建议,当多不饱和脂肪的摄入量占总能量的10%时,单不饱和脂肪酸可高达20%。

对地中海饮食的研究表明,这种饮食不仅能减肥,还能降低血糖和胰岛素水平,减低血液中与心血管疾病有关的炎症标志物水平,甚至能降低心血管疾病、癌症和其他原因的病死率。这种饮食的依从率也要高于传统的低脂肪饮食。

单不饱和脂肪的常见食物来源如下。

❖ 橄榄油、茶油、花生油、葵花籽油等。

❖ 牛油果。

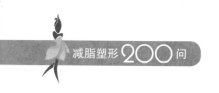

❖ 山核桃、杏仁、夏威夷果仁、腰果、开心果、榛子等。

❖ 动物性食物也提供一些单不饱和脂肪酸,包括猪肉、鸭肉、鸡肉、牛肉、鲑鱼、
鲱鱼、海鲈鱼等。

85 膳食脂肪的类型与减肥有怎样的关系?

对单不饱和脂肪丰富的饮食(橄榄油)与饱和脂肪丰富的饮食(动物脂肪)
的对比研究发现,在食用更多的橄榄油时,体重和体脂量都出现了减低。

大多数的膳食脂肪和体内储存的脂肪都是甘油三酯。肥胖的人体内氧化代
谢甘油三酯的效率更低,这也就意味着摄入的膳食脂肪很少被用来氧化燃烧产
生能量,而是直接被运送到脂肪细胞储存起来。

甘油三酯中的脂肪酸碳链长度为6~10个碳原子时,即短链甘油三酯和
中链甘油三酯(medium chain triglyceride,MCT),似乎比其他类型的脂肪具
有更高的热效应,并很少堆积在脂肪细胞内。在最近的一项研究中,超重和肥
胖的人接受营养咨询指导后,采用低能量饮食(女性每天1 500 kcal;男性每天
1 800 kcal),并且总能量的12%来自橄榄油或中链甘油三酯(MCT)。研究发
现,那些使用中链甘油三酯的人比使用橄榄油的人体脂量下降得更多,平均每
人减少了2 kg左右。

那么这是否意味着,如果把饮食中的饱和脂肪换成不饱和脂肪,或者把长
链甘油三酯换为中链甘油三酯,就能减肥了呢? 目前的研究证据还不足以支持
这个结论。但是可以肯定的研究结论是:不同类型的脂肪对肥胖的作用是不一
样的。饱和脂肪可能更容易被储存,而不饱和脂肪更容易被氧化代谢;长链脂
肪可能具有更低的热效应,而中链脂肪则可促进能量的消耗。

86 为什么蛋白质极其重要?

蛋白质是身体组织的构建者和维护者。蛋白质是由氨基酸构成的,包括必
需氨基酸和非必需氨基酸。常见的氨基酸有20种,其中的9种为必需氨基酸,不
能在体内合成或合成的数量不能满足身体的需要,必须通过食物获得。11种非
必需氨基酸既可以从食物获得,也可以在体内合成。蛋白质总结见表7-5。

表 7-5　蛋白质总结

蛋白质的组成	☆ 必需氨基酸：组氨酸、异亮氨酸、亮氨酸、赖氨酸、蛋氨酸、苯丙氨酸、苏氨酸、色氨酸、缬氨酸
	☆ 非必需氨基酸：丙氨酸、精氨酸*、天冬氨酸、谷氨酸、半胱氨酸*、天冬酰胺、谷氨酰胺、甘氨酸*、脯氨酸、丝氨酸、酪氨酸*
热价比	☆ 4 kcal/g
生理功能	☆ 促进生长发育、维护组织结构 ☆ 参与体内酶、激素、抗体及其他重要成分的合成 ☆ 维护体内液体及电解质平衡 ☆ 维护体内酸碱平衡 ☆ 提供能量
食物来源	☆ 畜肉类、禽类、鱼类、蛋类 ☆ 牛奶、奶酪、乳制品 ☆ 豆制品、坚果类 ☆ 面包、谷类食品、谷物类 ☆ 蔬菜
推荐的摄入量	☆ 总能量的10% ～ 35% ☆ 成年人：每天每千克体重摄入1.2 g ☆ 运动员：每天每千克体重摄入1.2 ～ 1.7 g ☆ 素食运动员：每天每千克体重摄入1.3 ～ 1.8 g

注：* 这些氨基酸有时也称为"条件非必需氨基酸"，当体内合成不足以满足机体需求时，则需从食物获得。

87 蛋白质有什么作用？

虽然蛋白质也像碳水化合物一样可以提供4 kcal/g的能量，但其主要功能是支持儿童、妊娠和哺乳期的生长发育、促进身体组织的生长愈合、构建肌肉等，并在整个生命期内维持体内各种组织的更新。体内激素、酶和神经化学物质的合成也需要氨基酸的参与。

如果食物中的碳水化合物和脂肪不能提供足够的能量，则蛋白质也将用作燃料为机体提供能量，结果是肌肉萎缩和体重下降。成年人若要维持健康，每日每千克体重至少需要摄入1.2 g的蛋白质，而婴儿、儿童和青少年的需要量则更高，为每千克体重1 ～ 2 g。

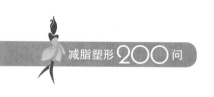

蛋白质摄入过量会出现两个潜在的健康问题。

❖ 首先,无法用于组织维护或其他生理功能的多余蛋白质必须被分解和处理。肾脏负责清除蛋白质降解后分离出来的氮,过多的氮会加重肾脏的负担。

❖ 其次,摄入过量的动物性蛋白质必然伴随着过量动物性脂肪和能量的摄入,这会导致心血管疾病和其他慢性疾病的患病风险增高。

由于这些原因,蛋白质摄入量一般不应超过总热量的35%或每千克体重1.6 g。动物性和植物性食物中都含有蛋白质,但是动物性蛋白质是所有必需氨基酸的优良来源,被称为完全蛋白质;而植物性蛋白质被称为不完全蛋白质,因为它们都缺少一种或多种必需氨基酸。

减肥饮食要调整蛋白质摄入量吗?

高蛋白饮食既不能使体重减轻的速度加快,也不能保持所减轻的体重。在减肥时,能量的摄入与消耗一定要形成负平衡才能使体重减轻。研究发现,在限制能量摄入一段时间后,身体会逐渐降低代谢率来适应低能量摄入,使得体重难以下降,即所谓的减肥平台期。因此,减肥饮食中应保持蛋白质的摄入至少达到总能量的15%,以预防或最大限度地减少上述情况的发生。

88 以植物性食物为主的饮食能预防慢性病吗?

摄入蛋白质的类型不同对健康的影响也不同。素食可以对体重和健康产生有益的影响。以植物性食物为主的饮食能增加膳食纤维的摄入量,降低饱和脂肪和胆固醇的摄入,并能够使水果、蔬菜和全谷类食物的摄入达到推荐的摄入量。水果、蔬菜和谷物等含有100多种维生素、矿物质及其他对健康有益的营养素和化学物。

由于植物性食物的脂肪含量较低,所含有的总能量也就较低。这种低脂肪、高纤维的饮食更有助于减肥。与此相反,动物性食物含有更多的饱和脂肪和胆固醇,会增加患心血管疾病和某些癌症的风险。研究表明,素食者的总体死亡率以及心血管疾病、糖尿病、高血压和结直肠癌等慢性疾病的发病率都较低,而且肥胖率也较低。

89 吃素食应注意些什么?

以植物性食物为主的饮食不一定就是素食。很多以植物性食物为主的人会食用肉类、鱼类,但数量很少。素食者是将所有动物性食物完全从饮食中排除;乳蛋素食者吃鸡蛋和乳制品,但不吃肉类、家禽或鱼等。若想选择以植物性食物为主的膳食,可先从削减肉、鱼、禽类的摄入量开始,逐步适应。

素食者必须要注意摄入足够的蛋白质、铁、钙、维生素D和维生素B_{12}等,表7-6总结了这些营养物质的良好食物来源。

表7-6 素食者的良好营养来源

营养素	植物性食物来源	动物性食物来源(蛋奶素食者)
蛋白质	豆腐、豆制品、坚果	蛋类、牛奶、酸奶、奶酪
铁	豆制品、面粉及其他; 谷物、叶类蔬菜如甜菜、菠菜(同时进食富含维生素C的食物可以促进其吸收)	—
钙	羽衣甘蓝、甘蓝、西兰花、豆腐等	乳制品
维生素D	强化谷物、日光浴可促进其合成	强化的乳制品、蛋类
维生素B_{12}	强化豆奶	乳制品、蛋类

大豆和杂豆类

素食中最具有营养价值的食物就是大豆类,从这类食物可以获取蛋白质和其他营养物质。豆类食物包括干豆、豌豆、斑豆、扁豆、大豆等,是蛋白质的良好来源,甚至可以替代肉类。虽然大豆和杂豆类缺乏维生素C、维生素A和维生素B_{12},但却是淀粉、膳食纤维、钙、铁和叶酸的极好食物来源。此外,豆类几乎不含有脂肪。

70 g左右的大多数杂豆类就能提供110 kcal的能量、8 g蛋白质、20 g碳水化合物、7 g膳食纤维、20 ~ 60 mg钙、1.8 ~ 2 mg铁以及130 mg叶酸。

大豆可以用来制作许多不同种类的食物,如豆腐和其他豆制品。研究表明,

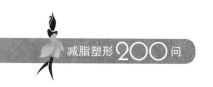

豆制品可降低血胆固醇水平、减少罹患心脏病的风险,而且还能降低癌症发病率。大豆制品对健康的益处主要来自其所含有的植物化学物,如异黄酮。许多研究人员认为,大豆蛋白和大豆异黄酮的组合具有预防癌症和心血管疾病的作用。大豆异黄酮对预防和治疗骨质疏松症有帮助。研究发现,大豆既能阻止骨吸收、减少骨质流失,又能促进骨重建,具有阻止骨密度因年龄增长而减低的作用。

对于大豆的健康担忧主要集中在其含有的异黄酮具有类雌激素作用。异黄酮是否具有促进雌激素相关性癌症的发生发展作用? 研究表明,每天摄入推荐量40 ~ 80 mg大豆异黄酮并不会增加癌症的患病风险。

鱼类

鱼是很好的优质蛋白质的食物来源。85 g大多数的鱼类即可提供14 ~ 24 g的蛋白质。鱼类含有的 ω-3多不饱和脂肪酸二十碳五烯酸(EPA)和二十二碳六烯酸(DHA)对改善血脂很有益处。DHA 对儿童的神经发育具有重要的作用,如提高认知能力和语言能力等。

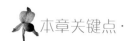 本章关键点 ···

❖ 健康饮食中,总能量的45% ~ 65%应由碳水化合物提供,10% ~ 35%来自蛋白质,脂肪的供能应不超过35%。

❖ 每天应摄入25 ~ 38 g的膳食纤维。

❖ 每天胆固醇摄入量不超过300 mg。

❖ 限制饱和脂肪的摄入。

❖ 碳水化合物为所有细胞提供能量,作为糖原少量储存于体内。

❖ 淀粉、全谷类、水果和蔬菜等都是碳水化合物的良好食物来源。

❖ 只要总能量的摄入不超量,即使是富含碳水化合物的饮食,或者食用添加糖,也可以促进体重减轻,并降低慢性病的风险。

❖ 脂类对满足能量需求和其他重要生理功能非常重要。食用过量会增加肥胖、心血管疾病和某些癌症的发病率。

❖ 低脂肪饮食(脂肪的摄入占总能量的20% ~ 25%)和富含单不饱和脂

肪饮食可能对心血管疾病提供更大的保护,并能阻止体重增加。

❖ 中链甘油三酯可能具有阻止体重增加和促进减重的作用。

❖ 蛋白质摄入应占总能量的15% ~ 35%。

❖ 蛋白质主要来源于植物性食物的饮食是有益于健康和减肥的。

❖ 植物性蛋白质含量高的食物中饱和脂肪含量比动物性食物更低,而膳食纤维含量更高。

❖ 鱼类是蛋白质的优质食物来源,并富含对健康有益的 ω-3 多不饱和脂肪酸。

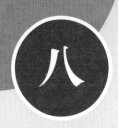

八 减肥如何摄取维生素、矿物质和水？

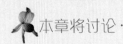本章将讨论 ···

维生素和矿物质统称为微量营养素,因为仅需少量就可以确保身体发挥最佳的生理功能。老年人、孕妇、吸烟者、严格素食者、酗酒者等可能无法获得或吸收足量的维生素和矿物质。采用低能量饮食减肥的人也存在摄入不足的问题。已有的研究证据表明,微量营养素不仅能预防营养缺乏性疾病,而且在预防超重和肥胖相关的心血管疾病、癌症等慢性疾病中也发挥着重要的作用。

食物中的脂溶性维生素A、维生素D、维生素E和维生素K会随着脂肪一起被机体吸收、运输和储存。与膳食脂类一样,脂溶性维生素在被消化后,随乳糜微粒进入血液,逐渐被细胞和需要它们的组织所吸收。脂溶性维生素具有维持骨骼健康、维护免疫功能平衡、调控凝血以及抗氧化等重要的生理功能。

90 维生素A和类胡萝卜素的功能有哪些?

膳食中存在两种形式的维生素A。

❖ 动物性食物中的视黄醇。视黄醇是维生素A的活性形式,其在体内不需转化就已具有维生素A的功能。

❖ 植物性食物中的类胡萝卜素。类胡萝卜素是植物性食物中存在的红色、橙色和黄色等一大类色素化学物,有600多种,其中大约有50多种见于日常的食物。β-胡萝卜素、α-胡萝卜素和β-隐黄质是维生素A的前体物,其他具有显著营养功能的类胡萝卜素还有番茄红素、叶黄素和玉米黄质等。食物中的类胡萝卜素只有少数能被人体吸收,如β-胡萝卜素、α-胡萝卜素、β-隐黄素、番茄红素、叶黄素和玉米黄质等。与视黄醇不同,类胡萝卜素必须在体内转化为维生素A才能发挥其作为维生素的功能。我们的日常饮食中只有β-胡萝卜素、α-胡萝卜素和β-隐黄质可以在体内形成视黄醇。

维生素A可刺激细胞的生长,因此与体内多种组织器官的功能有关,包括免疫、生殖、骨骼的发育和维持、改善视力等。维生素A缺乏是全球儿童致盲的主要原因。

类胡萝卜素唯一被科学证明了的功能是合成维生素A。类胡萝卜素的其他潜在功能都源于其强大的抗氧化作用,能保护细胞膜免受化学物质、辐射、臭氧、

八

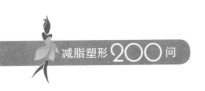

香烟和烟雾等的损害,具有预防癌症、心血管疾病、肺部疾病和视网膜黄斑变性、白内障等眼疾的作用。

为了最大限度地获得类胡萝卜素对健康的益处,如作为抗氧化剂来预防心血管疾病和癌症等,减肥的人应从饮食中摄入丰富的水果和蔬菜。膳食补充剂很难完全达到天然食物的效果。对于减肥来说,水果和蔬菜的另一个好处就是所含的能量较低。例如,早餐时半个葡萄柚取代一个鸡蛋,或用一碗西兰花取代50 g的肉,在降低膳食总能量的同时,还能增加抗氧化营养素和膳食纤维的摄入。蔬菜和水果中还含有大量的植物化学物,如在水果、叶类蔬菜、坚果、种子、谷类、葡萄酒、苹果酒、啤酒、茶和可可等中含有丰富的多酚类化学物,可作为抗氧化剂预防心血管疾病和癌症。表8-1列出了几种水果和蔬菜中可预防癌症和心脏病的成分。

表 8-1　蔬菜水果中可降低疾病风险的成分

食物成分	生 理 功 能
类胡萝卜素	☆ 抗氧化剂,可降低癌症和心血管疾病的患病风险
膳食纤维	☆ 促进排便;降低结肠癌患病风险;在消化道结合胆固醇而降低血胆固醇水平
维生素A、C、E	☆ 抗氧化剂,可降低癌症、白内障和心血管疾病的患病风险
叶　酸	☆ B族维生素之一,能降低与心血管疾病有关的血浆同型半胱氨酸水平
多酚类	☆ 植物化学物,能有效预防心血管疾病
黄酮类	☆ 多酚类中最常见、研究最为广泛的一大类化学物,用于高血压和高胆固醇的治疗;可能具有抗癌作用
单　宁	☆ 多酚类物质,对调控血胆固醇有良好效果

91 维生素A和类胡萝卜素的食物来源有哪些?

视黄醇主要存在于动物性食物中,如肝脏、金枪鱼、沙丁鱼、鲱鱼、鱼肝油、黄油、全脂牛奶、奶酪和强化低脂牛奶等,食物中的视黄醇能被人体很好地吸收。

类胡萝卜素存在于植物中，使植物产生红色、橙色和黄色，正如叶绿素使植物呈现出绿色一样。奶酪、鸡蛋、黄油和玉米粉也是类胡萝卜素的食物来源。

食物中类胡萝卜素的含量有很大差别。

❖ 胡萝卜和南瓜都含有特别丰富的 α-胡萝卜素和 β-胡萝卜素；

❖ 橙汁和橘子中含有大量的 β-隐黄质；

❖ 羽衣甘蓝、菠菜和玉米是叶黄素和玉米黄质的良好食物来源；

❖ 西瓜、红葡萄柚、番茄等提供了饮食中的大部分番茄红素。

饮食多样化的人很容易获得所有种类的类胡萝卜素。类胡萝卜素被人体利用的程度差别很大，通常将食物加热以及与脂肪一起食用时，类胡萝卜素的吸收会更好。

(92) 维生素A的推荐摄入量是多少？

维生素A的推荐摄入量（recommended daily dietary allowance，RDA）是用视黄醇活性当量（retinol activity equivalents, RAE）来表示的，表明视黄醇的吸收率比类胡萝卜素要高。1 RAE相当于1 μg视黄醇、12 μg β-胡萝卜素、24 μg α-胡萝卜素或 β-隐黄质。目前还没有确定类胡萝卜素的建议摄入量，因为仍然缺乏足够的研究资料。为了摄入足够的维生素A，中国营养学会建议每天食用500 g甚至更多的水果和蔬菜。

过量摄入视黄醇可能会对健康不利。与其他脂溶性维生素一样，维生素A也储存在体内的脂肪中，因此如果过量摄入则很难从人体组织中清除。研究表明，十倍RDA的维生素A（每天7 000～9 000 μg RAE）持续几个月，可引起脱发、皮肤干燥、头痛、关节及肌肉疼痛、肝功能损害、出生缺陷、骨畸形，甚至死亡。中国营养学会建议19岁以上成年人活性维生素A的最大摄入量为每天3 000 μg RAE。通常认为 β-胡萝卜素是无毒的。

(93) 维生素E的功能是什么？

维生素E是指一大类的生育酚类化学物，最常见、生物利用率最高的是 α-

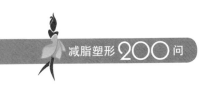

生育酚,也是维生素E的同义词。

维生素E是一种重要的抗氧化剂,其可以防止细胞膜中的不饱和脂肪酸受到自由基攻击而造成氧化损伤(表8-2)。维生素E的这种重要作用可以使心血管疾病、白内障以及某些种类的癌症患病风险降低。此外,维生素E在免疫、伤口愈合以及糖尿病和神经系统疾病的治疗中也发挥一定的作用。

表 8-2 自由基与氧化损伤

☆ 膳食抗氧化物是食物中的一类化学物质,可减少氧气的不良影响。虽然我们需要氧气来维持生命,但氧对人体组织却是有毒的。当暴露在烟雾、过多的阳光和其他形式的辐射、臭氧、药物以及各种化学物质中,氧原子最终会产生未配对的电子,形成自由基(又称活性氧)

☆ 自由基攻击体内的脂质、蛋白质、核酸和其他细胞成分,造成氧化损伤。氧化损伤与很多慢性疾病有关,如癌症、白内障、心脏病以及衰老等

☆ 只有当低密度脂蛋白(LDL)被氧化后才会促发动脉粥样硬化,阻止低密度脂蛋白的氧化就可以阻止或延缓动脉粥样硬化的发展。吸烟者血浆中某些抗氧化物的含量要低于不吸烟的人,这也许可以解释吸烟者为什么有较高的脑卒中、心血管疾病和癌症发病率

☆ 运动也会增加对细胞的氧化损伤。维生素E能向自由基贡献一个电子,有助于稳定其活泼的化学性质,从而预防氧化损伤

☆ 除了维生素E和类胡萝卜素外,维生素C和矿物质硒也是抗氧化物

94 维生素E的食物来源有哪些?

维生素E的最好食物来源是植物油,其次是坚果、种子、小麦胚芽和麦麸等,鱼和动物的脂肪组织中也有少量的维生素E。低脂肪饮食或有脂肪吸收问题的人可能无法通过饮食来获得足够的维生素E。

95 维生素E的推荐摄入量是多少?

成年男性和非哺乳期女性维生素E的RDA是每天15 mg α-生育酚。18岁以上人群每天维生素E的摄入上限为1 000 mg,超出这个值有出血的风险。

应避免过度服用维生素E补充剂。有时补充剂中维生素E的含量用国际单位(IU)表示。将 α-生育酚的国际单位换算成毫克的方法如下。

- 如果补充剂标记为"天然"或RRR-α-生育酚(有时被错误地称为d-α-生育酚),则用IU值乘以0.67。
- 如果补充剂标记全部为rac-α-生育酚(有时称为dl-α-生育酚),则用IU值乘以0.45。

(96) 维生素D的功能是什么?

维生素D在所有维生素中最为独特,因为可以通过皮肤接受日光照射而在体内合成,因此俗称"阳光维生素"。最近维生素D受到临床医生较多关注,因为研究发现维生素D与癌症和多发性硬化症等很多疾病有关。

维生素D的主要功能是增强消化道对钙和磷的吸收,增强骨密度。如果体内没有足够的维生素D,儿童会患佝偻病,成人则发展为骨软化症,更高的维生素D摄入量也可降低老年人髋部骨折的风险。最近的研究证据表明,良好的维生素D营养状况与降低死亡率、降低跌倒风险,预防1型糖尿病、多发性硬化症、心血管疾病、中风以及乳腺癌、胰腺癌、食道癌和结肠癌等有关。显然维生素D的作用远远不只是强健骨骼。

(97) 维生素D的食物来源有哪些?

维生素D存在于动物性食物中,如肉、蛋、奶制品和鱼(尤其是金枪鱼和鲑鱼)等。

在阳光照射下,皮肤中可以合成维生素D。一个皮肤白皙、穿着浅色衣服且未采取防晒措施的成年人一天可以产生250～500 μg的维生素D。皮肤合成维生素D的能力随年龄增长、肤色黝黑、使用防晒霜以及冬季等会出现下降。即使长时间晒太阳,皮肤细胞也不会产生过量的维生素D。

维生素D在烹饪、储藏和加工过程中非常稳定,但是会因阳光照射而破坏。

(98) 维生素D的推荐摄入量是多少?

在没有阳光照射形成维生素D的情况下,1岁以上人群的RDA是600 IU

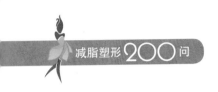

(15 μg/d)。最高摄入上限1～3岁为2 500 IU,4～8岁为3 000 IU,8岁以上为4 000 IU。

检测血清中25-羟维生素D水平是评价维生素D状况的最佳指标,成年人该指标大于75 nmol/L被认为是适宜的。大量研究发现,超过一半的青少年和成年人以及90%的老年人体内25-羟维生素D水平都低于这一标准。

维生素D和阳光

维生素D能通过日晒在皮肤中合成,这产生了一个矛盾。一方面,膳食指南建议人们进行日晒,以保证体内良好的维生素D营养状况。而另一方面,科学研究证明了长时间日晒又会增加患皮肤癌的风险。

澳大利亚是世界上皮肤癌发病率最高的地区,其新南威尔士癌症委员会提出了如下建议。

✤ 在冬天,当温度允许时,把脸、手和手臂暴露在外大约30分钟。

✤ 在春季和秋季,日晒时间为15～20分钟。

✤ 夏季日晒时间限制在10分钟左右。

99 需要服用维生素D补充剂吗?

大量的膳食调查发现,单纯通过饮食很难获得足够的维生素D(表8-3)。

补充剂中的维生素D通常用IU表示。1 μg维生素D相当于40 IU。过量摄入维生素D会产生毒性效应,包括恶心、呕吐、血压升高和肾功能衰竭等。

表8-3 可能需要服用维生素D补充剂的情况

☆ 很少有户外活动的人,特别是住在北方的老年人,除非膳食维生素D摄入充足

☆ 使用激素类抗炎处方药物用于治疗哮喘、过敏和肾上腺功能障碍等,这会抑制维生素D的吸收

☆ 服用减肥药物奥利司他会抑制食物中脂肪的吸收

☆ 患有吸收不良的疾病,如口炎性腹泻、克罗恩病、严重的肝脏疾病等

☆ 皮肤很少暴露在外和(或)使用防晒霜等不能使皮肤合成大量的维生素D

100 维生素K的功能是什么?

维生素K的主要形式是叶绿醌(维生素K_1)。维生素K可以在体内由大肠中的细菌合成,即甲基萘醌(维生素K_2),但是合成量并不足以满足日常的需要。

维生素K可与维生素D一起促进骨骼对钙的吸收,同时还可以调节凝血功能。患有心血管疾病或有中风风险的人会服用血液抗凝剂,防止血液凝固。这些人一般都应限制摄入富含维生素K的食物。

有研究表明,叶绿醌在增强胰岛素敏感性、改善血糖控制等方面也有一定的作用。

101 维生素K的食物来源有哪些?

大部分膳食维生素K来自植物性食物,如西兰花、甘蓝、萝卜、卷心菜、豆芽、豆类等以及菜籽油和大豆油。为了更好地保存植物油中维生素K的含量,植物油应放置在柜子内避光低温储存。维生素K的另一良好来源是奶酪,100 g奶酪中含有40 ~ 80 μg维生素K。

102 维生素K建议摄入量是多少?

每天适宜的摄入量成年女性为90 μg,成年男性为120 μg。从绿叶蔬菜中摄取的维生素K生物利用率不超过20%。若进食绿叶蔬菜的同时,提高膳食脂肪的摄入量,可提高维生素K的生物利用率。膳食补充剂中维生素K的生物利用率远远高于膳食摄取。

103 需要服用维生素K补充剂吗?

目前尚无维生素K过量不良反应的报道。保证每日蔬菜摄入量的人每天可摄入300 ~ 500 μg的维生素K,不需要额外服用补充剂。

以下这些情况,补充维生素K是有益的。

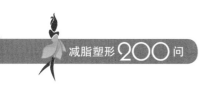

❖ 长期使用抗生素会杀灭结肠内能够合成维生素 K 的细菌。

❖ 患有脂肪吸收障碍者。

❖ 胃旁路手术后。

❖ 使用华法林等抗凝血药物的患者可能会出现维生素 K 缺乏症，同样需要补充。由于维生素 K 会影响血液凝固，其服用必须在专业人员的指导和监督下进行。

104 硫胺素、核黄素和烟酸的生理功能是什么？

水溶性维生素包括 8 种 B 族维生素和维生素 C。由于它们是水溶性的，因此可以从消化道直接吸收入血液中。除了维生素 B_{12} 外，其余在人体组织中的储存量很少。当摄入的水溶性维生素超过身体需要时，多余的维生素就会随着尿液被排出体外。

当 B 族维生素首次被发现时并未命名，而是用编号来区分。硫胺素是第一个被分离确认的 B 族维生素，也被称为维生素 B_1，而核黄素即是维生素 B_2，烟酸也就是维生素 B_3。虽然这些维生素都各有其复杂、独立的生理功能，但它们同时又相互联系，共同参与体内的能量代谢。

硫胺素、核黄素和烟酸这三种维生素都在能量代谢中起着辅酶的作用，帮助代谢酶发挥其重要作用。一个人如果没有硫胺素、核黄素和烟酸，就会因体内能量代谢减慢而感到精力不济，导致工作效率下降。

硫胺素是一种参与碳水化合物和氨基酸代谢的辅酶，并有助于神经冲动在神经系统中的传递。硫胺素不足会导致神经紊乱、短期记忆丧失、易怒、冷漠、虚弱以及心血管并发症等。

核黄素有助于电子传递、脂肪酸氧化以及体内叶酸和维生素 B_6 的代谢，缺乏症状包括口腔和嘴唇的溃疡、肿胀以及皮炎等。老年人缺乏核黄素可引起眼睛晶状体浑浊。

烟酸是参与能量代谢的烟酰胺腺嘌呤二核苷酸及其他辅酶的重要组成成分，还参与多种体细胞的复制与修复。烟酸缺乏的症状有皮疹、恶心、呕吐、腹泻、抑郁、疲劳和记忆力丧失等。

硫胺素、核黄素和烟酸的严重缺乏一般很罕见，只有慢性酗酒者、体弱的老年人、采用严格限制能量饮食减肥的人以及患有影响营养吸收疾病的人才会出现明显的完全缺乏症状。

(105) 硫胺素、核黄素和烟酸的食物来源有哪些?

当全谷类加工成白米饭、白面包、麦片和其他食品时,一些重要的营养素包括B族维生素就会丢失掉。全谷类和强化的面包及谷物等都是硫胺素、核黄素和烟酸的重要食物来源。这些营养素的其他良好膳食来源如下。

❖ 硫胺素:肉(特别是猪肉)、豆类、种子、豌豆等。

❖ 核黄素:乳制品、蛋类、肉类和豆类等。

❖ 烟酸:肉类、家禽、鱼类、种子和豆类等。

(106) 硫胺素、核黄素和烟酸的推荐摄入量是多少?

成年人硫胺素、核黄素和烟酸的RDA分别为每天1.2 mg、1.2 mg和12 mg。这三种维生素的推荐摄入量在妊娠期和哺乳期是最高的。只有烟酸有最高摄入上限,成年人为每天35 mg。对于从天然食物中摄入过量的情况,目前还没有已知的不利影响。然而,过量服用补充剂或食用烟酸强化食物则可能是危险的。

(107) 需要服用硫胺素、核黄素和烟酸补充剂吗?

大剂量摄入硫胺素和核黄素时,肠道对其吸收较差。研究表明,对健康人来说,过量摄入硫胺素和核黄素并没有什么好处。高剂量的烟酸补充剂有不良的影响,每天2 000 mg的大剂量摄入可引起皮肤发红、头痛、疲劳、恶心、呕吐等,甚至可引起肝功能异常。在剂量低至每天50 mg时即可出现皮肤发红的症状。

服用药物剂量的烟酸是治疗高胆固醇血症的有效方法。每日摄入1 000 ~ 3 000 mg的烟酸制剂可降低总胆固醇、低密度脂蛋白胆固醇和甘油三酯水平,同时还能提升高密度脂蛋白(HDL)胆固醇水平。

八

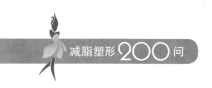

108 维生素B$_6$、泛酸和生物素的生理功能是什么？

维生素B$_6$、泛酸（维生素B$_5$）和生物素都参与体内的能量代谢。维生素B$_6$有时也被称为吡哆醇，这是维生素B$_6$在食物中的存在形式。

维生素B$_6$是参与糖原分解和氨基酸代谢的辅酶，包括血红素的合成以及色氨酸转化为烟酸的过程。泛酸是辅酶A的组成部分，辅助参与体内广泛的蛋白质代谢和脂肪合成反应。生物素是能量代谢中多种酶促反应的辅酶。

这些维生素的严重缺乏是很罕见的，大量食用生鸡蛋的人容易发生生物素缺乏症，因为生鸡蛋会抑制生物素的吸收。未服用这些维生素补充剂的酗酒者或患有吸收不良疾病的人可能会出现缺乏症状。有研究报道服用口服避孕药的妇女体内维生素B$_6$营养状况较差，但并不认为维生素B$_6$缺乏是服用避孕药的结果。

109 维生素B$_6$、泛酸和生物素的食物来源有哪些？

泛酸和生物素广泛存在于食物中。维生素B$_6$的生物利用率较高，但泛酸和生物素的生物利用率却不清楚。

维生素B$_6$最好的食物来源是牛肝和植物性食物，特别是香蕉、藏青色豆类、淀粉类蔬菜、核桃等。泛酸的食物来源有肉类、家禽、内脏、蛋黄、番茄、全谷类、花椰菜和土豆等。加工食品中泛酸的含量较低。生物素的食物来源有动物肝脏、大豆、蛋黄、谷类、豆类和坚果等。

110 维生素B$_6$、泛酸和生物素的推荐摄入量是多少？

50岁以下的成年人每天维生素B$_6$需要量为1.3 mg，50岁以上则应增加到每天1.5 mg。成年人维生素B$_6$的最高摄入量为每天100 mg。从天然食物中摄入量超过此量时，并没有不良反应的报道。

成年人生物素的适宜摄入量为每天30 mg。

虽然肠道中的细菌也可以合成一些生物素，但这并不足以满足日常营养需要,成年人泛酸的适宜摄入量为5 mg/d。

111 需要服用维生素B_6、泛酸和生物素补充剂吗?

维生素B_6在补充剂中的形式是吡哆醇。有限的证据表明,补充维生素B_6可以缓解经前期综合征、慢性疲劳综合征等症状。虽然从食物中摄入大剂量维生素B_6不会产生任何不良反应,但此结论尚不能应用于维生素B_6补充剂。每天超过2 000 mg的高剂量会导致皮肤病变和感觉神经病变,有时还可导致不可逆的神经损害。因此,成年人维生素B_6的最高摄入量为每天100 mg。

目前尚无服用泛酸和生物素补充剂的不良反应报道。

112 叶酸和维生素B_{12}的功能是什么?

叶酸和维生素B_{12}都参与维持血液和神经系统的健康。叶酸有多种存在形式,包括天然叶酸和合成叶酸。而维生素B_{12}则是一大类含金属钴的化学物,也就是钴胺素。

叶酸和维生素B_{12}的缺乏症状都与巨幼红细胞性贫血有关,其特征为巨大、缺乏有效运输氧气能力的未成熟红细胞,疲劳、易怒、抑郁、头痛、心悸和全身无力等都是这种贫血的标志性症状。叶酸缺乏引起巨幼红细胞性贫血的进程较快,然而,维生素B_{12}却可在肝脏中储存好几年,所以维生素B_{12}摄入量不足需要很长时间才表现出症状。过量摄入补充剂或强化叶酸在有效治疗恶性贫血的同时,可能会掩盖维生素B_{12}缺乏的潜在隐患,因此,大剂量摄入叶酸是不可取的。

正常情况下,维生素B_{12}在胃肠道的吸收需要胃分泌的内因子帮助。由于遗传或衰老的原因,体内没有足够的内因子时,消化道无法吸收维生素B_{12},从而导致维生素B_{12}缺乏引起的巨幼细胞性贫血,又称为恶性贫血。

维生素B_{12}和叶酸也参与神经管的形成。神经管是能够发育为大脑和脊髓的胚胎组织。妊娠期间孕妇维生素B_{12}和叶酸缺乏会导致新生儿出现神经管畸形,最常见的是无脑儿和脊柱裂。

叶酸和维生素B_{12}的另一个功能是促进同型半胱氨酸的正常代谢,后者在

八

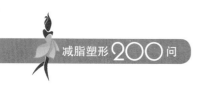

预防心血管疾病中发挥着重要作用。血液中同型半胱氨酸的水平高可能通过促进凝血、炎症和低密度脂蛋白的氧化从而增加患心血管疾病的风险。如果体内有叶酸或维生素B_{12}缺乏，则同型半胱氨酸就不能顺利转变为蛋氨酸，导致体内同型半胱氨酸水平上升。

叶酸和维生素B_{12}也有助于预防癌症，尤其是结肠癌和乳腺癌。研究表明，摄入大量的膳食叶酸或适量的叶酸补充剂可以降低患结直肠癌的风险，大剂量补充叶酸却反而可以促进息肉或肿瘤的生长。其他因素也可能会影响叶酸与癌症的关系。瑞典的一项研究发现，BMI超过25 kg/m^2的妇女，通过膳食或营养补充剂增加叶酸摄入量，其乳腺癌发病率都出现了降低。叶酸对BMI低于25 kg/m^2的妇女没有显著降低乳腺癌风险的效果。

113 叶酸和维生素B_{12}的食物来源有哪些？

叶酸存在于绿叶食物中，如绿色蔬菜、蘑菇、花椰菜、豆芽、芦笋以及豆类和动物肝脏中。烹饪过程中叶酸很容易损失，天然食物中叶酸的生物利用率大约为50%。

维生素B_{12}的最佳食物来源是所有的动物产品，包括贝类、内脏肉、鱼和奶制品等。维生素B_{12}的植物性食物来源有海藻。维生素B_{12}的生物利用率大约为50%。

114 叶酸和维生素B_{12}的推荐摄入量是多少？

14岁以上人群叶酸的推荐摄入量为每天400 μg/d，而怀孕和哺乳期妇女的推荐量则更高。

成年人维生素B_{12}的推荐摄入量为每天2.4 μg/d，对孕妇及哺乳期妇女的推荐量更高。没有证据表明高剂量维生素B_{12}的摄入会产生不良影响。

115 需要服用叶酸和维生素B_{12}补充剂吗？

人工合成的叶酸是大多数补充剂和强化食品中使用的叶酸形式。无论是作为补充剂还是强化食品，合成叶酸的吸收良好，比天然食物中的叶酸更容易吸收。大多数补充剂可提供400 μg叶酸。

有些人可能需要服用叶酸补充剂，如酗酒者的叶酸吸收率很低，而患有胃肠道吸收障碍或慢性病的患者都可能无法通过饮食获得足够的叶酸。

有大量对叶酸过敏的报道，这些人群应避免叶酸补充量超过1 000 μg/d。服用抗惊厥药的癫痫病患者在服用叶酸补充剂后可能会出现癫痫发作控制不良。此外，每日大剂量（15 000 μg）服用叶酸可能会出现烦躁、失眠、多动等症状，而抑郁患者可能会变得更加抑郁。

补充剂中维生素B_{12}的形式为氰钴胺，补充氰钴胺的主要原因是为了弥补无法从食物中吸收足量的维生素B_{12}。缺乏内因子的人、慢性酗酒者以及接受过胃手术（包括胃切除手术治疗肥胖）的人都可能需要补充维生素B_{12}。严格的素食者由于不食用动物性食物，维生素B_{12}缺乏的风险较高，但可以通过食用强化大豆制品和强化谷物以获得足够的维生素B_{12}。在50岁以上的成年人中，有10%至30%的人胃酸减少，从而抑制维生素B_{12}的吸收。因此，美国饮食与营养学会要求51岁以上的人每天摄入的大部分维生素B_{12}必须通过强化食品或补充剂获得。

116 维生素C的功能是什么？

维生素C（抗坏血酸）是B族维生素以外的水溶性维生素。维生素C参与胶原蛋白的合成，胶原蛋白是结缔组织的组成部分。维生素C的缺乏症即坏血病，其特点是体内结缔组织破坏、分解，尤其是皮肤、血管和牙龈等。维生素C的其他重要作用还包括合成神经递质如去甲肾上腺素、多巴胺和胆囊收缩素等，参与脂肪酸的氧化，促进铁吸收以及具有抗氧化作用等。

研究发现，维生素C可减轻眼睛的氧化损伤，这可能是其预防白内障的一个重要因素，它还能防止肺部受损，并能预防胃癌、食道癌、咽喉癌和口腔癌等。维生素C在预防心血管疾病方面的作用尚未得到确认。

许多人都知道维生素C可以预防感冒。1954年获得了诺贝尔化学奖并在1962年获得诺贝尔和平奖的莱纳斯·鲍林博士，在20世纪70年代初，就发表文章指出补充维生素C可能可以帮助缓解感冒。随后的分析研究质疑维生素C并

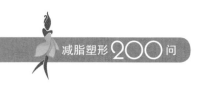

未能减少每年患感冒的总人数。不过,坚持每天摄入超过200 mg的维生素C长达六个月后,在进行体育运动如马拉松长跑的运动员,或暴露在寒冷环境中如滑雪、寒冷天气的士兵等,患感冒的次数出现了下降。鲍林博士其他关于服用维生素C可以降低感冒的持续时间和症状的结论已得到证实。

117 维生素C的食物来源有哪些?

维生素C的主要来源是水果和蔬菜。水果与蔬菜中的维生素C具有相同的生物利用率。在蔬果采摘后,维生素C会有一些丢失,在其后长期的贮藏和食物加工烹饪时,维生素C会受到进一步的损失。例如,将富含维生素C的食物煮沸,可能会丢失50% ~ 80%的维生素C。

118 维生素C的推荐摄入量是多少?

大多数的动物体内能够合成维生素C,但人类不能,必须通过饮食获得。维生素C储存在肾上腺和脑下垂体以及肝脏、脾脏、肺部和心脏中。经常摄入维生素C是很重要的。维生素C的每日推荐摄入量为成年男性90 mg,成年女性75 mg。吸烟者每天应额外补充35 mg的维生素C,即男性125 mg,女性110 mg。

成年人维生素C的最高摄入量为每天2 000 mg。摄入量在500 mg时,超出身体需要的维生素C会通过小便排出体外。

119 需要服用维生素C补充剂吗?

维生素C是人们最常补充的微量营养素之一。在补充剂中,它通常为游离形式的抗坏血酸、抗坏血酸钙、抗坏血酸钠、抗坏血酸棕榈酸酯,或玫瑰果维生素C等形式存在。补充剂中维生素C的吸收率与食物中的吸收率一样高。

人们常常服用维生素C补充剂来预防感冒、白内障、心血管疾病、癌症等。通常认为,即使是摄入比RDA高几倍的维生素C也是安全的。每天服用超过3 000 mg可能会出现腹泻和恶心,不过并无更严重不良反应的报道,因为过量摄取的维生素C无法被人体吸收、代谢和储存。但是，维生素C确实会影响草酸钙和尿酸从尿液中排泄，这可能会导致肾结石。因此，有肾脏疾病或肾结石倾向的人应尽量限制维生素C的补充剂量在每天100 mg以下。维生素C能增强铁的吸收，患有铁负荷过量疾病的人应避免补充。

120 为什么水是必不可少的？

水和矿物质一起构成了体重的绝大部分，即体重的 60% ～ 70% 是水，4% 是矿物质。一个体重为60 kg的女性，体内含有36 ～ 42 kg的水和2.4 kg的矿物质。水与矿物质是联系在一起的，矿物质需要水在体内形成电解质，而水需要矿物质来维持细胞内外的体液平衡。

水是最重要的营养素，因为如果没有水，我们只能生存几天的时间。为了健康，一般每天需要从食物和饮料中摄入2 ～ 4 L的水，以弥补呼吸、出汗、排尿和排泄中流失的水分（表8-4）。

表 8-4　体内液体平衡

体内液体入量	体内液体出量
总量为1 450 ～ 2 800 ml ☆ 食物：700 ～ 1 000 ml ☆ 代谢内生水：200 ～ 300 ml ☆ 饮料：550 ～ 1 500 ml	总量为1 450 ～ 2 800 ml ☆ 肾脏排泄：500 ～ 1 400 ml ☆ 皮肤：450 ～ 900 ml ☆ 呼吸：350 ml ☆ 粪便：150 ml

121 水的功能有哪些？

水在我们体内构成了超过一半的体重，失去它我们将无法长时间存活，水在体内发挥着大量重要的生理功能，具体如下。

❖ 维持体温。

❖ 在体内运输细胞所需的营养物质和其他物质。

❖ 通过肾脏清除体内有毒物质或过多的物质。

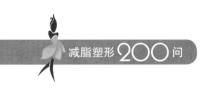

❖ 缓冲和保护内脏器官和组织,如生长期的胎儿、眼睛和关节的重要组成部分。

水是非常重要的,即便只损失3%的体液就会出现血容量减少。如果损失5%,将产生明显的神经紊乱和虚弱。体内水分的减少称为脱水,会危及生命。不幸的是,人对口渴的感觉并不一定与其脱水的程度成正比,避免脱水的最好方法是每天经常喝水。运动的人对水的需求量更大。

水在体内的分布

大部分的体液存在于细胞内,称为细胞内液。约三分之一的体液存在于细胞膜外,称为细胞外液。血液、淋巴液和细胞间液是主要的细胞外液。由于水可以轻易地穿过细胞膜,人体内有一个平衡体内液体分布的系统,以避免细胞过度充水或干瘪。宏量矿物质是这个平衡系统的组成部分。

矿物质溶于水,成为矿物盐,有助于调节细胞内液和细胞外液之间的平衡。这些溶解的盐称为离子或电解质,因为其带有电荷,并能导电。"水跟随着盐走"是科学研究中常说的一句话。因此,如果在细胞膜的两侧保持正确的电解质浓度,那么也就可以保持细胞膜两侧的水平衡。钾是细胞内的主要离子,而钠和氯则是细胞外的主要离子。细胞内外都含有少量的镁。

当人发生脱水或有大量的呕吐和(或)腹泻时,液体和电解质就会出现失衡,这是非常危险的。在这种情况下,最初是细胞外液开始减少,逐渐导致水脱离细胞内部流到细胞外,以图恢复细胞外液的水平衡。与此同时,细胞内和细胞外的矿物质也出现丢失,这增加了肾脏和心脏衰竭的风险。通过饮用水或果汁,或进行静脉输液治疗对重新恢复体液是至关重要的。

(122) 应该喝什么样的水?

最好的补液品是白开水。不喜欢喝白开水的人可以尝试在水中加入柠檬汁。运动饮料和果汁都是在长时间运动后(2小时以上)有效的碳水化合物和电解质补充品,不过,与汽水一样,这些饮料增加了能量的摄入。当然,正在努力减肥的人应该坚持只饮用白开水。

123 应该喝多少水?

美国食品与营养委员会设立了水的推荐摄入量(见表8-5)。

表 8-5　水的推荐摄入量

性别与年龄段	总水量 (包括饮水量和食物水)(L)	饮料(包括饮水)(L)
☆ 1～3岁	1.3	0.9(4杯)
☆ 4～8岁	1.7	1.2(5杯)
☆ 9～13岁		
男性	2.4	1.8(8杯)
女性	2.1	1.6(7杯)
☆ 14～18岁		
男性	3.3	2.6(11杯)
女性	2.3	1.8(8杯)
☆ 19岁及以上		
男性	3.7	3.0(13杯)
女性	2.7	2.2(9杯)
孕妇	3.0	2.3(10杯)
哺乳期妇女	3.8	3.1(13杯)

资料来源: Otten, J.J., Hellwig, J.P., & Meyers, L.D. (Eds.). (2006). Dietary reference intakes: The essential guide to nutrient requirements. Washington, D.C: The National Academies Press, pp.156–157.

进行体力活动的人需要摄入比推荐量更多的水(表8-6)。

表 8-6　需要摄入更多水的情况

☆ 炎热天气	活动量大的成年人可能要比在寒冷的时候多喝2～3倍的水
☆ 高蛋白饮食	肾脏在排泄氨基酸的代谢产物氮的过程中需要水的参与
☆ 低能量饮食	脂肪不完全燃烧时产生酮体,此过程在肾脏中进行
☆ 高钠饮食	超过生理功能所需的过量钠需要从尿液排出

八

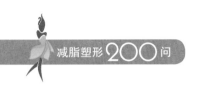
（续表）

☆ 高膳食纤维	纤维能吸附更多的水进入大肠
☆ 摄入咖啡因和酒精	这两种物质都是利尿剂，能增加尿量。利尿剂的使用也增加了对水的需求

尿的频次与尿量是评估体内含水量的良好指标。水分充足的人每2～3小时小便一次（或更加频繁），尿液颜色较浅、清亮。若小便次数稀少，颜色暗浓，表明需要补充水分。

124 人体内的矿物质有哪些？

人体内有七种主要的矿物质，也叫宏量元素，因为它们至少占身体总重量的0.01%左右。另外有九种痕量矿物质，或微量元素，在人体中含量极少，但对维护健康和体格有非常重要的作用。表8-7介绍了成年人体内矿物质的含量。

表8-7　成年人（60 kg 体重）体内矿物质含量

☆ 宏量矿物质：指体内含量超过5 g的矿物质	钙：1 150 g；磷：600 g；钾：210 g；硫：150 g；钠：90 g；　氯：90 g；镁：30 g
☆ 痕量矿物质：体内有十几种痕量矿物质，本表只显示其中的六种	铁：2.4 g；锌：2.0 g；铜：0.09 g；锰：0.02 g；碘：0.02 g；硒：0.02 g

125 钙、磷、镁的功能是什么？

钙、磷和镁是体内三种主要的矿物质，主要储存在骨骼中，并发挥着重要的生理功能。

钙、磷、镁对骨骼健康起着十分重要的作用。在儿童和青少年时期，它们与维生素A、D和K一起促进骨骼的形成。在整个童年和青少年时期，骨骼的长度和骨质量不断增长，并在20岁左右时达到最大长度，在19～30岁达到其骨质量的峰值。从中年开始，骨损失开始以每年0.3%～0.5%的比例超过骨生成。在更年期，女性的雌激素合成减少，并最终停止合成。在典型的更年期表现中，妇女在5年内每年的骨损失会达到3%左右。绝经前骨质量不足的妇女到了老年期患骨质疏松症的风险更高。

骨质疏松症是一种以骨密度显著减少为特征的疾病。轻度的骨质量丢失称为骨质减少，可引起类似骨质疏松症的病变。研究发现，年龄在50岁以上的男性和女性中，超过一半的人有骨密度减低的情况，这导致每年大约有150万人骨折。

钙、磷和镁还参与心脏和肌肉收缩以及体内许多的酶反应，钙和镁一起通过抑制动脉平滑肌收缩以维持正常血压和防止冠状动脉和脑血管痉挛。钙还能降低肠息肉和结肠癌的患病风险。研究发现，镁可以增加胰岛素的敏感性，可以降低2型糖尿病的患病风险。

126 钙、磷、镁的食物来源有哪些？

乳制品是钙最主要的来源。豆类、罐装鱼、骨头、豆腐、一些绿色蔬菜和钙强化食品等也可以提供一些膳食钙。含有草酸如菠菜、红薯、大豆和鲜豆类等或含有植酸如谷类、种子、坚果和一些豆制品等食物中钙的生物利用率较低，远不如乳制品。

磷广泛存在于动物性食物以及豆类和稻米中。镁主要存在于巧克力、坚果、豆类、全谷类食物、海鲜和绿叶蔬菜中。从食物中摄入的镁和磷都具有良好的生物利用率。然而，当大剂量服用含铝的抗酸剂时，磷的吸收率下降。镁在食品加工中很容易丢失。

127 钙、磷和镁的推荐摄入量是多少？

19～70岁男性钙的推荐摄入量为每天1 000 mg，19～50岁的女性为每天1 000 mg，70岁以上男性和50岁以上女性为每天1 200 mg。青少年钙的推荐摄入量最高，为每天1 300 mg。

成年人磷的推荐摄入量为每天700 mg。

镁的推荐摄入量女性比男性略低，19～30岁的女性为每天310 mg，而同龄男性为每天400 mg；30岁以上的男、女性每天分别为420 mg和320 mg。慢性酗

八

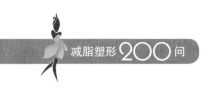

酒者、肾病患者、服用利尿剂的人以及经历过多次呕吐和腹泻等情况的人因为对镁的吸收减少或排泄增加而使镁的需求量增加。

128 需要服用钙、磷、镁补充剂吗？

随着人们对骨质疏松症了解的增多，钙补充剂的使用也越来越多。乳糖不耐受或对牛奶过敏的人经常依靠钙补充剂来获得足够的钙。在童年时期不喜欢食用高钙食物或者缺钙的人可以使用钙补充剂来增强骨密度、延缓骨丢失。患有运动性闭经且非常瘦的年轻妇女也可以服用钙补充剂来防止骨量的流失。

补钙有没有价值呢？答案是肯定的，尤其在某些特殊年龄段尤其重要。研究表明，青少年每日补充1 000 mg钙可增加骨密度。即使是80多岁的人，也可以通过补充钙来改善骨密度。更年期妇女补钙，其绝经晚期的健康益处要比早期更好。

钙补充剂中的钙存在形式有碳酸钙、醋酸钙、乳酸钙、葡萄糖酸钙盐、柠檬酸钙等，与牛奶中的钙或强化食品中的钙吸收率相同。大多数钙补充剂选用碳酸钙，因为其元素钙含量最高，而且价格低廉。应避免服用含牡蛎壳或骨粉的钙补充剂，因含有重金属如铝和铅等。

为达到最高的吸收率，补钙最好随餐服用，剂量每次不超过500 mg。然而，由于服用钙补充剂可能会抑制铁的吸收，因此科学家建议铁营养不良的人在补钙时不应随餐服用，尤其在这一餐的食物中含铁量不高时。

补钙剂量每天达到2 000 mg时几乎没有不良反应，但有些人可能会出现暂时性的腹胀或便秘。成年人钙的最高摄入量为每天2 500 mg。由补充剂补充钙不会增加患肾脏结石的风险，但过量的摄入可能会导致软组织的钙沉积，而这对健康是有害的。

磷的补充剂很少使用，因为磷缺乏是很罕见的。过量磷摄入的不良影响也同样罕见，磷的最高摄入量为每天4 000 mg。

镁补充剂并没有被广泛使用。虽然食物中的镁可能会起到预防2型糖尿病的作用，但目前尚不清楚镁补充剂是否能起到同样的作用。服用高剂量镁补充剂导致镁过量的情况很少有报道。成年人每天通过食物和饮料摄入镁的最高限量为350 mg。腹泻是其最常见的不良反应。

129 钠、钾、氯和硫的功能是什么?

除上述矿物质外,其他的宏量矿物质还有钠、钾、氯和硫等。钠、钾和氯是细胞内液和细胞外液的重要成分,而硫酸盐则在大部分的体内组织中与氨基酸结合在一起。

硫酸盐在体内主要用于合成不能通过饮食获得的含硫物质,在全身各处都可发现其与氨基酸、硫胺素、生物素等的结合体。钠和钾参与肌肉收缩、神经冲动的传递和维持细胞内外的液体平衡。钾是主要的细胞内离子,在心脏活动中起着特别重要的作用,严重缺钾时可导致心力衰竭。长时间的呕吐和腹泻以及服用利尿剂降血压、减肥等会导致体内出现低钾状态。低钾血症可引起神经性厌食症和神经性贪食症而导致死亡。体内钠盐过多时,水分被保留在体内,而不是随尿液排出体外,从而导致体内水潴留。

氯离子作为细胞外液的一种成分也参与体液平衡的调控。氯化物是胃酸的一种成分,与钾一样,在长时间呕吐后会被耗尽,可发生严重的低氯血症。食盐的成分是氯化钠。膳食钠与高血压的关系值得引起重视。钠摄入水平是影响血压高低的主要因素。吸烟和肥胖无疑也可引起高血压。

130 钠、钾、氯和硫的食物来源有哪些?

食物中的钠是天然存在的,但我们摄入的大部分钠则是来自食物加工过程中添加的食盐。另外,食盐也是氯的膳食来源。

钾广泛存在于食物中,尤其是水果、蔬菜、豆类、肉类和鱼类等。精加工食品在加工过程中会丢失大部分的钾。

131 钠、钾、氯和硫的推荐摄入量是多少?

成人钠和钾适宜摄入量分别为每天 1.5 g 和 4.7 g。

对钠而言,应关注的是摄入多少就会过量,而非摄入多少会缺乏(表8-8)。中国居民膳食指南建议成年人每日食盐的摄入量不超过 6 g。

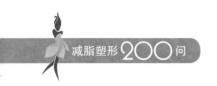

表 8-8　限制钠摄入的好处

☆ 预防高血压,从而预防心脏病和中风
☆ 防止体内水潴留。水潴留可能会导致心脏负荷增加
☆ 防止增加肾脏排钠负担
☆ 防止与高钠摄入相关的钙流失

132 需要服用钠、钾、氯和硫补充剂吗?

　　并不需要服用额外的钠、氯或硫营养补充剂。有时,服用利尿剂或其他与钾耗竭有关的药物会使用钾补充剂。不建议进行非处方性补钾。

　　大量的关节炎患者定期服用硫酸氨基葡萄糖和硫酸软骨素形式的硫酸盐补充剂,目前这些产品对人体的有效性仍然没有定论。有研究发现它们对减少关节炎疼痛有效,而其他的一些研究则报道其价值不大。

133 铁和锌的生理功能是什么?

　　铁是体内含量最高的微量元素,其次是锌。这些矿物质是体内几种酶系统的必要组成部分。如果铁或锌在生长期(婴儿期、儿童期、青春期早期和妊娠期)不足会对发育产生永久性影响。铁和锌存在于许多相同的食物中。

　　铁是地球上含量排名第四的元素,但铁缺乏却是世界上最常见的营养缺乏性疾病。人体中的大部分铁存在于红细胞中的血红素分子中,能将氧输送到细胞中。铁也是肌红蛋白的成分之一。铁是许多酶系统和生理反应过程中的一个关键元素,例如,产生能量的电子传递链中的细胞色素就富含铁。

　　缺铁会引起贫血,因为血红蛋白不足会导致红细胞的携氧能力下降。这种情况对婴儿和儿童尤其有害,可能会导致低出生体重、认知缺陷和发育迟缓等。任何人缺铁都会出现无精打采、面色苍白、注意力不集中、经常感冒、无法正常活动等症状。由于缺铁会使免疫力下降,因此一旦缺铁会经常生病。

　　锌是许多酶的重要组成部分,在体内所有器官和组织尤其是肌肉、骨骼和肝脏等中都有发现。锌对细胞复制、免疫、伤口愈合、脂质和碳水化合物代谢以及激素分泌等都有重要作用。锌缺乏会损害多种细胞功能,会影响儿童正常的生长和发育,对成人则可能损害其免疫力。在任何年龄段,锌缺乏都与食欲不振和皮肤损害有关。体内储存的锌很少,因此通过饮食获得适量的锌尤为重要。

(134) 铁和锌的食物来源有哪些?

动植物食物都含有铁和锌。尽管食物来源相对丰富,但某些食物中的铁和锌的生物利用率却很低。铁和锌的食物来源参见表8-9。

表 8-9 铁和锌的良好食物来源

食　　物	铁(mg)	锌(mg)
牛肝(85 g)	5.24	4.45
瘦牛肉(85 g)	2.35	5.47
鸡腿(85 g)	1.11	2.43
牡蛎(85 g)	5.30	72.22
蛤蜊(85 g)	23.77	145
虾(85 g)	2.63	1.33
豆腐干(85 g)	1.08	—
小扁豆(110 g)	3.30	1.26
菠菜(110 g)	3.21	0.68
甜菜(110 g)	1.98	0.29
腰果(75 g)	2.06	1.92
山核桃(75 g)	0.68	1.22
葵花瓜子(75 g)	2.44	1.82
全麦面包(40 g)	1.43	0.69
全麦麦片(225 g)	9.00	3.00

促进锌和铁吸收的因素如下。

❖ 食物的成分。动物性食物中的铁和锌比植物性食物中的铁和锌更容易吸

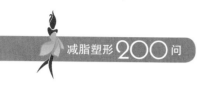

收，尤其是肉类和鱼类。食物中的铁有血红素铁和非血红素铁两种形式。在肉类、家禽和鱼类中存在的血红素铁能被很好地吸收。在植物性食物、奶制品和蛋中存在的非血红素铁，其吸收要困难得多，但它们在膳食摄入量中占的比例更大。用于食品强化和补充剂的铁也是非血红素铁，为三价铁和二价亚铁。

❖ 维生素C。约75 mg的维生素C可以促进植物性食物中非血红素铁的吸收，吸收率与85 g肉类中的非红素铁吸收率相当。

❖ 体内铁或锌储备不足。储备不足会促使人体对铁或锌的吸收增加。

抑制锌和非血红素铁吸收的因素如下。

❖ 植物性食物、咖啡、红茶和红酒中存在的多酚。随餐或饭后立即喝茶，会使铁吸收率下降超过60%；咖啡使铁吸收率下降约40%。

❖ 草酸。菠菜、莴苣、巧克力和茶等食物中所含有的草酸也限制了锌和非血红素铁的吸收。

❖ 植酸。粗粮、豆类、坚果、种子以及豆制品等食物中存在的植酸会抑制锌和铁的吸收。

❖ 防腐剂乙二胺四乙酸。用于食品保鲜的防腐剂会减低锌和非血红素铁的吸收。

(135) 铁和锌的推荐摄入量是多少？

根据性别和年龄的不同，铁的推荐摄入量每日8 ～ 18 mg不等，在怀孕期最高，每天为27 mg。推荐摄入量的性别差异是因为女性由于月经而丢失更多的铁。锌的推荐每天摄入量，成年男性为11 mg，成年女性为8 mg。

铁和锌的缺乏并不一定是摄入不足的结果，大多是由于吸收不良引起的，也可能由于快速生长或失血造成铁丢失导致的。

(136) 需要服用铁和锌补充剂吗？

缺铁性贫血很少见，但铁缺乏却并不罕见。铁缺乏发生率最高的人群是幼儿和女性，幼儿患病率约为7%，12岁至49岁的女性患病率为9% ～ 16%（表8-10）。

表 8-10　可能需要补充铁剂的人群

☆ 限制能量摄入的减肥者,尤其是绝经期前的妇女和青少年。一般的饮食每 1 000 kcal 可提供 5 ~ 7 mg 铁

☆ 不吃动物性食物的素食者,以及饮食失衡、食物品种单一的人

☆ 婴儿和儿童。铁摄入量往往无法满足快速生长发育的需要

☆ 孕妇。需要更多的铁来支持胎儿生长,并弥补增大的血容量和分娩时的失血量。孕期通常医嘱要求补充铁剂,但仍然有近 3/4 的妇女在分娩后出现铁缺乏

☆ 慢性酒精中毒、消化系统疾病或慢性病患者

☆ 大量失血者

服用铁补充剂时,最好随餐服用,尤其是与富含维生素 C 的食物一起。需要注意的是,补铁过多会损害心脏和肝脏等器官,所以需要谨慎。研究认为,每 250 人中大约 1 人有患血色素沉着症的遗传倾向,导致体内过多的铁被吸收和储存,造成机体铁负荷过量。血色素沉着症是一种很罕见的铁代谢性疾病,表现为铁在组织中异常的沉积,需进行输血治疗。这些人应避免在缺乏相关医学知识的情况下服用铁补剂。另外需注意的是,过多的铁摄入能促进低密度脂蛋白氧化,从而增加心血管疾病的患病风险,但并不是所有的研究结果都证实了这一点。由于铁补充剂可能会抑制锌的吸收,因此建议,只要每天铁补充剂量超过 30 mg,就应同时补充锌。

锌补充剂有片剂、含片和喷雾剂等形式。对成年人的研究发现,在感冒症状的最初 24 小时内和重感冒时服用锌补充剂,通常为含片,可以减少感冒的持续时间和严重程度。一项对儿童的研究发现,在寒冷季节,每天服用一次硫酸锌糖浆的儿童,其感冒发病率明显少于服用安慰剂的儿童。

锌补充剂量每日超过 100 mg 可引起严重的铜缺乏症,导致贫血、免疫反应降低以及 HDL 胆固醇水平的降低。甚至很多中等程度的锌补充,如每周 50 ~ 75 mg,也可能产生类似的不良影响。铁和锌补充剂的不良反应主要为肠胃不适,包括锌引起的腹泻和铁引起的便秘。为避免这些胃肠不适,成年人铁的最高摄入量为每天 45 mg,而锌的最高摄入量为每天 40 mg,这主要是为了防止干扰铜的正常代谢。对这两种营养素的最佳营养建议是如果不缺乏,就无需服用补充剂。

八

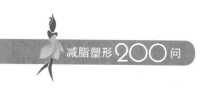

137 硒的生理功能是什么?

硒参与包括DNA修复和免疫功能等一些重要的代谢过程;硒与维生素E一起作为抗氧化剂可保护细胞免受氧化损伤。硒的抗氧化作用可能具有抑制肿瘤生长的作用。

138 硒的食物来源有哪些?

硒存在于动物性食物中,尤其是海鲜和肉类,同时也广泛存在于各种植物性食物中。土壤中硒含量会对植物和食用这些植物的动物体内的硒含量产生影响。我国许多地区的土壤都缺乏硒,所以在这些地区种植的农作物比其他地区的农作物含硒量低。

139 硒的推荐摄入量是多少?

成年人硒的推荐摄入量为每天55 μg。极高剂量的硒会产生毒性作用。美国疾病控制和预防中心曾报道了数起中国人每日食用约5 mg硒而出现硒中毒的案例,其症状有恶心、指甲和头发脱落、疲劳以及口气酸臭等。成年人从食物和补充剂中摄入硒的最高量为每日400 μg。

140 还有哪些其他微量元素?

其他微量元素有铬、铜、氟、碘、锰、钼等,其生理功能、食物来源以及缺乏所引起的健康问题参见表8-11。

表 8-11 微量元素铬、铜、氟、碘、锰和钼

微量元素	生理功能	食物来源	缺乏可引起的健康问题
铬	参与糖耐量因子的合成,增加胰岛素敏感性	动物内脏、全谷类、麦片、奶酪、蘑菇、啤酒、葡萄酒、茶、啤酒酵母等	糖耐量受损,可能导致2型糖尿病

微量元素	生理功能	食物来源	缺乏可引起的健康问题
铜	参与体内广泛的酶促反应	动物内脏、贝类、坚果、种子类、豆类、干果等	贫血、骨质脱钙、免疫力下降
氟	与钙一起参与构建骨骼、牙齿；预防龋齿	氟化饮用水、某些鱼类、茶、含氟牙膏等	蛀牙、可能与骨质疏松症有关
碘	已知唯一的功能是合成甲状腺激素	海鲜、加碘盐	甲状腺肿大；低钠饮食可增加碘缺乏风险
锰	骨骼构建；广泛的酶促反应	谷类和蔬菜	尚无人体缺乏报道
钼	广泛的酶促反应	豆类、谷类	尚无人体缺乏报道

141 微量营养素与减肥有关吗？

因为维生素、矿物质和水不含能量，它们在减肥中的作用与碳水化合物、脂肪和蛋白质有所不同。微量营养素补充剂对体重增加或减少没有益处。除了低体重、暴食症和厌食症的恢复以及胃旁路手术后等人群之外，其他人是不需要补充超过推荐量的维生素和矿物质的。

然而，微量营养素在减肥方面有两点值得注意：水果和蔬菜的摄入以及乳制品的摄入。下面将对此进行简要地讨论。

142 水果和蔬菜摄入量与减肥有何关系？

水果和蔬菜含有多种有益于健康的物质，包括膳食纤维、类胡萝卜素和多酚等。因此，大量食用水果和蔬菜的人可能会降低罹患心血管疾病和某些癌症的风险。水果和蔬菜对减肥或保持体重还具有特别的好处，即含水量很高但所含的能量却很低。也就是说，蔬菜和水果的能量密度很低。

能量密度是指单位重量的食物所含能量的多少。在相同重量的情况下，高能量密度的食物提供更多的能量，而比起低能量密度的食物，其更不易让人获得饱腹感，使人不得不多吃一些以获得饱腹感。

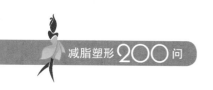
为什么要用能量密度来区分食物呢？因为人们更倾向于日复一日地吃大约相同重量的食物。高能量密度的食物需要吃更多才产生饱胀或满足感，而含水量高、能量密度低的食物，如汤、水果和蔬菜等，很容易让人产生饱胀感，但所含的能量却较低。

在限制能量摄入时，多吃水果和蔬菜的人比单纯摄入低能量的人能减掉更多的体重。在减肥过程中，为了减少能量的摄入而限制了其他很多食物，此时食用大量的水果和蔬菜可能会使健康饮食更容易坚持下去。

143 乳制品有助于减肥吗？

减肥的人可能听到一种说法，即无论是服用钙补充剂还是摄入乳制品，摄入更多钙的人其体重更轻，或者更容易减掉过多的体重。事实上，对这方面的研究结果并不一致。一些研究发现，额外补充钙并没有体重或体脂减少的益处，而另一些研究则认为钙在减肥中发挥着作用。

在实验室中，低钙饮食的动物会发胖，而高钙饮食则会减少肥胖。当然，这种研究结论并不能简单地直推到人类。但是，对人类增加膳食钙摄入进行减体重的相关研究都提到了以下几点结论。

❖ 乳制品或钙补充剂都有助于减肥，但乳制品可能效果更好。

❖ 必须有一定程度的能量限制才能实现减肥。

❖ 在摄入乳制品或钙补充剂之前，习惯性钙摄入量较低的人可能体重减轻较明显。

❖ 低钙摄入的肥胖者，无论采用哪种减肥计划，可能都需要额外补充钙和维生素D。

144 为什么钙与体重的增加或减少有关呢？

目前，科学上对此有以下几种解释。

❖ 甲状旁腺激素和骨化三醇（1,25-二羟维生素D）能促进脂肪组织中的脂肪储存。当钙摄入量较低时，这些激素水平会升高，从而使脂肪储存量更大。在体内钙充足时，这些激素受到抑制，使得体内脂肪储存更少。

❖ 在小鼠的动物试验中发现,1,25-二羟维生素D可产生适应性热效应。当体内1,25-二羟维生素D含量较高时,即体内钙水平较低时,产热效应受到抑制。而给小鼠饲料添加钙剂后,1,25-二羟维生素D水平降低,产热效应增加。尚无人类相关的报道研究。

❖ 钙可以抑制胃肠道的脂肪吸收。

❖ 膳食钙缺乏可能会刺激对高钙食物的食欲,从而驱使人们吃得更多。

因此,我们到底是否应该增加乳制品或钙补充剂的摄入,以帮助减肥和防止体重增加呢? 目前的研究证据虽然还不能得出确定性的结论,但至少在一定程度上提示,在进行减肥时应关注体内钙的营养状态。

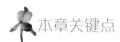 本章关键点 ···

❖ 除了维生素D,脂溶性维生素都很容易通过饮食获得,一般不需要额外补充。

❖ 有脂肪吸收障碍或消化道疾病的人可能难以吸收足够数量的脂溶性维生素,需要额外补充。

❖ 科学家们仍在研究营养素补充剂是否能降低慢性疾病的风险。

❖ B族维生素能保证人体的能量系统正常运转和维持健康。

❖ 维生素C能维持胶原蛋白的完整性,同时还是一种强抗氧化剂。

❖ 除了烟酸外,过量摄入水溶性维生素通常不会产生不良影响。

❖ 食物多样化使水溶性维生素严重缺乏的可能性减小。但是对于某些老年人和慢性病患者来说,服用水溶性维生素补充剂可能对健康有益。

❖ 微量营养素和水在减肥中发挥的作用与碳水化合物、脂肪和蛋白质不同。

❖ 低体重、暴食症和厌食症的恢复期、胃旁路手术患者等可能会受益于维生素和矿物质的补充。

❖ 摄入能量密度低、富含水分和微量营养素的水果和蔬菜可以减少能量的摄入,同时又具有饱腹感,有助于减肥。

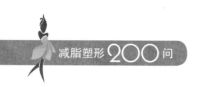
❖ 最好通过摄入乳制品来获得充足的钙，也可以通过服用钙补充剂来补充钙。

❖ 足量的钙摄入有助于减肥。

❖ 体内水分占体重的60% ~ 70%，而矿物质约占4%。

❖ 水是最重要的营养素。没有水，生命将无法维持。

❖ 适量摄入矿物质对促进正常的生长发育以及维持体液和电解质平衡是非常重要的。

❖ 矿物质能防止骨质流失、贫血、高血压和某些类型的癌症。

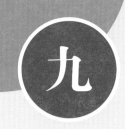

九   减肥如何构建平衡膳食？

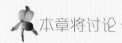 本章将讨论 ···

- ❖ 制定减肥饮食计划重要的原则是什么？
- ❖ 如何吃对食物？
- ❖ 如何选择全谷类和淀粉类食物？
- ❖ 适合减肥饮食的谷类食物有哪些？
- ❖ 如何选择蔬菜？
- ❖ 适合减肥饮食的蔬菜有哪些？
- ❖ 如何选择水果？
- ❖ 适合减肥饮食的水果有哪些？
- ❖ 如何选择乳制品及钙含量高的食物？
- ❖ 能以服用钙补充剂替代喝牛奶吗？
- ❖ 如何选择蛋白质类食物？
- ❖ 适合减肥饮食的蛋白质类食物有哪些？
- ❖ 如何选择脂肪与油脂类？
- ❖ 健康脂肪类食物有哪些？
- ❖ 1 800 kcal饮食计划是如何选择食物的？

九

很多人运动做得很好，但是营养未能跟上。营养是运动的基本保障。一方面良好的营养可以使得身体拥有充足的体能，能够提升运动强度，避免肌肉损伤以及运动疲劳的出现。另一方面，良好的营养是运动后肌肉生长和修复的必要

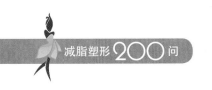
条件,使得下一次的运动能够如期进行。所以健身也有"三分锻炼、七分营养"之说。

吃对的食物对于补充身体能量及各种营养素十分重要,是对健康的长期投资,同时也是生活的乐趣之一。本章将讨论如何吃对的食物、如何为身体补充能量及各种重要的营养素、如何构建平衡膳食以及比较各类食物中重要的营养素含量等。

什么是平衡膳食?

平衡膳食包括五种类别的食物,能够满足一个人一天的所有营养需要。吃平衡膳食有助于维持良好的健康,减低患病风险。

中国居民膳食指南推荐的饮食就是平衡膳食。根据此指南,一餐中主要的食物是蔬菜和水果,占总数量的一半以上,另外的近半食物为谷类和蛋白质类食物。每天还应摄入300 g左右的乳制品。

健康的平衡膳食包括五类食物:
- ❖ 谷类。
- ❖ 蔬菜水果类。
- ❖ 蛋白质类。
- ❖ 乳制品和高钙类。
- ❖ 脂肪及油脂类。

很多人减肥效果不佳的问题就出在饮食上,一方面大幅度减低能量的摄入,如节食;另一方面严格限制食物的选择,往往缺少一种甚至数种食物类别,所吃饮食的结构不平衡,从而造成各种营养缺乏症的发生。

(145) 制订减肥饮食计划的重要原则是什么?

良好的减肥饮食计划最重要的原则是预防饥饿的发生,俗话说饥不择食,人在饥饿时是不会管食物有没有营养的。将全天所需要摄入的能量平均地分配到各餐中,可以预防饥饿感的出现、抑制过量进食的生理学欲望以及平抑以食物奖励自己的心理学欲望。

在制订减肥饮食计划时,还应遵循三项重要的原则。

✤ 每天至少吃三餐,更好的是吃四餐,最理想的是吃五餐。每餐应选择不同的营养素密度高的食物。膳食指南建议每顿正餐都要吃下面的五大类食物:蛋白质类、谷类、水果、蔬菜、乳制品等。所吃食物的类别越多,所获得的维生素、矿物质和其他营养素就越多。很多减肥者所吃食物非常单调,如重复吃燕麦、苹果、蔬菜等。减肥饮食计划中应将每周所要吃的食物种类设定为35种。

✤ 要特别注意食物分量的大小。减肥饮食并不是要剥夺对食物的享受,而是根据不同类别的食物提供不同的营养素来选择食物,将每日饮食结构计划为平衡的膳食。平衡膳食不仅能提供身体所需要的各种营养素,而且对于长期健康有好处。饮食计划的目标是每一餐饮食至少含有85% ~ 90%营养素密度高的食物。

✤ 尽可能吃"干净"的食物。意思是尽可能少吃加工的食物。例如,选择完整的橙子而不是橙汁、烹饪的土豆而不是薯片。天然的或加工程度低的食物通常营养价值更高、钠和反式脂肪酸的含量更少。

(146) 如何吃对的食物?

科学的减肥饮食是健康的饮食,其基本原则是从五大类食物(水果、蔬菜、谷类、蛋白质类以及低脂肪乳制品和高钙食物等)中选择营养素密度高的食物。

减肥饮食应重点关注:

✤ 多吃蔬菜和水果。

✤ 选择有颜色的蔬菜,尤其是深绿色、红色和橙色的蔬菜。

✤ 每日谷类食物至少一半是全谷类。

✤ 增加无脂或低脂乳制品的摄入。

✤ 选择多种多样的蛋白质类食物,包括海鲜类、瘦肉类、家禽、蛋类、豆类、大豆制品以及不加盐的坚果和种子类。

✤ 经常以海产品取代肉类和家禽类,以增加海产品的摄入数量和种类。

✤ 以低脂肪含量的蛋白质类食物如瘦肉、去皮鸡肉和蛋类等取代含有可见脂

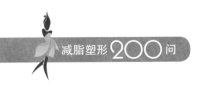
肪的肉类如五花肉、带皮鸡肉等。

❖ 选择能提供更多钾、膳食纤维、钙和维生素D的食物,包括蔬菜、水果、全谷类和乳制品等。

❖ 选择健康的油脂类如橄榄油、茶油等。

147 如何选择全谷类和淀粉类食物?

全谷类食物在运动减肥饮食中非常重要。未加工或粗加工的谷类食物是碳水化合物、膳食纤维和B族维生素的良好来源,能够为肌肉提供能量(肌糖原)、预防肌肉疲劳以及缓解便秘。

原则上应减少精加工谷类食物的摄入,如白米饭以及白面粉制作的馒头、面条、烘焙类白面包等。精加工的谷类去除了米、麦的外胚层和胚芽部分,因此减少了膳食纤维、抗氧化物、矿物质以及维生素E等营养物质,只剩下淀粉。研究表明,以精加工谷类食物为基本膳食的人群慢性疾病如2型糖尿病和心脏疾病等的发生率似乎更高,而习惯性吃全谷类食物的人群心脏病和中风的风险降低了20%～40%。

应该吃多少呢?每顿正餐应该以碳水化合物类食物为主,以获得足够的碳水化合物为肌肉补充能量。因此,大多数人每餐至少应该摄入200 kcal左右的谷类食物,如1碗(150 g)米饭、2片切片面包。如果运动量及运动强度很大,则谷类食物的摄入数量还要增加。在运动减肥饮食计划中,推荐每日碳水化合物的摄入量应占总能量摄入量的45%～55%。

148 适合减肥饮食的谷类食物有哪些?

下面是减肥饮食应优先选择的谷类食物。

❖ 糙米。糙米属于全谷类的健康食物,加工程度比白米低,因此保留了大量的营养素。例如,1碗(150 g)熟糙米饭含有216 kcal能量、44 g碳水化合物、3.5 g膳食纤维、5 g蛋白质、丰富的B族维生素如维生素B_1、烟酸、泛酸和维生素B_6等以及矿物质。而白米饭由于加工程度高,丢失了很多的B族维生素和膳食纤维。

❖ 燕麦片。适合于早餐和点心的良好食物,也是较好的运动前补充能量的点心。燕麦是全谷类食物,含有的碳水化合物消化吸收缓慢,有助于降低血液胆固醇水平、预防心脏病。

❖ 黑面包。在选择烘焙类食物时,一定要看食物标签,尽可能选择含有全麦、黑麦和燕麦等成分的制品。

❖ 藜麦。藜麦实际上是种子,但是也可以作为谷类食物来吃。目前藜麦被认为是超级谷类食物,因为其蛋白质含量高于其他的谷类食物。例如,65 g生藜麦含有225 kcal能量、8 g蛋白质,而65 g白米和糙米分别含有225 kcal能量、4 g蛋白质和225 kcal能量、5 g蛋白质。食用藜麦时,应注意将藜麦搭配其他的蛋白质类食物如豆腐、干豆类或酸奶等一起吃,以达到每餐摄入20 ～ 30 g蛋白质的要求。

❖ 杂豆类。杂豆类食物包括红小豆、绿豆、芸豆、黑豆、青豆、蚕豆、豌豆等,100 g杂豆中蛋白质的含量在20 g以上,还含有丰富的膳食纤维、钙、铁等。

(149) 超重和肥胖的人能吃甜食吗?

平衡膳食完全可以包括糖,关键是数量问题。世界卫生组织建议,糖的摄入量应低于总能量的10%。对于超重的人,美国心脏病协会建议糖的摄入量女性不超过100 kcal、男性不超过150 kcal。这相当于480 ～ 720 ml的运动饮料。

(150) 如何选择蔬菜?

蔬菜中含有的碳水化合物较少,但是蔬菜含有大量的维生素C、β-胡萝卜素(植物形式的维生素A)、钾、镁和很多其他维生素、矿物质以及对健康具有保护作用的植物化学物。总的来说,蔬菜的营养价值略高于水果,因此,蔬菜的摄入量应多于水果。膳食指南建议每日至少应摄入400 g以上的蔬菜,事实上很多人每天蔬菜摄入量并没有达到建议的标准。

任何新鲜的蔬菜都是好的。有颜色的蔬菜由于营养素密度通常要高于白颜色的蔬菜,因此更有营养价值。要想提高膳食质量,应增加深色蔬菜的摄入,

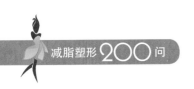

如西兰花、菠菜、青椒、番茄、胡萝卜、南瓜等。这并不是说淡色的蔬菜如莴笋、黄瓜、西葫芦、洋葱及芹菜等不好，而是说每千卡提供的维生素和矿物质数量不如深色蔬菜高。表9-1有助于选择高营养密度的蔬菜。

表 9-1　蔬菜主要营养素含量比较

蔬　菜	分　　量	能量（kcal）	维生素A（IU）	维生素C（mg）	钾（mg）
芦　笋	8根	25	1 200	9	270
甜　菜	半碗（75 g）	35	30	3	260
西兰花	1碗（150 g）	55	2 415	100	455
小包菜	8个（中等大小）	60	1 300	105	535
卷心菜	1碗（150 g）	35	120	55	300
胡萝卜	1个（中等大小）	30	12 030	5	230
花　菜	1碗（150 g）	30	15	55	175
芹　菜	1根（18 cm长茎）	5	180	2	105
玉　米	半碗（75 g）	60	130	5	145
黄　瓜	1/3根（中等大小）	15	105	3	145
四季豆	1碗（150 g）	45	875	10	180
羽衣甘蓝	1碗（150 g）	35	17 700	55	300
生　菜	7叶	15	525	3	150
蘑　菇	1碗（150 g）	20	0	0	315
洋　葱	半碗（75 g）	30	2	5	115
绿豌豆	半碗（75 g）	65	640	10	215
青　椒	1碗（150 g）	30	550	120	260
红　椒	1碗（150 g）	45	4 665	190	315
土　豆	1个（大、带皮）	290	30	25	1 645
菠　菜	1碗（150 g）	40	18 865	15	840

蔬　菜	分　　量	能量（kcal）	维生素A（IU）	维生素C（mg）	钾（mg）
南　瓜	1碗（150 g）	35	380	10	345
红　薯	1个（中等大小）	100	21 900	25	540
番　茄	1个（小）	15	760	15	215
推荐摄入量	男性		>3 000	>90	>4 700
	女性		>2 310	>75	>4 700

资料来源：USDA National Nutrient Database for Standard Reference, 2011.

151 适合减肥饮食的蔬菜有哪些？

下面是减肥饮食应优先选择的蔬菜。

❖ 西兰花、菠菜和青椒（绿色、红色或黄色），这些低脂肪高钾的蔬菜中含有丰富的维生素C和胡萝卜素，后者是维生素A的前体物。1碗（150 g）熟西兰花或半只青椒就可以提供一天的维生素C需要，而且能量还很低。

❖ 番茄和番茄酱。番茄是钾、胡萝卜素、膳食纤维和维生素C的良好来源，一个中等大小的番茄就可以提供一日维生素C需要量的一半。番茄中含有的番茄红素是一种具有对抗某些癌症作用的植物化学物。

❖ 十字花科蔬菜。卷心菜、西兰花、花菜、小包菜（球芽甘蓝）、甘蓝、羽衣甘蓝、大头菜、芥菜等具有抗癌作用。

152 如何选择水果？

水果是快速提供碳水化合物的良好食物。当然，水果也含有丰富的膳食纤维、钾和很多维生素，尤其是维生素C。水果中的营养素还有助于伤口愈合、运动后的恢复以及减低罹患癌症、高血压和便秘等疾病的风险。

膳食指南建议每日至少应吃300 g水果或果汁，相当于240 ml的橙汁或一个中等大小的香蕉。美国疾病控制与预防中心建议应该摄入更多的水果，以预

九

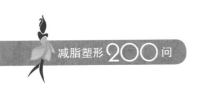

防衰老导致的疾病。表9-2比较了常见水果中主要营养素的含量。

表 9-2　常见水果主要营养素含量比较

水　果	分　　量	能量（kcal）	维生素A（IU）	维生素C（mg）	钾（mg）
苹　果	1个（中等大小）	80	80	5	160
苹果汁	1杯（240 ml）	115	2	2	250
杏子干	10个（半片）	85	1 260	1	400
香　蕉	1个（中等大小）	105	75	10	425
蓝　莓	1份（150 g）	85	80	15	115
哈密瓜	1份（150 g）	60	6 000	65	475
樱　桃	10个	50	50	5	180
红莓汁	1杯（240 ml）	140	20	110	35
干红枣	5个	120	5	0	240
无花果	1个（中等大小）	35	70	1	115
柚　子	半个（中等大小）	50	1 415	40	165
柚子汁	1杯（240 ml）	95	20	70	380
葡　萄	1份（150 g）	60	90	5	175
甜　瓜	1份（150 g）	60	85	30	390
猕猴桃	1个（中等大小）	45	60	65	215
脐　橙	1个（中等大小）	70	350	83	230
橙　汁	1杯（240 ml）	110	500	125	500
桃　子	1个（中等大小）	60	570	10	285
菠　萝	1份（150 g）	80	95	80	180
菠萝汁	1杯（240 ml）	130	10	25	325
李子干	5个	115	370	0	350
葡萄干	1/3份（50 g）	145	0	1	360

水　果	分　　量	能量（kcal）	维生素A（IU）	维生素C（mg）	钾（mg）
草　莓	1份（150 g）	50	20	90	235
西　瓜	1份（150 g）	45	875	10	170
推荐摄入量	男　性		>3 000	>90	>4 700
	女　性		>2 310	>75	>4 700

资料来源：USDA National Nutrient Database for Standard Reference, 2011.

153 适合减肥饮食的水果有哪些?

如果平时水果摄入量少,那么应该优先选择营养素密度高的水果。在安排运动减肥饮食计划时,应优先考虑下面的水果。

❖ 柑橘类水果及其果汁。无论是完整的水果还是果汁,柑橘类水果如橘子、橙子、柚子及小柑橘等中的维生素C和钾的含量都要比其他水果高。例如,240 ml的橙汁提供的维生素C超过一个成年人一天的需要量,其所提供的钾能够补充运动1小时所丢失的钾量。橙汁还提供制造蛋白质和红细胞所需要的B族维生素叶酸。

❖ 香蕉。对于运动减肥的人来说,脂肪含量低、钾含量高的香蕉是完美的水果,香蕉可以很好地补充因运动出汗而丢失的钾。

❖ 哈密瓜、猕猴桃、草莓及其他莓类水果。这些营养素密度高的水果也是维生素C和钾的良好来源。

❖ 干果类。干果类如葡萄干等含有丰富的钾和碳水化合物。

154 如何选择乳制品及钙含量高的食物?

乳制品如低脂牛奶、酸奶和奶酪等不仅是一类能够快速、方便补充蛋白质的食物,而且也是含有丰富钙的一类食物。钙对于所有年龄的人都十分重要。富含钙和维生素D的饮食有助于维持强壮的骨骼、减低罹患骨质疏松症的风险

九

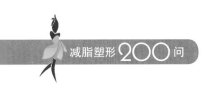

以及对抗高血压。研究表明,维生素D还有助于预防和治疗纤维性肌痛症、糖尿病、多发性硬化及类风湿性关节炎等疾病。

天然来源的钙类食物不只乳制品一种,但是乳制品却是钙含量最高且最方便进食的食物。如果饮食中不含有乳制品,那么很难从天然食物中获得膳食指南推荐的钙摄入量。例如,要想获得等同于一杯牛奶含有的钙量,需要吃450 g西兰花、1 200 g菠菜、375 g白芸豆、900 g斑豆、900 g芝麻或30杯豆奶。

155 能以钙补充剂替代喝牛奶吗?

对于不吃乳制品的人来说,钙补充剂是一种很方便的钙来源。但是,对于能够吃乳制品的人来说,最好不要以钙补充剂来替代牛奶。因为钙补充剂只含有钙一种营养素,或者还含有少量的维生素D,而低脂牛奶和酸奶除了含有大量的钙之外,还含有重要的维生素、矿物质、优质蛋白质等。例如,牛奶中不仅富含钙,还含有钾和磷,这些营养素协同作用,帮助机体有效地利用钙。牛奶还是核黄素(维生素B$_2$)的最佳来源之一。核黄素帮助细胞将所摄入的食物转变为能量,而运动的人需要更多的能量,因此也就需要更多的核黄素。如果运动减肥者不吃乳制品,那么核黄素的摄入量很可能不足。表9-3列出了最常见的钙食物来源以及能提供300 mg钙的食物分量,该表同时列出了这些食物的维生素D含量。

表 9-3　提供 300 mg 钙的食物分量

含钙丰富的食物	含300 mg钙的食物分量*	维生素D(IU)(目标摄入量为400 ~ 600 IU/d)
乳制品		
牛　奶	1杯(240 ml)	—
奶　粉	1/3杯(40 g)	90
酸　奶	230 g	0 ~ 115
切达奶酪	45 g	10
茅屋奶酪	324 g	—

含钙丰富的食物	含300 mg钙的食物分量*	维生素D(IU) (目标摄入量为400 ~ 600 IU/d)
蛋白质类食物		
豆　奶	1杯(240 ml)	—
豆　腐	150 g	—
鲑　鱼	120 g	440
沙丁鱼	90 g	160 ~ 300
坚果类		
扁桃仁	90 g	—
蔬菜类		
西兰花	500 g	—
羽衣甘蓝	200 g	—
芥　蓝	200 g	—
白　菜	240 g	—

注：* 含300 mg钙的日常食物为1份。
资料来源：USDA National Nutrient Database for Standard Reference, 2011.

九

低脂或无脂牛奶以及富含钙和维生素D的其他食物应该是一生的饮食中非常重要的部分。

骨骼每天都需要钙和维生素D来进行新陈代谢。儿童和青少年需要钙参与生长发育，成年人则需要钙使骨骼强壮。人在20岁时生长发育可能就停止了，但骨密度可能要到30 ~ 35岁时才达到峰值，此时储存于骨骼中钙的数量是衰老时是否容易发生骨折的关键因素。在35岁之后，骨质开始减少，这是正常衰老的一部分。研究表明，含钙丰富的饮食联合抗阻力锻炼及维持强壮的肌肉能够阻止骨质减少的过程。

表9-4列出了各年龄组人群钙的需要量。以表9-3中含钙高的食物分量来说，生长期青少年需要4份，大多数成年人需要3份。这对于吃乳制品的人来说是很容易做到的，只要每天摄入3份低脂肪乳制品（共300 kcal）就能满足一天的钙需要。但是，不吃乳制品的人很难从饮食中获得足够的钙。运动减肥者应

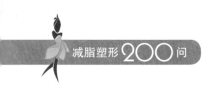

至少从食物中获得钙需要量的一半。

有些人肠道缺少乳糖酶,喝牛奶后会出现腹泻,即乳糖不耐受症。有这种情况的人完全可以吃酸奶、奶酪,也可以喝豆奶或无乳糖牛奶。

表 9-4　正常钙需要量

年　　龄	钙摄入量(mg)	食物份数
儿童		
1 ～ 3 岁	700	2.5
4 ～ 8 岁	1 000	3.5
青少年		
9 ～ 18 岁	1 300	4
妇女		
19 ～ 50 岁	1 000	3
>50 岁(绝经后)	1 200	4
孕期或哺乳期	1 000 ～ 1 300	3 ～ 4
男性		
19 ～ 70 岁	1 000	3
>70 岁	1 200	4

资料来源: Institute of Medicine Food and Nutrition Board, 2010, Dietary reference intakes for calcium and vitamin D.

要想摄入足够维持强壮骨骼所需要的钙(每天 1 000 ～ 1 300 mg),每一餐都应包括高钙食物。一天三餐平均摄入钙有助于增加钙的吸收。

156　适合减肥饮食的高钙类食物有哪些?

减肥饮食应优先选择的高钙类食物如下。

❖ 低脂或无脂牛奶,最好强化了维生素D。这类乳制品去除了大部分的脂肪,但保留了全部的钙和蛋白质。虽然科学研究表明牛奶以及除黄油之外的其他乳制品中的脂肪与45岁以上人群心脏病发生风险并无关系,但是对于减肥者来说,乳制品中的脂肪提供了更多的能量。因此,明智的做法是选择去脂的牛奶、酸奶和奶酪。

❖ 低脂或无脂酸奶。原味酸奶是钙含量最丰富的食物之一。酸奶中的活菌能增强钙的吸收。

❖ 低脂奶酪。

❖ 深绿色蔬菜。西兰花、青菜及甘蓝等钙的含量较高,是良好的钙来源。而菠菜、芥蓝及甜菜等虽然也含有较多的钙,但由于这些蔬菜中含有大量的草酸会与钙结合而阻止钙的吸收。

(157) 如何选择蛋白质类食物?

动物来源(肉类、海产品、蛋类和家禽等)和植物来源(大豆、干豆类和坚果类等)的蛋白质在每日饮食中极其重要,但是蛋白质类食物应该与水果、蔬菜和谷类等来源的碳水化合物一起搭配进食。

对于经常进行中等强度运动的人来说,如果富含蛋白质的食物占餐盘的1/4 ~ 1/3,那么就能获得构建和修复肌肉所需要的足够数量的氨基酸。颜色较深的肉如瘦牛腿肉、鸡腿等含有较多数量的铁和锌,选择这些肉类可以减低缺铁性贫血的风险。

每天应该吃多少蛋白质类食物?对于大多数人包括运动减肥者来说,每天应该摄入150 ~ 200 g蛋白质类食物,加上2 ~ 3份乳制品(牛奶、酸奶或奶酪等高钙类食物),可以获得充足的蛋白质。所有蛋白质丰富的食物都含有宝贵的氨基酸。表9-5比较了一些常见食物的蛋白质含量。

表9-5 常见食物蛋白质含量比较

食物来源	分 量	蛋白质含量(g)
动物性食物		
鸡蛋白	1个	3
金枪鱼	140 g	22 ~ 26

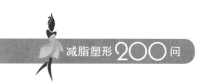

（续表）

食物来源	分　　量	蛋白质含量(g)
鸡胸肉	150 g	30
牛　肉	150 g	30
植物性食物		
坚　果	30 g	6
豆　奶	240 ml	7
鹰嘴豆	125 g	8
毛　豆	75 g	8
花生酱	2小勺(32 g)	9
豆　腐	120 g	11
乳制品		
酸　奶	170 g	6～7
切达奶酪	30 g	7
牛　奶	240 ml	8
希腊酸奶	170 g	18
茅屋奶酪	113 g	15
面包、早餐谷物和谷类		
切片面包	1片	2
早餐谷物	30 g	2
米　饭	1碗(150 g)	4
燕麦片	1袋(40 g)	5
淀粉类蔬菜*		
豌豆粒	半碗(75 g)	2
胡萝卜	半碗(75 g)	2
玉米粒	半碗(75 g)	2

食物来源	分　　量	蛋白质含量(g)
糖萝卜	半碗(75 g)	2
土　豆	1个(小)	2

注：* 淀粉类蔬菜含有少量的蛋白质，大多数水分多的蔬菜和水果中的蛋白质可以忽略不计。这类食物每日大约提供5～10 g蛋白质，取决于摄入数量。

158 适合减肥饮食的蛋白质类食物有哪些?

减肥饮食应优先选择的蛋白质类食物如下。

❖ 鸡肉。一般来说，鸡肉中饱和脂肪的含量低于红肉，因此对心脏更加健康。但是应去皮及皮下脂肪，家禽皮的能量密度非常高。

❖ 鱼类。鱼类不但能提供大量的优质蛋白，而且还含有对健康非常重要的ω-3多不饱和脂肪酸。美国心脏病协会建议成年人每周至少应该摄入200 g新鲜或冷冻的鱼类。最佳选择是生活在深海冷水中脂肪含量较高的鱼类，如鲑鱼、鲭鱼、金枪鱼、沙丁鱼、黑鲔鱼和鲱鱼等，但是淡水鱼类及其他鱼类也是好的，吃鱼总比不吃鱼要好。

❖ 瘦牛肉。瘦牛肉搭配全谷类食物不仅能够提供优质的蛋白质，还能够提供预防贫血的铁、肌肉生长和修复所需要的锌以及帮助能量代谢的B族维生素。

❖ 花生酱。几小匙花生酱涂抹在全谷类面包上，再加一个苹果或香蕉是运动减肥者较为理想的方便点心，可以提供蛋白质、维生素和膳食纤维等。花生酱是对健康有益的多不饱和脂肪酸的良好来源。研究表明，每周至少吃64 g花生酱或花生的人群罹患心脏病的风险更低。

❖ 鲜豆类和豆腐。毛豆、鹰嘴豆及红芸豆等是增加植物性蛋白质摄入量的简便方法，同时也能获得碳水化合物。

159 如何选择脂肪与油脂类食物?

以前营养师常说"少吃脂肪"，但是如今的营养观念是"吃健康的脂肪"。运动减肥饮食中，脂肪可以占总能量的20%～35%。

九

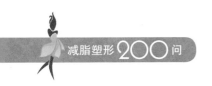

在选择脂肪类食物时,应注意下列原则。

❖ 限制可见饱和脂肪(即肥肉)的摄入量。这包括猪、牛、羊的可见肥肉和家禽的皮及皮下脂肪。饱和脂肪是不健康的脂肪,膳食指南建议饱和脂肪的摄入量应低于总能量摄入的10%。美国心脏病协会的建议则更为严格,即低于7%。例如,对于每天需要2 000 kcal的人来说,相当于140～200 kcal的能量来自饱和脂肪,为15～22 g肥肉。

❖ 尽可能选择单不饱和脂肪和多不饱和脂肪,包括茶油、橄榄油等。多选鱼,少选肉。这类健康的脂肪应占总能量的5%～10%。

❖ 避免反式脂肪。反式脂肪主要存在于加工的糕点类食品中。反式脂肪是单不饱和脂肪和多不饱和脂肪在生产加工过程中部分氢化而产生的不健康脂肪。美国心脏病协会建议要尽可能避免摄入反式脂肪,因为反式脂肪可以使有害胆固醇低密度脂蛋白胆固醇的水平升高、使有益胆固醇高密度脂蛋白胆固醇水平下降。反式脂肪的摄入量应限制在总能量的1%以下。例如,对于每天摄入1 800 kcal的人来说,反式脂肪只能低于18 kcal(2 g)。1份炸薯条(65 g)就含有6 g反式脂肪。

160 健康脂肪类食物有哪些?

饮食中可以优先选择下列脂肪,因为这些脂肪可以减低炎症反应、增进健康。

❖ 橄榄油。橄榄油含有大量的单不饱和脂肪,能减低患心脏病和癌症的风险。最佳选择是未精制的特级初榨橄榄油,因为除了单不饱和脂肪之外,还含有大量的酚类化学物,这是一类强力的抗氧化物,具有减低炎症反应的作用。

❖ 花生酱及其他坚果酱。

❖ 核桃、扁桃仁以及其他坚果。这些坚果具有保护心脏的作用(注意:这类食物的能量密度非常高。)。表9-6比较了坚果类和种子类食物的营养价值。

❖ 牛油果。这是运动饮食首选的水果,因为牛油果的营养素密度非常高,含有单不饱和脂肪和多不饱和脂肪。

❖ 亚麻籽及亚麻籽油。亚麻籽含有的 ω-3 不饱和脂肪进入人体后,少量可以被转变为 EPA 和 DHA。

表 9-6 坚果类和种子类食物营养价值比较

坚果、种子 （30 g）	能量（kcal）	蛋白质（g）	膳食纤维 （g）	钙（mg）	铁（mg）
奇亚籽	140	5	10	180	8
亚麻籽	150	5	8	70	1.5
火麻仁	180	10	4	—	1
南瓜子	170	9	2	50	2
芝　麻	200	6	4	350	5
葵花子	190	6	3	20	1
核　桃	190	4	2	30	1

❖ 鲑鱼、金枪鱼及脂肪含量高的鱼。每周仅仅摄入200 ～ 360 g就可以获得足量的EPA和DHA，保护心脏健康。

(161) **1 800 kcal减肥饮食计划应如何选择食物？**

减肥饮食需要精打细算。很多女性减肥者的能量摄入在1 200 ～ 1 500 kcal之间，由于能量摄入减少，所吃的食物数量也相应减少，更要精心制订合理的饮食计划，以获得充足的维生素、矿物质、氨基酸及其他营养素。重点是选择营养素密度高的食物，即含有较少的能量但营养价值更高的食物，以减低在能量负平衡的情况下营养素摄入不足的风险。

大多数男性减肥者每日能量摄入大约为1 800 kcal。应该如何从五大类食物中选择食物，来构成平衡膳食呢？

按照以下的选择，其饮食结构为平衡膳食，能够保证获得足量的各种营养素。

❖ 水果：水果或果汁每天300 g。

❖ 蔬菜：400 g各种有颜色的蔬菜，如番茄、青椒、胡萝卜、菠菜等。

❖ 谷类：180 g的谷类食物，其中最好一半是全谷类。30 g米＝半碗（75 g米饭）＝1片切片面包

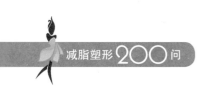
❖ 乳制品：3杯或700 ml低脂或无脂乳制品或酸奶。45 g硬奶酪钙含量=1杯（240 ml）牛奶。

❖ 瘦肉类：每天5份肉类。1份瘦肉（30 g）=1个鸡蛋=1小勺（16 g）花生酱=1小把（15 g）坚果。

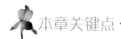 本章关键点 ···

❖ 良好的减肥饮食计划最重要的原则是预防饥饿的发生。

❖ 将全天所需要摄入的能量平均分配到各餐中，可以预防饥饿感的出现、抑制过量进食的生理学欲望以及平抑以食物奖励自己的心理学欲望。

❖ 科学的减肥饮食是健康的饮食，其基本原则是从五大类食物（水果、蔬菜、谷类、蛋白质类以及低脂肪乳制品和高钙食物等）中选择营养素密度高的食物。

❖ 每天至少吃三餐。

❖ 饮食计划的目标是每一餐饮食至少含有85% ~ 90%营养素密度高的食物。

❖ 在运动减肥饮食计划中，推荐每日碳水化合物的摄入量应占总能量摄入量的45% ~ 55%。

❖ 每日谷类食物至少一半是全谷类。

❖ 平衡膳食完全可以包括糖，关键是数量问题。

❖ 每日至少应摄入400 g以上的蔬菜。

❖ 选择有颜色的蔬菜，尤其是深绿色、红色和橙色的蔬菜。

❖ 每日至少应摄入300 g水果或果汁，相当于240 ml的橙汁或一个中等大小的香蕉。

❖ 乳制品以及富含钙和维生素D的其他食物应该是一生饮食中非常重要的部分。

❖ 运动减肥者应至少从食物中获得钙需要量的一半。

❖ 大多数成年人每日需要3份（720 ml牛奶）含钙高的食物。

❖ 每一餐都应包括高钙食物。一天三餐平均摄入钙有助于增加钙的吸收。

❖ 对于大多数人包括运动减肥者来说，每天应该摄入150～200 g蛋白质类食物，加上2～3份乳制品（牛奶、酸奶或奶酪等高钙类食物），可以获得充足的蛋白质。

❖ 美国心脏病协会建议成年人每周至少应该摄入200 g新鲜或冷冻的深海鱼类。

❖ 如今的营养观念不是少吃脂肪，而是吃健康的脂肪。

❖ 选择健康的油脂类如茶油、橄榄油等。

❖ 避免反式脂肪的摄入。

九

十 如何制订减肥营养计划?

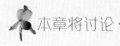 本章将讨论 ···

❖ 运动营养学指南推荐的营养素和水摄入量各是多少?

❖ 制订减肥饮食计划的具体步骤有哪些?

❖ 如何制订减肥营养计划?

❖ 如何根据减肥营养计划制订饮食计划?

❖ 如何将减肥饮食计划转变为每日食谱?

❖ 食物交换份数据是多少?

❖ 1 400 kcal 和 1 900 kcal 减肥饮食计划示例

　　营养学家们已经为健身的人群制订了营养素摄入量推荐标准,以最大限度地发挥身体的运动能力,同时防止运动损伤的出现。如何将这些指南性的营养学原则落实到日常饮食生活中去,最为关键的一步就是制订适合自己的具体饮食营养计划。你的个体化营养需要量与别人完全不同,因为每一个人都是独特的,比如遗传状况、体重、体成分、所进行的运动项目对能量的需要量、体力活动水平、健康状况以及代谢状态等完全不同于其他人。

　　本章会先对运动减肥者的宏量营养素推荐摄入量进行总结,然后一步一步地教你如何计算适合自己的能量、碳水化合物、蛋白质和脂肪的个体化需要量。完整地学习本章有助于更好地理解运动减肥营养计划。

表 10-1　运动营养学指南（宏量营养素推荐摄入量）

宏量营养素	每日推荐摄入量
碳水化合物	☆ 低强度锻炼: 每千克体重摄入 3 ～ 5 g ☆ 高强度锻炼（大约 1 小时）: 每千克体重摄入 5 ～ 7 g ☆ 中等至高强度耐力锻炼（1 ～ 3 小时）: 每千克体重摄入 6 ～ 10 g ☆ 高强度锻炼（超过 4 小时）: 每千克体重摄入 8 ～ 12 g
蛋白质	☆ 每千克体重摄入 1.2 ～ 2.0 g ☆ 或者每千克体重每餐摄入 0.25 g ☆ 每次锻炼后: 每千克体重摄入 0.25 g
脂　肪	☆ 占每日总能量摄入的 20% ～ 35%

表 10-2　运动营养学指南（补水）

锻炼前	☆ 确保体内水分充足 ☆ 在锻炼前的 2 ～ 4 小时中每千克体重逐步饮用 5 ～ 10 ml 的液体,以促进身体补水,且有充足时间排出多余的水。这个液体补充量标准相当于: 60 kg 体重的人饮用 300 ～ 600 ml 液体,70 kg 体重的人饮用 350 ～ 700 ml 的液体
锻炼期间	☆ 根据口渴感喝水 ☆ 对于大多数健身者和运动员或大多数运动项目来说,每小时喝 400 ～ 800 ml 水可以预防脱水及补水过度 ☆ 对于大多数持续时间为 1 小时或不足 1 小时的运动来说,水可以很好地补充体液丢失 ☆ 进行高强度运动持续时间超过 1 小时,含有 40 ～ 80 g/L 碳水化合物的等渗或低渗运动饮料可以减低疲劳感、提高运动表现 ☆ 高强度运动持续 1 ～ 3 小时,每小时摄入 30 ～ 60 g 碳水化合物有助于提高耐力 ☆ 高强度运动持续时间超过 3 小时,建议每小时摄入 90 g 碳水化合物。应提供葡萄糖和果糖的混合饮料,如双能量来源的饮料
运动后	☆ 由于运动期间大量出汗而使体重减轻,按每丢失 1 kg 体重喝 1.2 ～ 1.5 L 液体

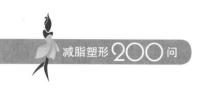

163 制订减肥饮食计划的步骤有哪些？

从前面的内容我们已经知道：只有实现能量负平衡才能减去体重或脂肪。要想实现能量负平衡，必须正确地计算每日能量摄入量，并精心安排食谱，这是减肥最关键的一步。制订减肥饮食营养计划的步骤如下。

❖ 计算维持目前体重不减肥每日需要摄入的能量：估计静息代谢率及体力活动水平。

❖ 计算减肥每日需要摄入的能量：能量减低10%～20%（平均减少15%）。

❖ 制定饮食营养计划：将能量按平衡膳食要求分配于碳水化合物、蛋白质和脂肪。总原则为降低碳水化合物的摄入量，提高蛋白质的摄入量，选择健康的脂肪。

❖ 将饮食营养计划转换为每日食谱：根据碳水化合物交换法制订丰富多彩的食谱。

计算维持目前体重不减肥每日需要摄入的能量

Step 1 计算静息代谢率（米夫林公式）

每天的能量需要量取决于遗传因素、年龄、体重、体成分、每日体力活动水平以及所进行的锻炼项目等。也就是说，每天的能量消耗包括了静息代谢率所消耗的能量以及日常体力活动和有目的的锻炼所消耗的能量三部分。因此，在制订营养计划时，第一步要估计静息代谢率（RMR）。

RMR是指在24小时内不做任何事情、只是休息的状态下，身体维持最基本的功能如呼吸、心跳等所需要消耗的能量。RMR表示的是身体最低的能量需要量。普遍使用米夫林公式（Mifflin-St. Jeor Equation）进行计算（表10-3，表10-4）。

表 10-3　静息代谢率（RMR）计算方法（米夫林公式）

☆ 男性：10 × 体重（kg）+ 6.25 × 身高（cm）− 5 × 年龄（岁）+ 5

☆ 女性：10 × 体重（kg）+ 6.25 × 身高（cm）− 5 × 年龄（岁）− 161

表 10-4　RMR 计算方法（示例表）

老刘，男性，55 岁，体重 74 kg，身高 170 cm，腰围 94 cm，BMI=25.6。职业：办公室职员

| 静息代谢率消耗的能量 | RMR=（10×74）+（6.25×170）−（5×55）+ 5=1 533 kcal |

Step 2　计算每日体力活动所消耗的能量

除了静息之外，每天还要上班、学习、做家务等，这部分活动不包括有目的的体育锻炼。每个人的体力活动水平是不同的，一般以系数来估算体力活动水平，也就是进行每日体力活动全部的能量消耗量与 RMR 的比值，大致判断生活方式中每天的体力活动状况处于何种水平。表 10-5 为体力活动水平系数判断标准，各水平的描述见表 10-7。

表 10-5　体力活动水平系数

系　数	描　　述	示　　例
1.2	少量体力活动	无运动锻炼，大部分时间静坐、办公室工作
1.3	适量活动	每周 1～3 天有一些低强度锻炼，如步行活动
1.5	中等量活动	每周 3～5 天中等强度锻炼或体育活动
1.7	大量活动	每周 3～5 天高强度锻炼或体育运动
1.9	极大量活动、运动员	每天高强度锻炼或体育运动、重体力劳动

表 10-6　每日能量消耗计算方法（示例表）

老刘，男性，55 岁，体重 74 kg，身高 170 cm，腰围 94 cm，BMI=25.6。职业：办公室职员

办公室职员	极轻程度的体力活动，体力活动系数为 1.2
每日能量消耗量	1 533×1.2=1 840 kcal

表 10-7　体力活动水平描述

少量体力活动	☆ 科学上将这一体力活动水平定义为静止的生活方式，活动系数为 1.2，表示 RMR 加上极少量的活动，如阅读、电脑上工作、看电视、玩牌等

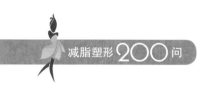
（续表）

适量活动	☆ 大多数的学生、老师和办公室白领（律师、医生、实验室人员）、商店工作人员、家庭主妇等体力活动处于这一水平。每天16小时中，大多数时间或坐或站，其中进行轻度活动如行走的时间大约为3小时 ☆ 每周2～3次至少1小时中等强度的锻炼，如跳舞或低冲击力的有氧操等
中等量活动	☆ 这一体力活动水平多为从事有一定体力劳动工作的人，如工程师、蓝领工人等 ☆ 从事属于大多数时间坐着或站立（静止方式）工作的人，只有每天平均锻炼1.5～2小时，相当于慢跑8～9.6 km，才能被认为是中等量体力活动
大量活动	☆ 业余运动员、农民、钢铁厂和矿产工人等属于这一体力活动水平 ☆ 从事属于大多数时间坐着或站立（静止方式）工作的人，只有每天进行中等强度的锻炼，相当于慢跑14.5～21 km，才能被认为是大量体力活动
极大量活动	☆ 从事重体力劳动的人及职业运动员的体力活动水平属于极大量活动 ☆ 从事属于大多数时间坐着或站立（静止方式）工作的人，只有每天进行高强度、大运动量的锻炼，相当于慢跑22.5～27 km，才能被认为是极大量体力活动

Step 3　估计锻炼期间消耗的能量

查找所进行的运动项目每小时消耗能量的数值，结合自己运动的时间，得到自己运动时所消耗的能量。表10-8列出了常见运动项目每小时所消耗的能量。

表10-8　常见运动项目能量消耗值（kcal/h）

锻炼项目（1小时）	体	重		
	59 kg	70 kg	82 kg	95 kg
有氧锻炼（低冲击力）	295	352	409	465
有氧锻炼（高冲击力）	413	493	572	651
有氧锻炼（一般）	384	457	531	605
跑步（普通）	472	563	654	745

锻炼项目（1小时）	体　　重			
	59 kg	70 kg	82 kg	95 kg
走路（慢，3.2 km/h）	148	176	204	233
走路（4 km/h）	177	211	245	279
走路（中速 4.8 km/h）	195	232	270	307
走路（健步走，5.64 km/h）	224	267	311	354
走路（急步走，6.44 km/h）	295	352	409	465
羽毛球	266	317	368	419
打篮球（非比赛）	354	422	490	558
游泳（休闲式、不计圈数、慢）	354	422	490	558
游泳（自由式、计圈数、慢）	413	493	572	651
游泳（自由式、计圈数、快）	590	704	817	931
牵拉、瑜伽、太极操	236	281	327	372
一般家务	207	246	286	326

表 10-9　运动时能量消耗计算方法（示例表）

老刘，男性，55岁，体重74 kg，身高170 cm，腰围94 cm，BMI=25.6
极轻程度的体力活动
锻炼计划：每天进行1小时的健步走，每周进行7次

运动时能量消耗量	☆　由表查到，70 kg 体重的人以每小时 5.6 km 的速度健步走1 小时能够消耗 267 kcal。进行健步走大约每千克体重消耗 3.8 kcal 的能量 ☆　故 74 kg 体重的老刘健步走 1 小时大约可以消耗 280 kcal

Step 4　计算每日能量需要量

　　将 Step 2 和 Step 3 所得数值相加，即得到每日的能量需要量。记住：这一数值是维持现有体重所需要的能量摄入量（表10-10）。

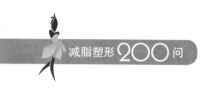

表 10-10　每日能量需要量计算方法（示例表）

老刘,男性,55岁,体重74 kg,身高170 cm,腰围94 cm,BMI=25.6 极轻程度的体力活动 锻炼计划:每天进行1小时的健步走,每周进行7次	
每日能量消耗量	1 840 + 280=2 120 kcal

Step 5　计算减肥每日需要摄入的能量

如果目标是减体重或减脂肪,那么需要将所得到的每日能量需要量减少15%,即将维持现有体重的能量需要量乘以0.85(85%)(表10-11,表10-12)。

表 10-11　运动减肥每日能量摄入量计算方法（示例表）

老刘,男性,55岁,体重74 kg,身高170 cm,腰围94 cm,BMI=25.6 极轻程度的体力活动 锻炼计划:每天进行1小时的健步走,每周进行7次	
减体重每日能量需要量	2 120×0.85=1 802 kcal

表 10-12　运动减肥每日能量摄入量计算步骤总结（示例表）

步骤	计算内容	计 算 方 法
1	确定静息代谢率	☆ 男性:10×体重(kg) + 6.25×身高(cm) − 5×年龄(岁) + 5 ☆ 女性:10×体重(kg) + 6.25×身高(cm) − 5×年龄(岁) − 161 例:RMR=(10×74) + (6.25×170) − (5×55) + 5= 1 533 kcal
2	计算每日体力活动所消耗的能量	静息代谢率×体力活动系数 例:每日能量消耗量=1 533×1.2=1 840 kcal
3	估计锻炼期间消耗的能量	根据自己制订的锻炼计划,在表中查找所选运动项目的能量消耗值 例:锻炼期间消耗的能量=280 kcal

步骤	计算内容	计 算 方 法
4	计算每日能量需要量（维持现有体重）	Step 2+Step 3 每日维持现有体重所需要的能量=1 840 + 280= 2 120 kcal
5	减肥每日能量需要量	Step 4×0.85 例：减体重每日能量需要量=2 120×0.85=1 802 kcal

(164) 如何制订减肥饮食营养计划？

为了帮助你制订适合自己的饮食计划，下面分别举例说明1 400 kcal和1 900 kcal两套饮食计划的制订方法。此外，还推荐了各能量摄入水平的饮食营养计划（见表10-19至表10-23）。每一饮食计划均符合运动营养学推荐摄入量标准以及运动减肥平衡膳食的要求。使用中可以选择最接近自己能量需要量的饮食计划，并以此计划为蓝本来制订适合个人喜好的具体食谱，选择自己喜欢的食物、调整食物分量的大小来适应每日的锻炼项目。例如，在进行低强度锻炼或恢复期，能量和碳水化合物的需要量要比进行高强度锻炼的时候低，因此需要随之调整食物分量大小。与之类似，在需要进行更高强度的锻炼或锻炼的时间更长时，需要增加食物的分量。也可参考第十四章列出的1 400 kcal和1 800 kcal两周食谱来制订适合自己的具体菜谱。

本书还列出了多种食物的碳水化合物交换份以及宏量营养素的含量，以方便计算每日能量、碳水化合物、蛋白质和脂肪的摄入总量。如果想计算其他食物或构建新的饮食计划，可以使用权威的食物成分表、食物营养标签、在线计算工具或营养分析软件等。

我们已经计算出了每天运动减肥所需要的能量摄入量，按此摄入量计划的饮食就是能量负平衡的饮食，能使体重减轻（表10-13）。现在，我们根据所要摄入的能量制订减肥饮食营养计划，其步骤如下。

❖ 减肥饮食碳水化合物、蛋白质和脂肪的摄入量分别为45%～55%、15%～35%和25%～35%。

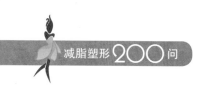

❖ 将碳水化合物、蛋白质和脂肪的摄入量换算成食物交换份。

❖ 将碳水化合物、蛋白质和脂肪的摄入份数均衡分配到全天的各餐中。

表 10-13　运动减肥饮食计划制订示例 1

☆ 女性,48 岁,身高 162 cm,体重 69 kg,BMI=26.2
☆ 锻炼计划:每周 5 次有氧健身操,每次半小时;另 2 天每天 20 分钟力量锻炼

☆ RMR:$(10 \times 69) + (6.25 \times 162) - (5 \times 48) - 161 = 1\ 301$ kcal
☆ 体力活动消耗:$1\ 301 \times 1.2 = 1\ 561$ kcal
☆ 半小时健身操能量消耗:$357 \div 2 = 186$ kcal
☆ 力量锻炼能量消耗:100 kcal
☆ 健身操运动全天能量消耗$= 1\ 561 + 186 = 1\ 747$ kcal
☆ 力量锻炼全天能量消耗$= 1\ 561 + 100 = 1\ 661$ kcal
☆ 进行健身操运动减肥饮食能量摄入量$= 1\ 747 \times 0.85 = 1\ 484$ kcal
☆ 进行力量锻炼运动减肥饮食能量摄入量$= 1\ 661 \times 0.85 = 1\ 326$ kcal
☆ 饮食计划可以按照 1 400 kcal 来制订

☆ 原则
1. 蛋白质摄入量按照每千克体重 1.2 ～ 1.6 g 计算。本例为每千克体重 1.2 g,$50 \times 1.2 = 82$ g
2. 碳水化合物按照最低摄入量每天 120 g 计算。注意有四类食物含有碳水化合物:谷类、乳制品类、水果类及蔬菜类(详细数据参见附录 C 碳水化合物交换份表)
3. 一天安排三顿正餐、两顿点心及锻炼后的恢复点心
4. 将碳水化合物和蛋白质均衡分配到各餐。饮食计划见表 10-14

表 10-14　1 400 kcal 运动减肥饮食营养计划(示例表)

1 400 kcal 运动减肥宏量营养素需要量		
碳水化合物 8 份（120 g/d）	每千克体重蛋白质 1.6 g	总能量 1 400 kcal/d

1 400 kcal 运动减肥饮食营养计划						
	谷　类	蛋白质类	乳制品类	蔬菜类	水果类	油脂类
早　餐	1份	1份	1份	—	0.5份	—
上午点心	—	—	1份	—	—	—
午　餐	1份	2份	—	2份	—	2份
下午点心	—	—	—	—	—	0.5份
锻炼后	—	0.5份	—	—	1份	—
晚　餐	1份	2份	—	2.5份	—	3份

165 如何将减肥饮食计划转换为每天的食谱?

查附录C碳水化合物交换份表中一份食物的重量是多少,将各餐的营养计划转换为每天的食谱。一段时间里,体重变化不大,饮食计划基本是固定的。但是,根据食物等量交换的概念,食谱可以丰富多彩。

例如,上述1 400 kcal减肥饮食计划转换为一日食谱,见表10-15。

表 10-15　1 400 kcal 运动减肥食谱(示例表)
(能量负平衡;蛋白质:每千克体重1.2 g;平均摄入)

餐　次	食　　物	能量(kcal)	蛋白质(g)
早　餐	切片面包1片(25 g)	70	2
	脱脂牛奶250 ml	80	7
	鸡蛋1个	75	7
	草莓120 g	30	—
上午 9∶30	酸奶100 g	80	3
午　餐	清蒸带鱼80 g	150	14
	蒜泥芥蓝100 g	25	2
	香葱莴笋丝100 g	25	2
	玉米油10 g	90	0
	米饭60 g	80	2
	蘑菇豆腐汤(豆腐70 g、蘑菇2朵)	27	3
下午 3∶00	巴旦木14 g(半份、12粒)	75	3
锻炼后	乳清蛋白粉 半勺(14 g)	50	10
	香蕉1根(70 g)	60	—
晚　餐	盐水虾80 g	150	14
	花菜鸡胸肉(花菜100 g、鸡胸肉40 g)	100	8
	玉米油15 g	135	0

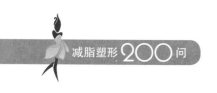

（续表）

餐　次	食　　　物	能量（kcal）	蛋白质（g）
晚　餐	炒菠菜100 g	25	—
	米饭60 g	80	2
	番茄葱花汤（番茄50 g）	12	—
总　计		1 419	79

表 10-16　运动减肥饮食计划制定示例 2

☆ 男性，55岁，身高172 cm，体重75 kg，BMI=25.3
☆ 锻炼计划：每周5次健步走，每次1小时；另2天每天20分钟力量锻炼（拉力器）

☆ RMR：（10×75）+（6.25×172）-（5×55）+5=1 555 kcal
☆ 体力活动消耗：1 555×1.3=2 022 kcal
☆ 健步走1小时能量消耗=270 kcal
☆ 力量锻炼能量消耗=100 kcal
☆ 健步走全天总能量消耗=2 022+270=2 300 kcal
☆ 力量锻炼全天总能量消耗=2 022+100=2 122 kcal
☆ 进行健步走运动减肥饮食能量摄入量=2 300×0.85=1 955 kcal
☆ 进行力量锻炼运动减肥饮食能量摄入量=2 122×0.85=1 804 kcal
☆ 饮食计划按照每天1 900 kcal制订

表 10-17　1 900 kcal 运动减肥饮食营养计划（示例表）

1 900 kcal运动减肥宏量营养素需要量					
碳水化合物 12.5份		每千克体重蛋白质 1.6 g		总能量 1 900 kcal	
1 900 kcal运动减肥饮食计划					
	淀粉类	蛋白质类	乳制品类	蔬菜类	水果类	油脂类
早　餐	2	2	1	—	1	—
上午点心	—	—	—	—	—	1
午　餐	2	3	—	2.5	—	3
下午点心	—	—	2	—	—	—
锻炼后	—	2	—	—	1	—
晚　餐	2	2	—	2	—	2

表 10-18 1 900 kcal 运动减肥食谱（示例表）
（能量负平衡；蛋白质：每千克体重 1.6 g；平均摄入）

餐　次	食　　物	能量（kcal）	蛋白质（g）
早　餐	麦片 2 小包（60 g）	120	7
	去脂牛奶 250 ml	80	7
	鸡蛋 2 个	150	14
	草莓 120 g	30	—
上午 9：30	巴旦木 25 g（24 粒）	150	6
午　餐	红烧大排 70 g	150	14
	胡萝卜牛肉（胡萝卜 100 g、牛肉 50 g）	100	8
	炒菠菜 100 g	25	—
	玉米油 15 g	135	0
	米饭 120 g	140	4
	紫菜芦笋汤（芦笋 50 g）	12	—
下午 3：00	酸奶 200 g	150	6
锻炼后	乳清蛋白 25 g	100	18
	橙子 1 个（140 g）	60	—
晚　餐	清蒸青鱼 110 g	110	14
	西芹炒百合 100 g	25	—
	玉米油 10 g	90	0
	炒青菜 100 g	25	—
	米饭 120 g	140	4
	青菜豆腐羹（豆腐 70 g）	27	3
总　　计		1 887	105

(166) 如何查找食物交换份的分量大小？

　　碳水化合物交换份法是一种最为简便的制订饮食计划的工具，广泛应用于糖尿病患者，特别是使用胰岛素泵的患者。该方法在制订平衡膳食及控制能量

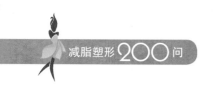

方面特别简单实用,因此也被广泛应用于减肥平衡膳食的制订。

碳水化合物交换份法将食物分为六大类,并根据碳水化合物、脂肪和蛋白质的含量为交换份。同一食物类别中,1份食物的能量含量是相等的,因此可以互相代换。这使得食物的选择非常广泛,食谱的制订会丰富多彩,但所计划的能量及营养素的摄入量大致相同。碳水化合物交换份表以及食物份量表见附录C。

本章所使用的减肥饮食计划表均采用碳水化合物交换份法。例如,1 400 kcal运动减肥饮食计划中,能量摄入量每天需要限制在1 400 kcal内,可以摄入4份谷类主食、6.5份蛋白质类食物、3份乳制品、5份蔬菜、2份水果、3.5份油脂类食物,既能够满足能量的限制,又吃的是平衡膳食,营养缺乏的风险大幅减低。之后只要熟悉每份食物的重量就可以了。即使是专业的营养师,对食物分量大小的评估也需要一段时间的经验积累。

167 推荐的各能量摄入水平运动减肥饮食营养计划是怎样的?

表 10-19   1 400 kcal 运动减肥饮食营养计划

	谷　类	蛋白质类	乳制品类	蔬菜类	水果类	油脂类
早　餐	1份	1份	1份	—	1份	1份
上午点心	0.5份	—	1份	—	—	—
午　餐	1.5份	2份	—	2.5份	—	1.5份
下午点心	—	—	—	—	1份	—
锻炼后	—	1.5份	1份	—	—	—
晚　餐	1份	2份	—	2.5份	—	1份

表 10-20   1 600 kcal 运动减肥饮食营养计划

	谷　类	蛋白质类	乳制品类	蔬菜类	水果类	油脂类
早　餐	2份	1.5份	1份	0.5份	—	—
上午点心	—	1份	1份	—	1份	—
午　餐	1.5份	2份	—	2.5份	—	2份

（续表）

	谷　类	蛋白质类	乳制品类	蔬菜类	水果类	油脂类
下午点心	—	—	—	—	1份	—
锻炼后	—	1.5份	1份	—	—	—
晚　餐	1.5份	2份	—	2份	—	2份

表 10-21　1 800 kcal 运动减肥饮食营养计划

	谷　类	蛋白质类	乳制品类	蔬菜类	水果类	油脂类
早　餐	2份	1.5份	1份		1份	1份
上午点心	—	—	1份		—	1份
午　餐	2份	3份	—	2.5份	—	1.5份
下午点心	—	—	1份		0.5份	
锻炼后	—	1.5份	1份		0.5份	
晚　餐	2份	2份	—	2.5份	—	1.5份

表 10-22　2 000 kcal 运动减肥饮食营养计划

	谷　类	蛋白质类	乳制品类	蔬菜类	水果类	油脂类
早　餐	2份	2份	1份	0.5份	1份	—
上午点心	1份	—	1份		—	1份
午　餐	2份	4份	—	2.5份	—	2份
下午点心	—	—	—		1份	
锻炼后	—	0.5份	2份		—	
晚　餐	2份	3份	—	2份	—	2份

表 10-23　2 200 kcal 运动减肥饮食营养计划

	谷　类	蛋白质类	乳制品类	蔬菜类	水果类	油脂类
早　餐	2份	2份	1份	1份	1份	1份
上午点心	0.5份	—	2份			

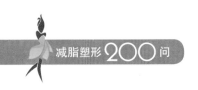

（续表）

	谷　类	蛋白质类	乳.制品类	蔬菜类	水果类	油脂类
午　餐	3份	4份	—	2份	—	2份
下午点心	—	—	—	—	1份	—
锻炼后	—	2份	1份	—	—	—
晚　餐	3份	3份	—	2份	—	2份

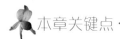本章关键点 ···

❖ 正确计算减肥饮食能量摄入量是实现能量负平衡的关键。

❖ 饮食营养计划应涵盖五大类食物,构建平衡膳食结构。

❖ 少量多餐。三顿正餐必不可少,每顿正餐蛋白质摄入目标为20 g左右。

❖ 降低碳水化合物的摄入量,提高蛋白质的摄入量,选择健康的脂肪。

❖ 蛋白质的摄入量要保证在每千克体重1.2 ~ 1.6 g。一天中均衡摄入。

❖ 锻炼后一定要摄入20 g左右的蛋白质和适量的碳水化合物。

❖ 要重点关注食物分量的大小,特别是含碳水化合物的食物。即使是专业的营养师,也需要一定时间的经验积累。

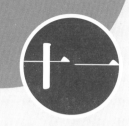

十一 如何安排一日三餐和点心?

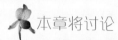
168 为什么早餐是运动减肥饮食成功的关键?

毫无疑问,早餐是一天中最重要的一餐。身体和大脑只有获得了充足的能量才能良好地运转。然而,很多人不吃早餐,拖着能量不足的身体就开始了忙碌的一天。其结果就是,身体始终处于低能量状态,特别想吃含糖的食物,甜食和点心的摄入量高,因此体重增加。

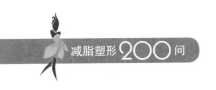

169 不吃早餐会有什么问题?

不吃早餐是最大的营养误区。从前一天晚餐开始到第二天早晨起床,身体已经处于禁食状态十几个小时了。如果不通过早餐补充能量,特别是补充适量的碳水化合物,则上午发生低血糖的风险非常高。不吃早餐对身体状态的影响会持续一整天,与此相反,高质量的早餐会使身体全天充满活力。

很多人不吃早餐的借口是"我早晨不饿""我没有时间""早餐的食物我不喜欢""我在控制饮食",或者"如果我吃早餐,一天都觉得更饿"等。

如果不吃早餐,上午会出现注意力不集中的现象,工作或学习的效率会下降,容易发脾气等。研究还表明,父母不吃早餐,孩子也更加可能有样学样不吃早餐,而吃更多的零食和点心,逐渐形成不规律的进食模式及摄入低质量的食物,这些都会对孩子的能量摄入和体重产生负面影响。不吃早餐的孩子在午餐前也出现注意力不集中的现象。

相比这些不吃早餐的借口,吃早餐的理由更多。

我早晨不饿

早餐时间不感到饥饿可能是因为前一晚上晚餐吃得太晚或太多,或者睡前吃了很多的零食或点心。这是饮食没有计划的典型表现,应该制订科学的饮食计划,重新建立饮食习惯。事实上,早餐和午餐需摄入全天应吃食物的主要部分,晚餐少吃,才更符合人体生物钟规律。

有些起床后就锻炼的人在早餐时没有食欲,而到了上午10点左右开始有强烈的饥饿感,但因为工作的原因必须坚持到午餐时间才能进食。这时通常会吃一些零食,零食替代了一顿重要的正餐即早餐,使得摄取营养素的机会减少了。对于早餐前锻炼的人来说,高质量的早餐应该包括碳水化合物和优质蛋白质,如牛奶冲泡燕麦片、切片面包涂抹花生酱加一根香蕉或燕麦、坚果、干果等混合麦片加酸奶等,可以迅速补充肌肉中耗竭的糖原,促进肌肉恢复,使得下一次锻炼能够顺利进行。

我没有时间

每个人都有吃早餐的时间。很多人早晨非常匆忙,没有做早饭、吃早饭的时间。其实这是生活计划的问题,提前做好规划,吃早餐的时间总是有的。最起码可以前一天晚上准备好第二天早晨可以带走吃的简便早餐。例如,切片面包涂抹花生酱加一个水煮蛋和一瓶葡萄汁,就可以使身体和大脑在上午的工作或学习中集中注意力、提高效率,避免10点左右饥肠辘辘的出现。

如果缺少制作简便早餐的思路,不妨考虑下列食物:

❖ 酸奶。冰箱中应该始终储有酸奶,可以搭配面包、坚果、水果等。
❖ 香蕉。可以搭配坚果酱和一盒牛奶。
❖ 自制混合饮料。可以将水果汁、酸奶或牛奶、蛋白粉等搅匀装杯。
❖ 全麦面包夹两片奶酪。

我在控制饮食

不吃早餐能减肥吗? 很多节食减肥的人不吃早餐,想通过不吃早餐来减少能量的摄入以达到减轻体重的目的。然而科学研究发现结果恰恰相反,不吃早餐的节食者一段时间之后体重反而增加,原因是不吃早餐者,到下午之后尤其到晚上觉得特别饿,导致晚餐过量进食。一项对3 000名左右的节食者进行的调查发现,这些节食者体重减轻14 kg且至少维持一年的时间,其中78%的人每天吃早餐,88%的人一周吃5次以上的早餐,仅仅只有4%的人从不吃早餐。吃早餐的人觉得一整天都更加有活力。这项研究表明,早餐是减轻体重计划的重要部分。

如果我吃早餐,一天都觉得更饿

很多减肥的人对早餐有恐惧感,觉得“如果我吃早餐,一整天都觉得更饿”。有的人象征性的喝点粥或吃块糕点,所吃食物可能还不够刺激消化液的分泌,更不要说满足食欲了;有的人干脆就不吃。其结果往往是下午之后进食过量。如果早餐摄入足量的能量,尤其是早餐摄入20 ～ 30 g优质蛋白质如鸡蛋加乳制品,白天的饥饿感会大大减轻。一般建议运动减肥者早餐应至少摄入400 kcal高质量的食物。表11-1是400 kcal早餐的示例。

表 11-1　400 kcal 早餐

食　　物	分　　量	能量(kcal)	碳水化合物(g)	蛋白质(g)
食　谱　1				
切片面包	1片	70	15	2

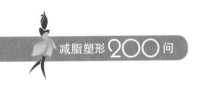

（续表）

食　物	分　量	能量（kcal）	碳水化合物（g）	蛋白质（g）
低脂牛奶	240 ml	120	15	8
白水煮蛋	2个（中等大小）	150	—	14
苹　果	1/2个（大）	60	15	—
总　计		400	45 g（3份）	24 g
食　谱　2				
即食麦片	1包（30 g）	120	25	2.4
白水煮蛋	1个（中等大小）	70	—	7
酸　奶	200 g	160	20	6
草　莓	250 g（11个、中等）	60	15	—
总　计		410	60	15
食　谱　3				
刀切小馒头夹花生酱	刀切馒头1个（35 g）、花生酱8 g	115	15	9
炒鸡蛋	2个（中等大小）	150	—	14
低脂牛奶	240 ml	120	12	8
植物油	1.5 g	15		
总　计		400	27	31

170 早餐最理想的食物是什么？

　　高质量早餐的标准是至少要包含四种食物类别：谷类、低脂乳制品类、优质蛋白质类及水果类，其中谷类最好为全谷类食物。

　　无论是中式早餐还是西式早餐，从安排高质量早餐的难易程度来说，早餐谷物麦片可能是最理想的选择。低脂肪牛奶或酸奶冲泡麦片加入一小把坚果和一份水果,就以最简便的方法获得了全谷类、低脂肪乳制品、坚果类和水果类等四类食物。再加上全鸡蛋或鸡蛋白,就构成了高质量的早餐。

早餐即食麦片的特点:

❖ 极其方便。倒入碗中,牛奶冲泡即成。再加入一小把核桃仁和葡萄干,就是一顿平衡营养餐。匆忙之中,还可以装入包里;办公室的抽屉里也可储存几包。

❖ 富含碳水化合物。肌肉需要碳水化合物提供能量。麦片、香蕉和果汁中的碳水化合物构成一餐的基础,牛奶提供优质蛋白质。此外,再加上一些坚果、酸奶或 1 ～ 2 个水煮蛋可以补充蛋白质的摄入量,提高营养价值。

❖ 富含膳食纤维。选择全谷类麦片(30 g 一袋的麦片至少应含有 4 g 膳食纤维),可以降低便秘的风险。

❖ 强化铁的麦片富含铁。应选择强化了铁的麦片,增加铁的摄入量,减低患贫血的风险。橙汁中的维生素 C 可以促进铁强化麦片中铁的吸收。

❖ 搭配乳制品提高钙摄入量。麦片搭配低脂牛奶或酸奶可以摄入丰富的钙,有助于维持骨骼强壮,预防骨质疏松症。

❖ 脂肪和胆固醇含量低。

(171) 如何增加早餐蛋白质的摄入量?

对于减肥的人来说,吃高蛋白质早餐一个重要的优点就是增加一整天的饱腹感。研究表明,吃蛋白质含量丰富早餐(含鸡蛋)的人晚餐时摄入的能量要比早餐喝牛奶冲麦片或羊角面包加橙汁的人少。

减肥期间除了关注体重是否减轻之外,还应重点关注肌肉的数量是否减少,预防肌肉量减少的一个重要方法就是摄入充足的蛋白质及规律的抗阻力锻炼。营养目标是每 3 ～ 4 小时要摄入 20 g 蛋白质,职业运动员要想减轻体重也是如此。

蛋白质具有很强的饱腹感,可以抑制饥饿时急不可耐吃零食的冲动。吃早餐要比不吃强,最佳早餐应包括全谷类、优质蛋白质和水果。每一餐都要吃蛋白质含量丰富的食物,下面是早餐摄入 20 g 蛋白质的方法。

❖ 3 个鸡蛋,或者 1 个全鸡蛋加 4 个鸡蛋清。

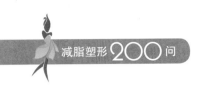

✤ 3份（90 g）低脂奶酪。

✤ 90 ～ 120 g火腿肉或鸡胸肉。

✤ 180 g希腊酸奶。

✤ 240 g茅屋奶酪。

172 如何安排午餐和晚餐？

午餐是一天中第二重要的正餐。午餐不仅要补充上午的消耗，而且还要满足下午的工作、学习等营养需要。但是，很多节食减肥的人午餐吃得很少，或吃代餐。运动减肥时，营养上应保证摄入充足的各种营养素，运动前及运动后也应适时根据运动营养学的要求补充营养及水。

一般情况下，体力活动水平较高的人每隔四小时左右就会感到饥饿。如果进食早餐的时间为上午7点至8点，那么上午11点至12点时应进食午餐。如果早餐吃得太少（大多数人如此），上午10点左右可能就想吃午餐了，因此也就打乱了一天的饮食计划。

解决上午过早饥饿问题的方法很简单：

✤ 早餐至少摄入全天总能量的三分之一。

✤ 上午9点半左右吃点心。更准确地说，早餐减少一部分碳水化合物的摄入，这部分能量作为上午点心。

总的来说，在计划一天的饮食营养摄入量时，应该将能量均衡地分配到三顿正餐和点心中。如果只吃三顿正餐，早、午和晚餐的能量摄入可以分别为30%、40%和30%。如果吃三顿正餐加两顿点心，三顿正餐的能量摄入可以分别为25%、30%和25%，两顿点心分别占10%。这样平均分配能量的摄入可以消除下午或晚上饥不择食的情况，能量摄入并没有增加，只是从正餐分出部分能量作为点心而已。

173 安排午餐的原则是什么？

✤ 午餐至少应摄入500 kcal左右的能量，食物应涵盖至少三种最好四种类别：

谷类、蛋白质类、蔬菜类和健康脂肪类。

❖ 适量碳水化合物。经过上午4个多小时的工作、学习等,血糖水平开始下降,碳水化合物是提升、稳定血糖水平的重要营养素。有四类食物含有碳水化合物:谷类主食如米饭、杂豆类等;蔬菜类如胡萝卜、豌豆、土豆等;水果类和乳制品类。注意主食的分量大小。

❖ 大量的深色蔬菜,如番茄、青椒、胡萝卜及各种深色叶类蔬菜。午餐和晚餐是摄入蔬菜的机会,一天至少要吃400 g的蔬菜。深色蔬菜所含有的营养素和具有抗氧化作用的植物化学物远多于淡色蔬菜如莴笋、黄瓜、白菜和萝卜等。当然也有例外,例如十字花科的蔬菜,100 g白颜色的花菜含有70 mg的维生素C以及大量具有抗癌作用的植物化学物。

❖ 选择含钾量高的蔬菜。对于运动减肥的人来说,出汗会丢失大量的钾。钾也有助于对抗高血压。每天应该至少摄入3 500 mg的钾,钾含量高的蔬菜有生菜、西兰花、土豆和胡萝卜等(参见表9-1)。

❖ 足量蛋白质。可以选择动物性蛋白质类食物如深海鱼类、瘦肉类、去皮鸡肉等和乳制品类,也可以选择植物性的蛋白质类食物如豆腐、鹰嘴豆、芸豆以及坚果类等食物。

❖ 高钙类食物。每餐都应该有增加钙摄入量的意识,高钙类食物首选是乳制品类,海产品及部分蔬菜也含有丰富的钙。

❖ 选择健康脂肪。茶油、橄榄油等植物油,坚果类和牛油果等均是健康脂肪,但要注意这类食物的能量密度非常高。

(174) 如何安排晚餐?

大多数人的晚餐非常丰盛。对于运动减肥的人来说,饮食的重点在于早餐和午餐,这样身体才会有更多体力和精力来应对白天的工作和学习压力,完成高质量的运动锻炼。当然,这并不是说不应该享受晚餐,但丰盛的晚餐则完全没有必要。晚餐的能量摄入量至少不应该超过早餐或午餐。

安排晚餐的原则如下。

❖ 不能让身体在晚上回家时处于饥肠辘辘的状态。如果锻炼安排在下午,则

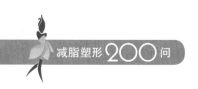

锻炼之后应该适量进食(参见第十二章)。如果下午没有锻炼的安排,则应在3点半左右吃些点心,就能避免下午5、6点时出现饥饿感。

❖ 食物多种多样。营养学原则同午餐。表11-2为500 kcal的平衡膳食,适合于每天能量摄入为1 600 ~ 2 000 kcal的人参考。

表11-2 500 kcal午餐或晚餐家常食谱

食 谱 1			
食　物	分　量	能量(kcal)	蛋白质(g)
萝卜烧肉	瘦猪肉35 g、萝卜75 g	75	7
青椒青鱼片	青鱼55 g、青椒25 g	60	7
炒鸡毛菜	鸡毛菜100 g	25	—
番茄蛋汤	番茄50 g、鸡蛋1个	90	7
米　饭	米饭120 g	140	4
植物油	植物油12 g	110	—

食 谱 2			
食　物	分　量	能量(kcal)	蛋白质(g)
盐水基围虾	基围虾60 g	55	7
莴笋鸡片	莴笋50 g、鸡胸肉40 g	90	7
蒜泥菠菜	菠菜125 g	30	1
排骨萝卜汤	排骨55 g、萝卜75 g	140	7
米　饭	米饭120 g	140	4
植物油	植物油5 g	45	—

食 谱 3			
食　物	分　量	能量(kcal)	蛋白质(g)
酱牛肉	牛肉35 g	55	7
番茄炒蛋	番茄100 g、鸡蛋2个	175	14

食 物	分 量	能量（kcal）	蛋白质（g）
食 谱 3			
绿豆芽炒韭菜	绿豆芽75 g、韭菜25 g	25	—
蘑菇豆腐汤	蘑菇50 g、豆腐70 g	45	4
米 饭	米饭120 g	140	4
植物油	植物油6.5 g	60	—

食 物	分 量	能量（kcal）	蛋白质（g）
食 谱 4			
姜丝爆炒鸭片	鸭胸肉45 g	75	7
清蒸鲈鱼	鲈鱼90 g	85	10
香菇炒扁豆	扁豆100 g、香菇50 g	40	2
鸡毛菜肉圆汤	鸡毛菜100 g、肉圆20 g	55	4
米 饭	米饭120 g	140	4
植物油	植物油11.5 g	105	—

食 物	分 量	能量（kcal）	蛋白质（g）
食 谱 5			
红烧大排	大排70 g	150	14
木耳蒸鲫鱼	鲫鱼75 g、木耳25 g	60	7
芹菜炒香干	芹菜100 g、豆腐干1块	80	7
百合芦笋汤	百合20 g、芦笋50 g	50	1
米 饭	米饭90 g	105	3
植物油	植物油6 g	55	—

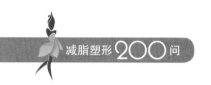
175 如何安排点心?

很多减肥者正餐吃得不够、零食点心吃得太多。常常在饥饿时找能快速补充能量的零食,有的人零食点心的摄入量甚至达到全天总能量摄入的20% ~ 50%。显然,这在营养方面是不合理的。

点心是重要的能量补充来源。体力活动水平较高的人,每隔4小时就会感到饥饿,因此两餐之间,尤其是下午3点半左右的点心加餐就显得非常重要。否则,12点吃午餐,不到下午4点就会饥肠辘辘。如果锻炼安排在下午,则更应为锻炼补充一些能量。合理的营养加餐要远好于提神类的饮料。

健康的点心有很多选择,但应该含有蛋白质、膳食纤维和健康脂肪等。

176 加餐点心的营养原则是什么?

❖ 首要原则是碳水化合物的含量不能高,避免甜食。

❖ 能量不超过200 kcal。

❖ 膳食纤维含量高。

❖ 含有适量的蛋白质。

❖ 营养素密度高。

❖ 所含有的脂肪应为健康脂肪。

❖ 精制糖含量低。

听起来难以做到,其实非常方便,大多数加工程度低的食物如蔬菜、坚果类和种子类、水果和乳制品等都满足这些营养要求。

177 哪些食物适合作为减肥点心?

高蛋白点心

高蛋白食物含有丰富的必需氨基酸,对于减肥者维持肌肉量至关重要。因此,含有高蛋白的点心对于减肥者来说最为理想。下面提供一些安排高蛋白点心的思路（表 11-3）。

表 11-3　高蛋白点心

食　　　物	分　　　量	蛋白质(g)
白水煮蛋	1个	7
茅屋奶酪	1杯	6
扁桃仁、山核桃或其他坚果	一小把(23粒,28 g)	6
水果拌2勺坚果酱	坚果酱2勺(30 g)	8
鹰嘴豆	30 g	5
毛豆米	155 g	17
牛肉干	1大片(20 g)	7

膳食纤维含量高的点心

膳食纤维对健康有很多益处。膳食纤维也像蛋白质一样易产生饱腹感，还能够预防便秘。高膳食纤维的饮食能够减缓碳水化合物的吸收，有助于保持血糖平稳。此外，膳食纤维还能够降低血液胆固醇水平、减低患心脏病和癌症的风险（表 11-4）。

表 11-4　膳食纤维含量高的点心

食　　　物	分　　　量	膳食纤维(g)
即食燕麦	100 g	1.6
玉米粒	100 g	2.7
蓝　莓	100 g	2.4
香　蕉	100 g	2.6
巴旦木或开心果	23粒	4 g
生西兰花	100 g	2.6
牛油果	1个	13.5

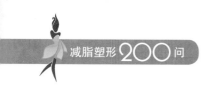

健康脂肪类食物

目前营养学的观念并不提倡低脂肪饮食,而是强调吃健康的脂肪。事实上,健康的脂肪对心脏健康更有益,且具有充足的饱腹感。下面是一些可以作为点心的健康脂肪类食物(表11-5)。

表11-5　健康脂肪类点心

食　　　物	分　　　量	脂　　肪(g)
牛油果	1个	30
希腊酸奶	1杯	22
核　桃	100 g	65
三文鱼	100 g	6

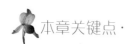 本章关键点 ·······································

❖ 不吃早餐发生低血糖的风险非常高。

❖ 不吃早餐的人身体始终处于低能量状态,会特别想吃含糖的食物,从而使甜食和点心的摄入比例增加,导致体重上升。

❖ 不吃早餐的节食者一段时间之后体重反而增加。原因是不吃早餐者,到下午之后尤其到晚上就会觉得特别饿,导致晚餐过量进食。

❖ 如果早餐摄入足量的能量,尤其是早餐摄入20 ~ 30 g优质蛋白质如鸡蛋加乳制品,白天的饥饿感会大大减轻。

❖ 一般建议运动减肥者早餐应摄入500 kcal高质量的食物。

❖ 高质量早餐的标准是至少要包含四种食物类别:谷类、低脂乳制品类、优质蛋白质类及水果类,其中谷类最好为全谷类食物。

❖ 对于减肥的人来说,吃高蛋白早餐一个重要的优点就是增加一整天的饱腹感。

❖ 午餐是一天中第二重要的正餐。

❖ 午餐至少应摄入500 kcal左右的能量,食物应涵盖至少三种最好四种类别:谷类、蛋白质类、蔬菜类和健康脂肪类。

❖ 午餐和晚餐应摄入足量蔬菜和蛋白质、适量碳水化合物,选择健康的脂肪。

❖ 每餐都应该有增加钙摄入量的意识。

❖ 高钙类食物首选乳制品类,海产品及部分蔬菜也含有丰富的钙。

❖ 点心的能量不应超过200 kcal。

❖ 健康的点心类食物应该含有蛋白质、适量碳水化合物和膳食纤维、健康脂肪等,避免精制糖。

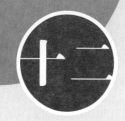

十二 运动前、运动中及运动后应该怎么吃?

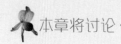

本章将讨论 ···

- ❖ 为什么锻炼之前要吃点心?
- ❖ 运动前营养的主要目的是什么?
- ❖ 空腹锻炼增加体内脂肪消耗吗?
- ❖ 激发运动中胃肠道不适的常见因素有哪些?
- ❖ 什么时间锻炼比较好?
- ❖ 锻炼前吃什么,吃多少?
- ❖ 运动期间吃什么?
- ❖ 运动中出现腿抽筋与营养有关吗?
- ❖ 为什么锻炼之后要吃营养餐?
- ❖ 运动后营养餐的原则是什么?
- ❖ 锻炼后吃什么?
- ❖ 锻炼之后喝什么?
- ❖ 适合锻炼后摄入的食物有哪些?

178 为什么锻炼之前要吃点心?

无论是职业运动员,还是规律性运动锻炼的健身者,锻炼前正确地补充能量非常重要。运动营养学的研究表明,锻炼前适当补充能量具有五方面作用。

❖ 有助于预防低血糖的发生。低血糖的症状有轻度头痛、无尽的疲劳感、视觉模糊以及注意力不集中等,这些症状均严重影响运动表现。

❖ 有助于中和部分胃液,预防饥饿感出现。

❖ 可以为肌肉补充能量。运动前正餐所进食的碳水化合物以糖原形式存储于肌肉中,运动前1小时之内所进食的碳水化合物进入血液成为血糖,并补充大脑所需的葡萄糖。

❖ 可以使运动者很安心,因为知道自己的身体已经补充了足够的能量。

❖ 有助于提高锻炼的强度,因此而消耗更多的能量,减去多余的脂肪。

运动前营养的主要目的是为身体提供充足的能量储存,使得身体能够高质量地完成一次运动锻炼。碳水化合物含量丰富的食物和液体能够促进肌肉糖原和肝糖原的储存,优质的蛋白质类食物有助于保留肌肉量,因此,运动前的正餐应该包括这些食物。不推荐运动前吃脂肪含量高的食物,因为高脂肪食物使消化过程减缓,运动时身体会出现迟钝感。运动前1小时内的点心应以简单碳水化合物为主,膳食纤维含量不宜太高。

如果运动前没有摄入白开水、茶、咖啡、牛奶、果汁等获得足够的水分,或摄入的蔬菜和水果不足以使身体保留充足的水分,那么运动时就会很快出现疲劳感,身体的协调性下降,发生肌肉抽搐的可能性更大。此外,身体不能调节其核心体温,体温增高导致身体处于过热和耗竭状态。

无论锻炼与否,使身体一整天都保持充足的水分是维持健康的重要因素。早晨开始就应该喝250～500 ml的水,一天中应随时喝口水。锻炼时至少应喝800 ml水,使身体保持适宜的水分。如果锻炼时间超过1小时,或者在高温、高湿天气条件下锻炼,则还需要额外增加水和电解质的摄入量。

179 空腹锻炼可以增加体内脂肪消耗吗?

空腹锻炼的确能够增加体脂肪的消耗,但是燃烧更多的脂肪并不等同于变得更瘦。无论锻炼时消耗的能量来自脂肪还是来自碳水化合物,要减去体脂或体重,需要在一天结束时总的能量摄入低于全天的能量消耗,即能量负平衡。研究表明,运动前吃适量的点心,能够使运动时提高强度,消耗更多的能量,减去更多的脂肪或体重。

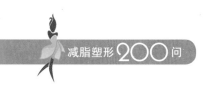

180 哪些食物会激发运动中肠胃不适？

运动前吃一些点心能够增强耐力、力量及愉悦感。但是很多人担心运动前进食会使胃部不适、腹泻等，导致中止运动等。当然，吃太多不合适的食物肯定会引起胃肠问题。研究发现30%～50%的耐力运动者会出现胃肠问题。最常见的症状是恶心，其他症状还包括胃灼热感、呕吐、打嗝、胃痛、胀气、腹部痉挛、腹泻等。

每个人的胃肠道对运动的反应是不一样的，每个人对食物的喜好和口味也各不相同。没有统一的运动前该吃的食物，需要个人积累经验。这意味着运动不仅锻炼心脏、肺和肌肉，还锻炼胃肠道对运动前所吃食物的耐受性。重点应关注牛奶、西兰花、洋葱、玉米、芸豆或含有山梨醇的口香糖等食物。

要使胃肠道适应、耐受运动前所吃的食物，在运动前的1小时内进食，可以从小块饼干或少量运动饮料开始，逐步添加食物，直至达到200 kcal左右。

诱发运动中胃肠道不适的常见因素如下。

✤ 运动类型。体位相对稳定的运动项目如骑自行车、游泳等较少出现胃肠道不适，需要跑动的运动项目常出现。

✤ 训练状态。平时训练少的人易出现，在逐渐加大运动量和运动强度后，身体会逐渐调整状态并适应。

✤ 年龄。年轻运动者较多出现胃肠道不适。

✤ 性别。女性在经期易出现胃肠不适。

✤ 精神紧张。

✤ 运动强度。高强度运动时，大量的血液从胃肠道流入肌肉，导致胃肠不适。

✤ 运动前摄入食物的量。吃太多高蛋白和高脂肪的食物可迅速引起胃肠不适。安全的食物是低脂肪高碳水化合物的食物，如燕麦片、香蕉等。

✤ 膳食纤维。高膳食纤维饮食会加速肠蠕动，激发胃肠道不适。

✤ 咖啡。有些人喜欢运动前喝大量的咖啡，以期提高运动表现。但结果往往适得其反，运动中出现胃不适，甚至腹泻，运动表现自然不如人意。

✤ 运动胶和浓缩糖溶液。运动期间摄入高浓度的糖溶液会导致胃不适。不要将高碳水化合物恢复性饮料(200 kcal/240 ml)与低碳水化合物补液相混淆。

❖ 含有山梨醇的无糖食物。

❖ 脱水。身体脱水会增加肠道出现问题的风险,运动期间应合理补水,尝试不同的液体,观察身体对水、运动饮料、稀释果汁等的反应。

❖ 激素改变。消化过程受激素调控,运动会改变激素的分泌模式。某些改变可能会导致食物通过消化系统的速度加快,从而导致胃肠道不适。

❖ 肠道易激惹综合征。一般来说,运动会改善肠道易激惹综合征的症状。

181 什么时间锻炼比较好?

锻炼时间影响饮食计划,如果早晨锻炼,则没有太多的时间进食以及足够的时间来消化。那么早晨空腹锻炼好吗?这取决于锻炼项目的类型,早晨空腹进行健步走或慢跑是没有问题的,出门前喝一杯水就可以了。但是,如果进行强度更大的运动项目,则应该吃一些容易消化吸收的碳水化合物类食物,如1片切片面包、几片饼干、1根香蕉或1杯果汁等,加上一杯水,以避免低血糖的发生。

由于液体消化的速度较快,少量的奶昔作为运动前的营养餐较为合适。如果早晨锻炼前吃任何食物都导致胃肠道不适,那么就什么也不要吃。事实上,空腹状态下锻炼会消耗更多的能量。

精心计划自己的运动项目类型和持续时间。进行60分钟以上的耐力锻炼或高强度间隙训练(high intensity interval training,HIIT)时,发生糖原耗竭、低血糖症和疲劳的风险非常高。因此,运动前的营养餐非常重要。如果运动时间超长,则运动期间每小时应喝含30 ~ 60 g碳水化合物的饮料。

如果下午锻炼,可以更加科学地安排运动前的营养餐,以保证为身体提供充足的能量。碳水化合物的摄入量取决于进食时距离锻炼还有多长时间。如果距离锻炼只有1小时,碳水化合物的摄入量为每千克体重1 g;如果距离锻炼有2小时,则碳水化合物的摄入量为每千克体重2 g。运动前的营养餐除了包括碳水化合物之外,含15 ~ 20 g的蛋白质有助于血糖水平的稳定、维持或增加肌肉量以及减低运动时出现肌肉损伤的风险。

十二

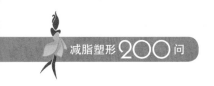

182 锻炼前应该怎么吃?

能量储备策略如下。

❖ 运动前、运动中及运动后所吃的食物不仅影响运动表现,还影响舒适感。不同的运动项目燃烧能量的速度不一样,因此需要根据运动的类型、强度以及持续时间等来计划饮食。

❖ 如果锻炼少于45分钟,锻炼前吃一小块点心,锻炼中喝水,锻炼后吃一小块点心。

❖ 运动前1小时内:新鲜水果、小餐包、酸奶、能量胶、至多240～360 ml运动饮料等。

运动前的小点心应避免哪类食物?

运动时,大量的血液流入肌肉提供氧气,以利于肌肉产生能量。运动前应避免摄入脂肪或膳食纤维含量高的食物,这些食物很难被消化,在胃中停留的时间过长,使大量的血液流入胃肠道,甚至出现肠道痉挛、胃不适及恶心等症状,会影响运动表现。

183 运动期间吃什么?

像运动前和运动后需要补充营养一样,运动期间也需要补充营养。无论是职业运动员,还是减肥者、健身者,运动期间摄入合适的食物和液体对于运动非常重要。

在进行中等至高强度的运动时,身体会利用预先储存的碳水化合物和部分脂肪作为能量来源。碳水化合物即肌肉中的肌糖原、血糖以及肝脏中的肝糖原。不同的运动项目对糖原的消耗速度不同。长时间进行中等至高强度的运动,期间摄入碳水化合物的好处就是维持血糖水平平稳。

如何判断运动中是否需要进食?

❖ 一般来说,运动持续时间越长,碳水化合物的消耗量越多。如果运动时间超过1小时,那么运动期间除了补水之外,应该摄入一些碳水化合物。

- 高强度运动会消耗更多的糖原。如果运动持续时间为1小时左右,但期间有较多的高强度动作,那么摄入一些碳水化合物是有益的。
- 气温也有影响,天气越热,糖原的消耗越快。
- 运动前的点心是否摄入适量的碳水化合物也是运动中是否需要摄入碳水化合物的因素。

吃什么?

运动期间吃的食物数量应该很少,且无需咀嚼、容易吞咽。液体食物是最佳的选择。

运动胶是浓缩形式的碳水化合物,有助于长距离或长时间运动项目中快速补充能量。由于浓度极高,需要多喝水,以免胃部不适。如果进行长时间的耐力运动,运动胶是适合的,但是一般的健身运动者则不需要。

下面是含有50 g碳水化合物的食物示例:
- 800 ml运动饮料。
- 500 ml可乐。
- 1条运动能量棒。
- 2条运动胶。
- 2个大香蕉。

吃多少?

取决于运动强度、天气条件以及运动开始时体内的糖原储存量。表12-1为运动中补充能量的建议。

表 12-1　运动中营养补充建议

运 动 类 型	碳水化合物摄入量	示　例
☆ 少于45分钟,如健身房锻炼、健步走	无需补充,但运动前要吃点心	如果口渴,可喝水
☆ 1～2.5小时,如足球、半程马拉松、游泳	在第1小时过后(运动前点心为第1小时提供了能量),每小时摄入30～60 g	运动饮料、运动胶、香蕉等

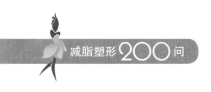

（续表）

运 动 类 型	碳水化合物摄入量	示 例
☆ 超过2.5小时，低强度至中等强度，如竞走、骑自行车、徒步	至少每小时摄入30 g	香蕉面包、水果干等
☆ 超过2.5小时，中等强度至高强度，如马拉松、铁人三项赛	每小时摄入60～90 g	各种食物，如运动饮料、运动胶、能量棒、饼干、巧克力牛奶、奶酪条等

184 运动中出现腿抽筋与营养有关吗?

肌肉抽搐往往与脱水有关。肌肉抽搐常见于肌肉处于疲劳状态时，可能与控制肌肉兴奋和抑制神经功能发挥异常有关。也就是说肌肉抽搐的主要原因是肌肉运动过度所致，但是体液的丢失、电解质不平衡等也是重要因素。进行适当的拉伸和按摩能够解决肌肉抽搐问题。

肌肉抽搐可能涉及营养问题。下面的营养学建议不能保证解决运动中肌肉抽搐的问题，但是最好能够排除这些因素。

❖ 喝水不足。肌肉抽搐常常出现在身体脱水状态。要防止身体脱水诱发肌肉抽搐，在运动前、运动中摄入足够的液体。每日饮水足够，则尿液清澈、量大，呈淡黄色。

❖ 缺钠。在高温天气下进行长时间高强度的运动，如果只喝水，不喝含钠的运动饮料或不吃食物，则有缺钠的风险。肌肉细胞缺钠会导致抽搐。

❖ 缺钙。钙在肌肉收缩过程中发挥重要的作用，每日应该至少摄入乳制品两次。

❖ 缺镁。就像肌肉收缩需要钙一样，肌肉舒张需要镁参与。运动营养学的研究表明镁有助于减少半夜腿抽筋的发生。事实上，很多人每日镁的摄入量的确没有达到膳食指南推荐的摄入量：男性420 mg、女性320 mg。镁含量丰富的食物有深色叶类蔬菜、全谷类、坚果类、鲜豆类等。例如，225 g菠菜含有155 mg镁。

❖ 缺钾。缺钾可能会导致肌肉抽搐，蔬菜和水果含钾量丰富。

表 12-2 各类饮料营养成分比较

饮料类型 （240 ml）	钠（mg）	钾（mg）	蛋白质（g）	碳水化合物（g）
低脂牛奶	100	400	8	12
普通运动饮料	55	45	—	19
巧克力牛奶	150	425	8	26
水	—	—	—	—

(185) 为什么锻炼之后要吃营养餐？

很多人坚持规律的锻炼，有的人甚至锻炼得很刻苦，因此也就理所当然地认为"我锻炼了，我的身体就会越来越好"。但是事实上很多人的肌肉越锻炼越少。从科学健身的角度来看，这些人尽管长期刻苦的锻炼，但并没有达到减体重或体脂、增加肌肉力量和数量、提高体能水平等目的。问题出在哪里？问题就在于营养没跟上。适当的休息、身体的恢复以及合理的营养是帮助达到锻炼目的的重要因素。

运动后合理的营养可以：

❖ 提高运动表现。

❖ 避免运动损伤。

❖ 增强肌肉力量。

❖ 提高运动耐力。

❖ 促进运动后的恢复。

运动后补充营养的主要目的是帮助身体恢复、补水、补充能量、修复肌肉等。运动营养学认为，运动后1小时之内是体内蛋白质合成代谢的窗口期。运动之后，肌肉中血流增加，胰岛素的敏感性增高，使得肌肉细胞对葡萄糖的吸收提高，肌肉糖原的合成增强，肌肉细胞中蛋白质的合成也增强。也就是说，在锻炼之后的1小时之内，身体最需要获得营养素，因此在这个窗口期摄入身体需要

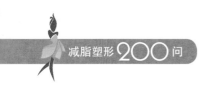

的营养素对于身体补充能量、修复肌肉等效率最高、效果最好。

进行力量训练时,身体其实是处于应激状态。肌肉收缩做功时,肌纤维会有细小的损伤,当这些细微的损伤被修复后,肌肉纤维就变粗了,这就是肌肉量增多的过程,但这只是一方面。肌肉纤维的修复需要适宜的营养、充足的水分以及适当的休息恢复,这就是为什么锻炼之后一定要进食的原因。

进行耐力锻炼的情况也一样,耐力锻炼主要是提高体能水平,增强心肺功能,同样需要适宜的营养补充。

锻炼后良好的蛋白质来源如下。

- ❖ 鸡蛋。
- ❖ 鲑鱼。
- ❖ 鸡胸肉。
- ❖ 乳清蛋白粉。
- ❖ 茅屋奶酪。

186 运动后营养餐怎么选择?

能否每日按照锻炼计划顺利进行锻炼是一项挑战,毅力仅是坚持运动的一个方面,还需要了解运动后应该吃什么。运动后选择什么样的食物和饮料对于体力的恢复、肌肉的修复以及减体重或体脂肪等至关重要,也决定了后面的锻炼能否继续下去。

如果第二天感到非常疲累、肌肉酸痛,甚至不想继续锻炼了,或锻炼了一段时间体重也没什么变化,那么很可能不是锻炼计划有问题,而是营养没跟上。

运动后营养摄入目标:

- ❖ 15 ~ 25 g蛋白质用于肌肉组织修复;
- ❖ 每千克体重碳水化合物 1 ~ 2 g以补充肌糖原的消耗;
- ❖ 加5 ~ 10 g脂肪以增加饱腹感。

碳水化合物刺激胰岛素的分泌。胰岛素有助于构建肌肉,促进碳水化合物进入肌肉细胞补充肌糖原储存。碳水化合物与蛋白质（10～20 g）一起进食可以减低皮质醇的分泌。皮质醇是分解肌肉蛋白质的一种激素。此时，无需考虑蛋白质来源是蛋白粉还是食物，也无需考虑碳水化合物的类型是简单糖还是复杂的碳水化合物。

运动后营养餐中碳水化合物与蛋白质的比例取决于运动强度。美国运动医学会建议：

❖ 职业运动员在进行高强度耐力运动之后的1小时内应摄入300～400 kcal，其中碳水化合物与蛋白质的比例为3 ：1。

❖ 进行低强度至中等强度的运动后最好1小时内，最多不超过2小时，应摄入营养餐，其中碳水化合物与蛋白质的比例建议为2 ：1。

❖ 实际上，运动后只要保证摄入10～20 g蛋白质，无需太多关注碳水化合物与蛋白质的比例。

根据运动过程中所丢失的体重数量来决定补水量，一般为每丢失450 g体重补水500～700 ml。普通健身者无需运动前后称量体重，补水原则为运动期间及运动之后喝大量的液体，感到口渴就喝水。

中等强度锻炼之后15分钟至2小时之内进食，如果是高强度的锻炼，则应尽快进食。

如果锻炼安排在晚饭之后的时间，锻炼之后、睡觉之前还要吃营养餐吗？很多人担心睡觉前摄入食物会增加身体储存脂肪导致体重增加，事实上运动之后摄入的营养素主要转变为糖原储存于肌肉和肝脏，以及合成蛋白质修复运动中受损的肌肉纤维。运动营养学认为，锻炼之后最好要吃营养餐，无论锻炼是在白天还是在晚上，都可以使身体从分解代谢状态转变为合成代谢状态。

187 锻炼后吃什么？

美国运动医学会建议，运动后30～60分钟内每千克体重摄入1.2～2.0 g蛋白质有助于减低肌肉蛋白质的分解，增加肌肉蛋白质的合成。

摄入多少碳水化合物？蛋白质对于肌肉修复非常重要，而碳水化合物则为身体和肌肉补充能量。一定强度的锻炼之后，肌肉和肝脏中储存的糖原几乎耗

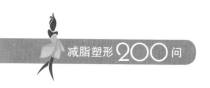
竭殆尽,需要及时补充。不同的运动项目对糖原的消耗量是不同的。高强度耐力运动如游泳、跑步和骑自行车等所消耗的糖原数量远超过抗阻力运动。总体来讲,锻炼后碳水化合物的摄入量为:低强度锻炼每千克体重3～5 g,高强度锻炼(大约1小时)每千克体重5～7 g。

将碳水化合物和蛋白质搭配起来进食(表12-3),可使身体分泌更多的胰岛素,从而促进肌肉细胞摄取碳水化合物和氨基酸,有利于糖原的补充及肌肉纤维的修复。容易消化、吸收较快的碳水化合物类食物较为合适,以下可供选择。

❖ 燕麦。

❖ 白米饭。

❖ 巧克力牛奶。

❖ 红薯。

❖ 水果。

❖ 藜麦。

表 12-3　运动后碳水化合物与蛋白质组合营养餐

食　　物	分　　量	蛋白质 (g)	碳水化合物 (g)	能量 (kcal)
☆ 炒鸡蛋+燕麦粥	鸡蛋3个、即食燕麦(100 g)	23	18	316
☆ 巧克力低脂牛奶	500 ml	16.2	52	318
☆ 切片面包涂抹花生酱+酸奶	切片面包1片、花生酱2勺(30 g)、酸奶200 g	12	33	290
☆ 水果奶昔	3杯酸奶、1根香蕉(中等大小、100 g)、樱桃(100 g)	12	50	357

锻炼后应该避免的食物

运动后的营养餐应该避免加工类食品、快餐类食物等。这类食物不仅含有大量的能量,营养素密度不高,而且还含有很多人工添加的化学成分,对身体的恢复无益。

188 锻炼后喝什么？

锻炼前、锻炼期间以及锻炼后都需要重视水的摄入。锻炼强度不大时，如果锻炼之后喝运动饮料，很可能摄入很多的能量，甚至超过锻炼所消耗的能量。这并不是说运动饮料不好，而是要在合适的时候饮用。运动饮料适合于身体丢失了大量的水分和电解质时饮用，如运动强度较大或者在高温、高湿天气下运动等。

摄入水除了保证身体不脱水之外，还具有调节体温、转运营养素、促进血液循环、参与消化吸收过程以及认知功能等作用。如果进行竞技运动项目，身体处于脱水状态会影响决策和注意力的集中。水还有助于运动表现和身体的恢复。

出汗不仅使身体丢失水分，也会丢失一些矿物质（电解质），如钾、钠等，这些矿物质对于身体功能的正常发挥具有重要的作用。一般来说，480 ml的汗液中含有80～100 mg钾、400～700 mg钠。如果运动后正常进食，完全可以从食物中获得足够的电解质。例如，马拉松运动员运动后喝1 L橙汁所补充的钾是其运动中所丢失的3倍（表12-4）。

表 12-4 常见食物钾含量

食　　　物	分　　　量	钾（mg）
土　豆	1个（大，300 g）	1 650
低脂酸奶	230 g	530
橙　汁	240 ml	445
香　蕉	1个（中等）	420
菠萝汁	240 ml	325
葡萄干	40 g	310
啤　酒	360 ml	90
可　乐	360 ml	10
运动2小时钾潜在丢失量		300

资料来源：Data from USDA National Nutrient Database for Standard Reference, 2011.

十二

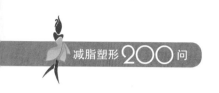

运动持续时间超过4小时以及职业运动员等在运动中过度出汗时,应额外补充盐(表12-5)。但是,对于一般的运动健身者来说,盐的丢失程度并不严重。事实上,运动过程中,血液中钠的浓度可能会升高,因为水分和钠是成比例丢失的,而水分的丢失更多,因此,首先需要补充的是水分。正常进食时,从食物中就可以获得足量的钠。因此,美国运动医学会建议:

❖ 每10～20分钟需要摄入约200～300 ml水。

❖ 锻炼之后需要摄入至少250 ml水。

❖ 喝水需要注意:不要豪饮,需小口啜饮。

表 12-5 常见食物钠含量

食　物	分　量	钠(mg)
餐　包	1个	1 370
切片面包	1片	170
薯　片	15片	170
果味酸奶	170 g	80～130
可　乐	360 ml	45
啤　酒	360 ml	10～15
橙　汁	240 ml	0～15
运动2小时钠潜在丢失量		1 000～2 000

资料来源: Data from USDA National Nutrient Database for Standard Reference, 2011.

189 运动后需要补充维生素吗?

很多人认为在进行剧烈的运动之后需要大量的维生素,但是目前尚没有确定的研究结果支持这一说法。运动并不会使体内的维生素耗竭。运动过程中产生的自由基会对身体产生不良影响,维生素能够帮助身体修复这些氧化损伤。不建议服用大量的抗氧化维生素(如维生素C、维生素E、β-胡萝卜素等),应该从有颜色的蔬菜和水果中获得。

190 适合锻炼后摄入的食物有哪些？

下面是推荐的适合锻炼后进食的食物和饮料。

水

任何运动都会导致身体丢失水和电解质，因此在完成有氧运动或抗阻力运动之后补充水和电解质非常重要。一般来说，在进行一定强度的运动之后，身体丢失的水分可达体重的4%左右。根据美国运动医学会指南，水分丢失达到体重的2%就导致身体处于脱水状态。

锻炼前、锻炼期间以及锻炼之后补水极其重要。美国运动医学会建议按照运动期间减轻的体重每千克喝约680 ml水。因此，最好运动前后称量体重。

如果运动超过1小时，除了补充水之外，还需要补充钠和电解质。此时，运动饮料是良好的选择。

乳清蛋白粉

乳清蛋白粉是无任何脂肪且较好恢复体力的蛋白质粉。不仅如此，乳清蛋白是乳清铁蛋白，对免疫系统非常重要。

在进行一定强度的运动，尤其是抗阻力运动时，部分肌肉蛋白质分解产生能量，这是不可避免的，只是不同运动蛋白质分解的程度不同而已。因此，运动之后补充蛋白质显得尤为重要。乳清蛋白是最佳的选择，一勺乳清蛋白粉含有的蛋白质几乎等同于一整块鸡胸肉。但是，运动之后不能仅仅只吃蛋白质，如乳清蛋白。肌肉中的肌糖原及肝脏中的肝糖原均需要得到及时的补充。也就是说，乳清蛋白要搭配含碳水化合物的食物如水果汁、香蕉或面包等一起进食。

鸡蛋

鸡蛋中的蛋白质含有支链氨基酸，可促进肌肉快速恢复。蛋黄中含有近一半的蛋白质及维生素D和ω-3脂肪酸，因此不要舍弃蛋黄。

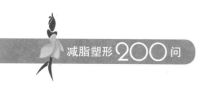

红薯

红薯是碳水化合物的良好来源,非常适合运动后补充肌肉糖原的储存。可以搭配花生酱来提高蛋白质的摄入。

牛油果

运动后的营养餐除了优质蛋白质、适量碳水化合物之外,还应包括一些健康的脂肪。牛油果含有丰富的单不饱和脂肪酸和B族维生素,具有促进肌肉修复和提高机体代谢的作用。

樱桃汁

樱桃汁中含有大量的抗氧化物,可以促进肌肉修复。研究表明,每日喝700 ml樱桃汁(相当于120个完整樱桃),运动后肌肉酸痛的发生率会大幅减低。

绿茶

绿茶含有大量的抗氧化物,有助于机体代谢脂肪及清除运动过程中产生的自由基,这些自由基可导致炎症反应和肌肉酸痛。

巧克力牛奶

巧克力牛奶是运动后最佳的食物选择。因为运动后需要补充的水、碳水化合物和优质蛋白质等巧克力牛奶都含有,此外还含有大量的钙。巧克力牛奶制作和携带都极为方便。

蓝莓

蓝莓含有丰富的复杂碳水化合物和水分,消化缓慢,可使身体持续稳定地获得能量。此外,蓝莓中含有较多抗氧化物花青素、维生素C、维生素K、镁等也有助于肌肉恢复。可以搭配酸奶、乳清蛋白粉、巧克力牛奶等。

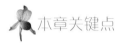

❖ 锻炼与营养如影随形。

❖ 运动前营养的主要目的是为身体提供充足的能量储存,使得身体能够高质量地完成一次运动锻炼。

❖ 运动前的正餐应该包括碳水化合物含量丰富的食物、液体和优质的蛋白质类食物。

❖ 运动前1小时内的点心以简单碳水化合物为主,膳食纤维含量不宜太高。

❖ 运动时间超过1小时,运动期间除了补水之外,应该摄入一些碳水化合物。

❖ 运动期间吃的食物数量应该较少,且无需咀嚼、容易吞咽。液体食物是最佳的选择。

❖ 运动中肌肉抽搐往往与脱水有关。

❖ 在锻炼之后的1小时之内,身体最需要获得营养素,因此在这个窗口期摄入身体需要的营养素对于补充能量、修复肌肉等效率最高、效果最好。

❖ 运动后首先需要补充的是水分。

❖ 运动后营养摄入目标:15~25 g蛋白质用于肌肉组织修复;碳水化合物每千克体重1~2 g以补充肌糖原的消耗;加5~10 g脂肪以增加饱腹感。

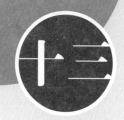

十三 如何突破平台期及防止体重反弹?

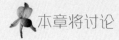

本章将讨论 ···

- ✦ 什么是减肥平台期?
- ✦ 体重减轻之后身体会发生怎样的改变?
- ✦ 什么是体重设定值?
- ✦ 如何突破减肥平台期?
- ✦ 什么是节食?
- ✦ 什么是"溜溜球节食"?
- ✦ 节食有哪些危害?
- ✦ 时尚饮食有哪些?
- ✦ 时尚饮食符合营养科学吗?
- ✦ 体重反弹的标准是什么?
- ✦ 为什么体重会反弹?
- ✦ 如何防止体重反弹?

在开始按照减肥计划生活后,吃健康的饮食、每天锻炼,体重开始减轻,一切看起来都非常美好。可是,突然有一天你会发现体重似乎不再下降了,这是遇到了减肥的重要拦路虎——平台期。节食减肥的人一定会遇到这种情况,科学减肥也会遇到,但程度会轻很多。此外,跑步者和耐力运动员也会出现这种情况。平台期通常出现在减肥开始后不久,在减肥的后期出现似乎永远也减不掉那一点脂肪的情况也是平台期。

平台期令人非常沮丧,做出了很多的努力似乎没有回报。更糟糕的是,减肥平台期可能会持续数日至数月。

你不禁会问自己"我到底做错了什么？"，科学的回答是"不是你的错"。减肥遇到平台期是非常正常的，当体重持续下降时，身体的组成成分会发生改变，对营养的需要也会发生改变，体内会出现一系列抵抗体重进一步下降的机制。

(191) 何谓减肥平台期？

平台期是指体重对饮食控制和锻炼没有应答反应的一段时间，常出现在体重开始减轻或肌肉数量开始增加之后。平台期是身体对压力和变化的适应过程。体重是确定机体代谢率水平的主要因素，这一代谢率水平就是身体消耗多少能量来维持机体的基本功能。当体重下降时，静息代谢率也下降，身体在静息状态下消耗的能量减少，其结果就是体重减轻的速度减缓甚至停止。

平台期的类型

平台期有以下两种类型。

❖ 减肥平台期。减肥平台期最为常见，是指通过控制饮食或锻炼减轻体重后体重突然不再减轻的一段时间。

❖ 增肌平台期。增肌平台期是指身体不能增加肌肉数量、体重或肌肉力量的一段时间，常见于力量训练的人，如进行肌肉训练的健身者、职业格斗者等。与减肥平台期类似，增肌平台期是身体对健身锻炼不能适应的表现。力量训练能够增加基础代谢率，因为肌肉数量增加了，因此应对不同类型平台期的方法是不同的。

(192) 为什么会出现减肥平台期？

出现减肥平台期的原因如下。

❖ 随着体重的下降，不仅体脂肪减少，肌肉也有一定数量的减少。据估计，在体重减轻的过程中，所减去的体组织中肌肉最多可以占到25%。由于肌肉组织是保持代谢消耗的关键，肌肉丢失使得代谢率减低，从而阻止体重进一

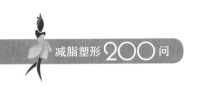

步下降。力量锻炼有助于保持甚至增加肌肉的数量,提高代谢率。

❖ 体重设定值理论认为,身体天然地要将体重维持在最令人舒适的范围内。

❖ 影响体重减轻的其他因素包括甲状腺、肾上腺等内分泌问题,药物、妊娠、哺乳、经期以及戒烟等。

❖ 更可能的原因是食物的摄入分量增大,甚至经常吃高能量的食物,或者锻炼的强度减低或频次减少,很多人在体重开始下降后放松了警惕。

(193) 什么是体重设定值?

体脂肪是体重的主要组成部分。尽管体重有时上下波动,但是总体来讲,大多数人体内的脂肪重量是相对恒定的。某种调控机制将体内脂肪的数量控制或维持在一个恒定的水平或范围,这一恒定水平或范围被称为"设定值"。

根据设定值理论,每一个人体内先天地存在着一种控制系统,决定着体脂肪比例的多少,这种控制系统与恒温控制系统类似。有些人的脂肪设定值高,即身体储存较多的脂肪,而有些人的设定值低,即体内的脂肪储存数量较少。根据这一理论,体脂肪比例和体重是由身体内部调控的,不同的人体脂肪比例和体重是不同的。

设定值理论的证据

最好的证据就是减肥过程中的体重反弹。在节食减肥时,由于摄入食物的数量减少,体重总是能够一定程度地减轻。但是,一段时间之后,随着维持所减轻体重的意愿逐渐减低,数周或数月之后体重就会反弹。体重一般会反弹到节食前的水平。相信很多尝试各种各样节食方法减肥的人都经历过很多次这样令人沮丧的体重反弹情况。

另一个支持设定值理论的证据是抽脂术。通过抽脂术将体内脂肪数量减少的患者最初体重会下降,在增加进食量之后,体内的脂肪数量又会回到手术前的水平。

设定值理论是由班尼特(Bennett)和古林(Gurin)二人在1982年提出,用来解释为什么反复节食的人长期改变体重或体形总是失败。采取节食的方法来减肥对于身体来说就是要战胜体内的设定值,也就是说设定值是节食者不知疲倦的对手。

194 设定值如何调控体重?

根据设定值理论,设定值本身会使体重保持稳定,这主要是因为设定值控制系统对体内脂肪的储存数量感知比意识心理的感受更加准确。设定值控制系统能够促使身体产生饥饿感或饱腹感的信号,从而推动意识心理做出改变行为的决定。研究表明,当一个人的体重在设定值范围内时,身体做各种活动的效率最高,情绪也处于最稳定、最乐观的状态。当设定值被强行调整到很低时,身体做各种活动的效率会减低,并减少能量的消耗,从而导致无精打采、抑郁。

设定值控制系统非常善于监控体内的脂肪储存数量,但是却分不清节食和饥饿的区别。设定值高的节食者在开始节食时,总是时刻都有饥饿感,这正是设定值控制系统在努力地使身体恢复到其所设定的状态。即使是十分执着的节食者,最后也会发现体重不可能无限制地减轻到其想要达到的程度。节食者在经历了最初相对快速的体重下降之后会进入平台期。在平台期,无论节食者如何像往常一样忍饥挨饿,其体重的下降都会极缓慢。

营养学对节食进行了大量的研究,结果表明体内有多种方法对抗脂肪的储存。长期的极低能量摄入对于身体来说是一种让其降低基础代谢率的信号。在这种状态下,身体消耗能量的速率非常低,吃一点点食物就足以维持体重。严格的节食对于身体来说是遭遇饥荒的信号。在半饥饿的一两天内,身体内的代谢状态就会转变为节约、保存能量的模式。由于身体内存在着这种生物应答反应机制,节食越往后进行,体重减轻的效果会越差,直至出现平台期,体重就很难减轻了。

195 如何改变体重设定值?

最理想的控制体重方法是使设定值降低或升高的安全方法,而不是简单地采取像节食这样的对抗设定值的方法。到目前为止,还不清楚如何科学地改变体内的设定值,但是已经有一些研究进展,例如,有研究表明,经常性锻炼是最有效的方法,持续增加体力活动水平可以降低设定值。

十三

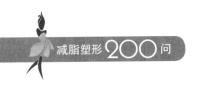

改变体重设定值的方法

✤ 改变肠道微生态。肠道内的细菌之间存在着微妙的平衡,研究发现某些细菌数量的增多在体重设定值的调控方面发挥重要作用,这是令人十分振奋的科学发现。要改善肠道内的菌群,需要让有益细菌大量生长,以抑制住不利细菌的生长。

✤ 缓慢减轻体重。永久重置体重设定值的方法是缓慢而稳定地减轻体重,这就是科学减肥不提倡快速减轻体重的理论依据。体重缓慢下降的过程中,身体渐渐地适应这种"新常态"。缓慢减轻体重的过程也是建立健康生活方式的过程,有利于长期健康。

✤ 坚持经常性锻炼。

✤ 停止节食。

✤ 避免情绪性进食。

196 如何突破减肥平台期?

随着体重减轻,基础代谢率下降,身体每日对能量的需要变得更少。为了达到持续减轻体重的目的,需要进一步减少能量的摄入,或者加大锻炼量以增加能量的消耗。例如,每日再减少200 kcal的摄入(注意:任何情况下,每日能量摄入量绝不能低于1 200 kcal),或者额外增加15 ~ 30分钟的有氧锻炼。增加蛋白质的摄入量有助于促进体重减轻。此外,进行适当的力量训练有助于提高基础代谢率。

根据"美国全国体重控制注册"研究,突破平台期的秘密就是坚持。下面是突破减肥平台期继续保持体重下降的建议。

✤ 锻炼。锻炼可以维持肌肉的数量,提高机体的代谢率,这是继续减轻体重最简单也是最重要的方法。在日常生活中寻找更多的锻炼机会要好于进行一次超长时间的锻炼。

✤ 每周进行数次力量锻炼。肌肉组织的代谢率高于脂肪组织,加强肌肉组织的锻炼有助于消耗更多的能量。

✤ 进食时关注食物的分量大小。很多人往往低估食物的分量,必要时可以用电子秤来称量食物。

❖ 记食物日记。食物日记是鼓励自己的最好方式,可以帮助自己真实地认识到一天中吃了什么、吃了多少。

❖ 每周称量一次体重。

❖ 确定自己的减肥目标切合实际。

❖ 尽量不要吃夜宵。

❖ 坚持健康平衡的饮食。

(197) 体重反弹的标准是什么?

很多人成功地将体重减到了目标值,但好景不长,很快又反弹回到了起点。事实上,研究表明,超重者以节食的方法成功将体重减轻之后,只有不到20%的人能够长期维持住所减轻的体重。尽管如此,但不要气馁,科学已经证明了有很多的方法可以维持住所减轻的体重。

美国运动医学会的指南认为,在体重减轻之后,变化在3%范围内即维持住了所减轻的体重,如果增加超过5%则被认为具有显著的临床意义,即体重反弹。

很多医学机构,如美国疾病预防与控制中心、美国运动医学会、美国心脏病学会以及美国医学会等,都认为大多数人需要增加体力活动。每周进行$150 \sim 250$分钟中等强度的锻炼,相当于每周消耗$1\,200 \sim 2\,000$ kcal(相当于$20 \sim 32$ km的跑步或慢跑),足以防止体重反弹超过3%。

大多数研究表明,饮食控制能量的摄入加上运动锻炼造成能量负平衡可以使体重出现临床显著的减轻,即体重减轻超过5%。但是,这一运动加饮食的减肥方法中,每周运动锻炼少于150分钟,减轻体重的效果最低;每周运动锻炼大于150分钟通常会导致小幅度的体重减轻($0 \sim 2$ kg或3 kg);每周运动锻炼在$225 \sim 420$分钟可导致体重大幅度地减轻($5 \sim 7.5$ kg)。

(198) 为什么体重会反弹?

在体重减轻之后,要想保持住所减轻的体重,不仅仅只是不吃高能量食物

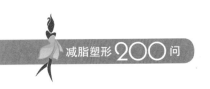

那么简单,还需要与大脑和身体的生物学机制做斗争。我们先来看一下体重减轻之后身体会发生哪些变化。

体重减轻之后身体会出现以下变化。

❖ 储存的能量(体脂肪)减少。

❖ 包括瘦素在内的激素给大脑发信号:脂肪储存已经减少到关键水平了。

❖ 大脑中参与食欲调控的区域下丘脑开始变得活跃起来。

❖ 饥饿感增强,需要摄入更多食物来产生饱腹感。

❖ 进食时约束力大幅降低。

❖ 大脑给肌肉发送信号,使肌肉利用能量的效率提高,从而能量的消耗减少。

减少能量的摄入导致体内出现急性补偿机制,包括增加或减少调控食欲激素的分泌水平、减低能量消耗以及增加食欲等,所有这些都导致体重反弹。

激素对体重减轻的适应

体重受到激素、代谢以及神经因子等严格的调控。减少食物的摄入可导致能量负平衡,激发一系列中枢神经系统和外周神经系统的补偿适应机制来预防饥饿。胃肠道、胰腺及脂肪组织等释放的外周激素信号刺激下丘脑区域,从而调控食物的摄入与身体的能量消耗。目前发现的调控食欲的激素有瘦素、胃饥饿素、缩胆囊素、神经肽 YY、胰岛素、胰多肽、糖原样肽-1、胃抑制性多肽等。

代谢对体重减轻的适应

在体重减轻的过程中,身体的静息代谢率(RMR)会适应性减低,无论减轻的是体脂肪还是非脂肪组织,这是生物学生存机制,即保留能量以面对饥饿及危及生命的低能量供给。研究表明,在体重减轻之后不久,身体的RMR能量消耗显著降低,这也可能是体重反弹的原因之一。

神经多巴胺

研究发现,肥胖者喜好吃高脂肪食物和甜食的原因是由神经多巴胺所驱动的。努力减少脂肪含量高和含糖量高的食物摄入,会使人产生生理上和心理上的不适感,包括未吃饱的强烈食欲、疲劳感以及心情差等。在体重减轻过程中,我们较少以食物奖励自己,此时,神经多巴胺就开始发信号,就会导致高脂肪和高糖类食物的摄入量增加,以弥补自己的"损失",体重的反弹也就成为必然。

199 什么是节食?

节食是指限制自己只吃少量的食物或只吃某些食物,以达到减轻体重的目的。

节食有很多形式,从断食如简单的省略一顿早餐,到吃代餐、排毒饮食、低碳水化合物饮食、各种减肥食品和补充剂等。最简单的节食就是不吃早餐,这使一天应该摄入的能量至少减少了三分之一。

200 节食有何危害?

由于节食大幅度减少食物的摄入,会使人产生脱水、虚弱感和疲劳感、恶心和头疼、便秘以及维生素和矿物质缺乏症等症状。

节食对身体的影响如下。
✤ 减慢基础代谢率,从而减少能量的消耗。
✤ 提高机体对所吃食物中能量的利用效率,因此消化速度加快,很快出现饥饿感。
✤ 使人产生特别想吃高脂肪食物和甜食的欲望。
✤ 增加食欲。
✤ 使体温减低,因此常常畏寒。
✤ 容易情绪性进食。
✤ 肌肉数量减少。
✤ 促进脂肪储存的酶增加,促进脂肪分解的酶减少。

201 什么是"溜溜球节食"?

"溜溜球节食"又称为体重循环,是指"节食—体重减轻—停止节食—体重

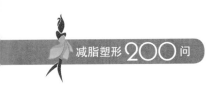

反弹—再节食"的减肥模式。这一过程导致体重像溜溜球一样上下波动。研究表明,这种形式的节食减肥行为非常常见,男性中有10%、女性中有30%的人尝试过。

"溜溜球节食"对健康的影响

(1)食欲增加导致停止节食后体重反弹更多

在节食期间,体脂肪减少导致瘦素水平减低。正常情况下,体内储存的脂肪释放瘦素进入血液,告诉身体已经有能量储存了,身体会发出停止进食的信号。因此,瘦素让人产生饱腹感。体脂肪减少之后,瘦素水平减低,食欲增加,会进食更多的食物。此外,节食期间肌肉数量减少也使身体保存能量。

研究发现,采用短期节食方法减肥的大多数人在停止节食后的一年内体重反弹30%～65%。更可怕的是,三分之一的节食者最终体重反弹超过节食前的体重。体重反弹完成了"溜溜球节食"向上波动的阶段,会促使节食者开始下一次减轻体重的循环。

(2)体脂肪百分比更高

研究发现,在体重反弹阶段,脂肪的反弹要比肌肉数量的增多更加容易,从而导致体脂肪百分比增高。这也使得再次减轻体重更加困难。

(3)肌肉丢失

在节食减肥期间,除了体脂肪减少之外,肌肉的数量也减少。由于停止节食后脂肪的反弹要比肌肉数量增加更容易,从而导致一段时间后肌肉丢失更多。肌肉减少会使体力和体能水平减低。

(4)体重反弹导致脂肪肝

身体在肝脏细胞中储存过量的脂肪即脂肪肝,肥胖是发生脂肪肝的一个风险因素,而体重反弹尤其具有这种风险。脂肪肝与肝脏代谢脂肪和糖的途径发生改变有关,使患2型糖尿病的风险增高,脂肪肝还可以进展到肝硬化。动物实验表明,经过体重减轻—体重反弹数个循环的小鼠会发生脂肪肝。

(5)糖尿病患病风险增高

数项研究表明,"溜溜球节食"与发生2型糖尿病的风险增高有关,尤其是反弹后的体重超过减肥前体重的人。

(6)心脏病患病风险增高

体重循环已被证实与冠心病有关。体重反弹甚至要比超重更糟,会使心脏病患病风险增高。一项对9 509名成年人进行的研究结果表明,心脏病患病风险增高的程度取决于体重波动的幅度。在"溜溜球节食"时,体重减轻程度及体重反弹程度越大,风险也越高。

（7）血压增高

体重反弹也与血压增高有关。更糟的是,"溜溜球节食"会钝化未来体重减轻对血压的改善效果。对66名有过"溜溜球节食"史的成年人进行的研究表明,在体重减轻阶段血压没有得到改善。一项长期研究发现,这种钝化现象要在15年之后才能消失。

（8）造成情感困扰

在溜溜球节食过程中,辛苦努力减轻的体重又反弹回来,这会令人非常困扰。事实上,调查发现"溜溜球节食"者对自己的体重和健康不满意,有一种失去控制的感觉。但是"溜溜球节食"与抑郁症似乎无关。

（9）健康风险可能比处于超重状态还要高

如果超重,减轻体重会改善心脏健康、减低糖尿病患病风险以及增加体能水平。减轻体重还能逆转脂肪肝、改善睡眠、减低患癌风险、改善情绪以及提高生活质量、延长寿命等。与此相反,体重反弹则导致身体走向另一面。一项对505名55～74岁的人进行了长达15年的跟踪调查研究发现,体重波动者死亡风险增高了80%;与此同时,体重维持不变的男性肥胖者死亡风险没有变化。

（10）短线思维阻止了长期生活方式的改变

节食减肥注定失败,因为这种饮食习惯不能持续进行下去,终有一天会停止节食。一旦恢复到正常进食,由于食欲增加、食物进食量大增是节食的后果之一,体重反弹也就不可避免。

以节食方式减肥是一种短线思维,想要快速解决体重问题。但是体重问题恰恰是需要长时间改变不良的生活方式才能解决,通过建立永久的健康生活方式才能达到并维持健康的体重。

202 什么是时尚饮食?

很多想要减肥的人常常受到"快速减肥""神奇的减肥产品"等不切实际的减肥承诺诱惑,一次又一次义无反顾地尝试这些不科学的减肥方法,期望无需付

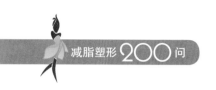

出努力就能轻松地解决肥胖问题。然而不幸的是,到目前为止科学上没有找到能够减轻体重并长期维持住所减轻体重的神奇方法。各种时尚饮食能够做到短期大幅度减轻体重,但是无可避免地会在短期内出现体重反弹,反弹的幅度甚至超过开始减肥时的体重。此外,时尚饮食导致体重大幅度减轻的过程中,可能会造成营养不良及其他健康问题。

时尚饮食是指一种饮食计划,要求在短期内吃很少的食物或不寻常的食物组合,可以使体重快速减轻。

时尚饮食有很多种,每年在减肥的人群中都会流传新的各种各样不平衡、不健康的时尚减肥饮食。这些饮食无一例外都宣称快速减肥,然而大多数人尝试后,一定会出现体重减轻—停止节食—恢复到原有生活和饮食习惯—体重反弹—再节食的恶性循环。

203 如何判断时尚饮食?

很多减肥方法和产品的误导性宣传天花乱坠,但要清醒地认识到,这些方法和产品不仅浪费金钱,还浪费宝贵的时间,甚至冒健康受损的风险。那么如何判断呢? 如果具备下列一条以上的特征,就可以判断是时尚饮食。

时尚饮食的特征

❖ 承诺方法或产品能够神奇地解决体重问题,无需改变任何生活方式。

❖ 承诺快速减肥,每周减1 kg以上。

❖ 承诺不需要锻炼就能减肥。

❖ 推荐具有神奇的燃烧脂肪效果的食物或食物成分。

❖ 强调要避免或严格限制一个或多个食物类别,如不吃乳制品类、不吃肉类等。

❖ 强调只吃一种或几种食物。

❖ 认为超重与食物过敏或霉菌感染有关。

❖ 使用“排毒”这个词,或者强调要避免具体食物的搭配,如水果不能与主食一起吃等。

❖ 除了介绍名人或个人的成功减肥故事之外,不能提供科学研究的证据。

- 宣称人可以不需食物或只需要液体也能生存。
- 强调对外貌的影响,闭口不谈对健康的影响。
- 要求购买产品或补充剂。
- 要求不吃食物。
- 相同的饮食计划、减肥产品或补充剂等适用于所有人,无需考虑个体差异性。
- 最重要的是: 听上去很美好!

(204) 低碳水化合物、高脂肪饮食减肥的真相是什么?

低碳水化合物、高脂肪饮食又称为"低碳水饮食""生酮饮食"等。这一类的饮食非常流行,其中非常著名的有阿特金斯饮食(Atkins Diet)、The Zone Diet、Sugar Busters、Protein Power等。这类饮食背后的理论是进食碳水化合物会促进胰岛素的分泌,导致体重增加。反之,通过剔除饮食中的碳水化合物减低胰岛素的水平可以使体重减轻。

低碳水化合物饮食中脂肪摄入量极高,占总能量的60%左右,而碳水化合物的摄入量则极低,为10%左右。饮食基本分为三个阶段,不同阶段碳水化合物的摄入量不同。诱导阶段碳水化合物的摄入量每天仅为20～30 g,体重减轻阶段每天为40～60 g,体重维持阶段每天为60～90 g。如此低的碳水化合物摄入量可导致头痛、易激惹及口臭等。头痛的原因是大脑每天大约需要120 g的碳水化合物作为能量来源,而且碳水化合物(葡萄糖)是大脑能量需要的唯一来源,不能利用脂肪或蛋白质来产生能量。因此,如果每天碳水化合物的摄入量限制在20 g,毫无疑问大脑会遭受痛苦,这就是不能吃这种饮食最重要的原因。

脂肪摄入量是膳食指南推荐摄入量的2倍,蛋白质的摄入量则是推荐量的3～4倍。

低碳水化合物饮食的确可以在短期内使体重大幅度下降,但是最初体重减轻的原因是肝脏和肌肉中水分的大量丢失。身体以糖原的形式将碳水化合物储存在肝脏和肌肉中,但是必须与水结合在一起储存。肌肉和肝脏储存1 g糖原需要同时储存3 g水。在限制碳水化合物摄入时,储存的糖原被利用完,随之一起的水分也被释放而排出体外,导致体重减轻。

身体在缺少碳水化合物的情况下,利用体内储存的脂肪来产生能量,这一

十三

251

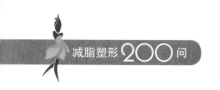

过程中会产生副产物——酮体。血液中酮体水平高以及膳食蛋白质摄入量高可以降低食欲,导致食物摄入量大幅减少。

研究表明,大多数尝试这种饮食的人不感觉到饥饿,能量的摄入量非常低,平均每天为 1 400 kcal 左右。这种大幅度的能量负平衡会导致体重下降,同时肌肉蛋白质分解产生能量使得大量肌肉丢失。

205 低脂肪和极低脂肪饮食减肥的真相是什么?

这类饮食的例子有 Pritikin Principle、Eat More, Weigh Less、Scarsdale Diet 等。低脂肪饮食和极低脂肪饮食是很难坚持的,因为需要特殊的食物制作技巧和食物成分。仅 10% ~ 13% 的能量来自脂肪,79% 的能量来自碳水化合物,蛋白质提供的能量大约占 17%。如此限制脂肪的摄入是不可能吃动物性蛋白质类食物的,因为大多数肉类食物的脂肪含量都很高。在食物的烹饪制作上,这类饮食要求用极少量或完全不用脂肪,使得食物毫无香味。

这类饮食还会导致脂溶性维生素和矿物质的缺乏。由于极度限制脂肪的摄入,必需脂肪酸很容易缺乏,必需脂肪酸在体内有重要的生理功能,很多重要的激素就是以脂肪或胆固醇为原料而合成的。

低脂肪饮食的能量摄入量非常低,大约为 1 450 kcal,会使大多数成年人体重减轻。该饮食由于严格限制脂肪的摄入,所以很难长久坚持。

研究表明,低脂肪饮食能使血液胆固醇水平和低密度脂蛋白胆固醇水平减低,使心血管疾病的患病风险减低。

206 神奇食物或食物成分减肥的真相是什么?

这类饮食的例子有 Cabbage Soup Diet、Eat Right for Your Type、Rice Diet、Raw Food Diet 等。

这类饮食宣称吃某些特别的食物或食物组合可以使体脂肪快速燃烧及减轻体重,其理由是这些饮食所提供的特殊食物成分可导致体重减轻,如食物中的酶、食物成分所产生的化学反应,或者食物成分能够"排毒"等。

这类饮食可能会一定程度上使体重减轻,但是该类饮食非常死板,没有多少自主安排、选择食物的余地，烹饪中也不允许使用脂肪。因此食物的摄入量随之减少，产生能量负平衡。

事实上，没有任何科学证据表明该类饮食中有一种食物或食物组合有利于体脂肪的燃烧。由于该类饮食限制食物的摄入，因此有必需脂肪酸、蛋白质、维生素和矿物质缺乏的风险。例如，该饮食可导致钙和铁缺乏，增加患骨质疏松症和贫血的风险。

⑳⑦ 代餐减肥的真相是什么？

代餐是在正餐时以代餐粉或液体代餐代替正常的食物，以控制能量的摄入，使得体重快速减轻。最常见的代餐类型是早餐代餐和午餐代餐，晚餐可以吃正常的食物，也有三餐代餐和四餐代餐的饮食。该类饮食还同时售卖两餐之间吃的点心。

代餐不能提供足够的平衡营养素，特别是维生素和矿物质，无论是吃两餐或三餐代餐。营养素缺乏会导致不良反应的出现，如疲劳感、头晕、脱发、胆结石、畏寒、电解质不平衡、心脏受损等。很多代餐缺少膳食纤维，会导致便秘及其他消化系统疾病的发生。

对于很多人来说，吃代餐所达到的体重减轻往往是昙花一现。这类饮食的确可以在短期内使体重快速减轻，但是最大的缺点就是一旦停止吃代餐、进食正常的食物，不但所有减掉的体重会重新长回来，而且体重甚至还会超过减肥前的体重。因为减肥者没有学习健康的生活方式及平衡膳食等方面的知识，没有改变任何不良的生活方式，特别是不良的饮食习惯，体重反弹是必然的。

时尚饮食确实具有极强的诱惑力，因为其宣称短期内能够解决长期的问题。然而，时尚饮食有损害健康的风险。科学的减肥方法就是增加锻炼消耗加上摄入平衡膳食。

⑳⑧ 禁食（断食）减肥的真相是什么？

真的非常简单，不选择食物、不计算能量摄入、不烹饪，就是不吃食物，采取禁食方式以达到减轻体重的目的。禁食的形式有很多：少吃一顿或数顿正餐如

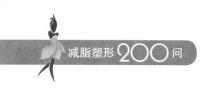

不吃早餐及目前流行的各种各样的间歇性断食（轻断食）等。

人类的禁食行为已经持续几千年了。最初是由于宗教原因而禁食，现代医学上也有由于治疗需要而在医生监护下实施的禁食。但是大多数人却用禁食方法来减肥。

禁食减肥有效果吗？毫无疑问，禁食能够使体重减轻，因为能量摄入量减少，形成了能量负平衡。但是其不是健康的减肥方法，在体重减轻的同时，健康也会受到损害。

间歇性断食（轻断食）是在预设的时间段有目的的不吃食物。就像节食有各种方式一样，间歇性断食也有多种形式，从12小时连续禁食到隔日禁食等不一而足。

间歇性断食背后的理论是：在饥饿12～24小时之后，会使体内的碳水化合物耗竭殆尽，开始消耗脂肪，因此饥饿12～24小时会使体重减轻、改善健康。

间歇性断食也是形成能量负平衡，因此会有减轻体重和减脂肪的效果。但是，这种方法减肥也会出现体重反弹情况，也就是说不能长期维持所减轻的体重。此外，间歇性断食还会导致情绪抑郁、睡眠障碍等问题，如果禁食程度大，还会损害脏器功能。

209 间歇性断食有何危害？

❖ 间歇性断食导致进食障碍的风险增高。研究表明，间歇性断食与神经性暴食症相关。

❖ 禁食时段由于胃酸分泌的刺激，常常感到胃不舒适。

❖ 非禁食时段很容易产生想吃什么就吃什么的冲动。禁食还使体内的应激激素皮质醇分泌增多，产生想吃更多食物的欲望。间歇性断食的两个主要不良反应就是过度进食和暴饮暴食。

❖ 间歇性断食与身体脱水有关，因为不进食时，有时也会忘记喝水。

❖ 疲劳感。饥饿状态下，消耗的能量减少，使身体处于应激状态，干扰睡眠模式，因此常常感到疲惫不堪。

❖ 情绪差、易激惹。身体对食欲的调控发生紊乱，使人发生焦虑和抑郁。

210 如何预防体重反弹？

有的人在体重成功减轻到目标体重后，又恢复到以前的生活习惯。毫无疑问，这些人的体重会很快反弹回来，因为最初使体重增加的正是那些不良的生活习惯。减肥的人都不会希望体重减轻是短暂的，减肥达到目标体重之日，并非大功告成之时。

要使体重减轻其实并非难事，真正困难的是长期保持住所减轻的体重。绝大多数人体重减轻之后又反弹回来的原因与期望太高以及被剥夺感有关，尤其是节食。大幅度限制能量的摄入会降低基础代谢率，使调控食欲的激素分泌发生改变，两者导致体重反弹。

此外，很多人的减肥观念是错误的。想要快速减肥而不是着眼于长期的健康，通过改变不良的生活方式来进行科学减肥。不科学的减肥方法是很难坚持的，例如吃代餐减肥，不可能永远吃代餐，总有恢复正常饮食的时候，一旦恢复正常进食，体重自然反弹。

节食减肥限制性太多，不可持续，往往导致体重反弹。要想维持住所减轻的体重，生活方式的改变要具有可持续性。在减肥过程中，控制体重不仅与饮食有关，运动锻炼、睡眠以及精神卫生健康等也发挥重要作用。只有坚持健康的生活方式才能轻松地长期将体重维持在健康体重的范围内。

很多减肥饮食是以意志力为基础的，强调规则，而不是从改变日常生活的不良习惯入手。缺乏可持续的习惯，也难以维持所减轻的体重。此外，很多人选择节食减肥，在心底就有短期解决肥胖问题的想法，当遇到困难时轻易就会放弃，体重反弹是必然的。下面是预防体重反弹、维持住所减轻体重的重要建议。

著名的科学研究

美国科罗拉多大学布朗医学院曾经在1994年发起了著名的"美国全国体重控制注册"研究。该研究追踪那些成功维持住所减轻体重的人的行为习惯，以更好的理解这些节食者是如何做到维持体重的。该研究是迄今为止规模最大的试验，参与者超过1万人。由于其规模大及持续时间长，目前很多防止体重反弹相关的建议大都来自该项研究。

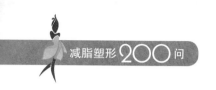
纳入该研究的成年人需要至少减轻13.6 kg,且至少保持所减轻的体重一年以上。但是参与该研究的受试者平均体重减轻30 kg、保持5.5年。参与者必须提供医疗记录来证实自己所减轻的体重。每年参与者要回答关于体重、饮食、运动锻炼及维持所减轻体重策略等方面的问题。该项研究到目前为止已经发表了几十篇论文,最重要的研究结论见表13-1。

表 13-1 成功维持所减轻体重的 7 条习惯

习　　惯	如　何　做
1. 锻炼	☆ 每周进行至少200分钟中等强度的锻炼 ☆ 每天进行60 ~ 70分钟中等强度的有氧锻炼如走路,每周6天
2. 控制看电视的时间	☆ 每周看电视时间不超过10小时
3. 低能量、低脂肪饮食	☆ 每日摄入1 380 kcal,脂肪摄入量不超过30%
4. 持续一致的饮食	☆ 经常吃相同的食物,周末、节假日及其他特殊场合不碰高能量的食物
5. 吃早餐	☆ 每天吃早餐,有助于抑制傍晚以后的饥饿感,防止过度进食
6. 对饮食有强烈的自我约束力	☆ 严格控制进食,极少有情绪性进食
7. 自我监测	☆ 至少每周称量体重一次,每日记录饮食日记

预防体重反弹的建议

当体重减轻到目标体重时,下一步怎么办? 在整个运动营养减肥过程中,所做出的各种改变都是生活方式的转变。健康的生活方式应该坚持一生,不仅能使体重减轻,还能维持住所减轻的体重以促进健康。如果辛辛苦苦将体重减轻了,但过不多长时间体重又反弹回到起点,那么减轻体重的意义又在哪里呢? 因此,所转变的健康生活方式应该坚持下去,成为日常的生活习惯。下面是预防体重反弹的一些建议。

(1)经常锻炼

经常性锻炼在体重维持过程中起着非常重要的作用。锻炼有助于消耗额外的能量,提高基础代谢率,这两者是达到能量平衡的重要因素。

当能量处于平衡时,身体消耗的能量等于从食物中摄入的能量,其结果就是体重保持不变。数项研究表明,在体重减轻之后的人群中,每周至少进行200分钟(每天30分钟)中等强度锻炼的人维持住其所减轻体重的可能性大。

在某些情况下,甚至需要进行更高水平的体力活动才能维持住体重。一项回顾性研究认为,对于想要维持住所减轻体重的人来说,每天最好进行1小时的锻炼。

研究还认为将锻炼与其他生活方式的改变结合起来,如坚持吃健康的饮食对于维持体重最有帮助。每天至少锻炼30分钟有助于平衡能量的摄入与消耗,促进体重的维持。

(2)每天吃早餐

吃早餐有助于达到维持体重的目的。总的来说,多项调查研究表明吃早餐的人生活习惯比不吃早餐者更加健康,如锻炼更多、膳食纤维和微营养素的摄入量更大等。此外,吃早餐是成功维持住所减轻体重的人最常见的日常行为之一。一项对1 959人进行的调查研究发现,这些人平均减轻14 kg体重,成功维持住至少一年,其中78%的人每天吃早餐。

(3)多吃蛋白质

多吃蛋白质有助于维持体重,因为蛋白质能够减低食欲、增进饱腹感。蛋白质能够提高体内某些调控食欲的激素水平,对于调节体重非常重要。蛋白质还能使增加食欲的激素水平降低。

蛋白质对激素和饱腹感的影响使每天能量的摄入减少,这是维持体重的重要因素。此外,蛋白质在体内的分解也需要更多的能量。因此,大量摄入蛋白质可以增加每日能量的消耗。根据数项研究结果,蛋白质摄入量达到总能量摄入量的30%时对代谢和食欲的影响最为显著。这对于2 000 kcal的饮食来说蛋白质的摄入量大约为120 g。

(4)经常称量体重

经常监测体重是帮助维持体重的好方法。因为可以时刻提醒和鼓励体重控

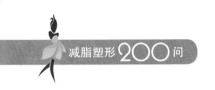

制的行为。研究表明,经常称体重的人(一周称量6次)一天中摄入的能量要比较少称量体重的人少摄入300 kcal,这有助于维持住所减轻的体重。

(5)关注碳水化合物的摄入量

如果关注所吃碳水化合物的种类和数量,维持体重就更加容易。吃太多的精制碳水化合物如白面包、白米饭、水果汁等,由于缺少天然的膳食纤维,饱腹感减低,不利于体重维持。研究表明,饮食中膳食纤维摄入量低与体重反弹和肥胖存在相关性。

数项研究还表明,减轻体重之后吃低碳水化合物饮食更可能长期地维持住所减轻的体重。

(6)抗阻力锻炼

减肥常见的一个副作用就是肌肉数量减少。由于肌肉减少会减低代谢率,即身体消耗的能量更少,使得维持体重更加困难。数项研究表明,体重减轻后的人进行抗阻力锻炼,维持肌肉数量,则维持住所减轻体重的可能性大增。因此,进行抗阻力锻炼(如举哑铃),有助于预防肌肉数量的减少,保持甚至增加机体的代谢率。

建议每周至少进行2次力量训练。为了达到最大的效果,要对所有的肌肉群进行锻炼。

(7)对挫折要有心理准备

在维持体重的过程中不可避免地会遇到挫折。有时会禁不住大饱口腹之欲,或者少做一次锻炼等。偶尔为之并不意味着要将维持体重的目标抛诸脑后。最重要的是提前做好计划,特别是遇到节假日时,知道会有健康饮食的挑战。

(8)一整周都要坚持计划

导致体重反弹的一个不良习惯就是一周的工作日能很好地坚持健康饮食,但到周末就放纵自己。这种情况往往导致暴饮暴食、喜好垃圾食物,从而前功尽弃。研究发现,如果这种不良行为形成习惯,那么体重反弹的幅度甚至超过减肥开始时的体重。与此相反,一整周都持续坚持健康饮食的人更可能长期保持住所减轻的体重。

（9）保持身体有充足的水分

喝水有助于维持体重的原因有两个。一是喝水增进饱腹感。数项研究表明，正餐前喝 1～2 杯水有助于使能量的摄入量保持在摄入目标范围内。研究发现，吃正餐前喝水与不喝水相比，前者使能量的摄入量减少了 13%。此外，喝水还使一天中能量的消耗轻微增加。

（10）充足的睡眠

睡眠充足与否显著影响体重的控制。事实上，很多的研究表明，睡眠不足是成年人体重反弹的主要危险因素。部分原因是睡眠不足导致胃饥饿素水平更高，能增进食欲。

睡眠不足的人瘦素水平更低，瘦素是减低食欲的激素。睡眠时间短的人容易疲劳，较少有锻炼的激情，倾向于选择不健康的食物。对于体重控制和长期健康来说，至少要保证睡足 7 小时。

（11）缓解压力

管理心理压力是减肥的重要措施之一。事实上，压力太大时，皮质醇激素水平增高，可导致体重反弹。研究发现，皮质醇水平持续增高与内脏脂肪数量增多、食欲暴涨以及食物摄入量增多等有关。

压力大也是激发冲动性进食的常见原因，身体明明没有饥饿的信号，但是就是吃不停。缓解压力的方法有很多，如锻炼、听音乐等。

（12）寻找支持者

在减肥以及维持所减轻体重的过程中，有时候有伙伴支持可能要容易一些，特别是在遇到困难时。有研究表明，有伙伴的支持，尤其是这位伙伴有相似的健康习惯，则更加有利于体重的控制。对 3 000 多对伴侣健康行为的研究表明，当一个人培养了一项健康习惯时，如锻炼，其伴侣有样学样的可能性极大。

十三

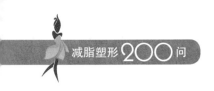

（13）记录所吃食物

研究认为，记食物日记的人维持住所减轻体重的可能性大增。记食物日记有帮助是因为能量和各种营养素的摄入量一目了然，能够对吃了多少食物有清醒的认识。

（14）吃大量的蔬菜

蔬菜摄入量高，体重控制更好。蔬菜中的能量很低。大量吃蔬菜在获得很多营养素的同时，毫无增加体重之虞。蔬菜中含有大量的膳食纤维能增加饱腹感，减少一天中能量的摄入，控制体重的人每餐应该摄入200 g左右的蔬菜。

（15）坚持科学减肥

坚持科学减肥是保持健康体重的关键。相比一阵子节食一阵子又恢复到原来的习惯，坚持健康的饮食和生活方式不仅能够维持住所减轻的体重，而且对于长期健康也有好处。建立健康的生活方式，并形成习惯，维持体重就轻而易举了。

（16）专心进食

专心进食是指遵从身体内部的食欲信号，进食时精神专注，缓慢进食不分心，充分咀嚼食物。研究表明，这样进食时，当身体感觉到饱时，能够及时停止进食，从而避免过度进食。专心进食还能避免不必要的情绪性进食行为的发生。此外，研究还发现专心进食无需计算能量就能维持体重。

（17）生活方式的改变要有可持续性

很多人不能维持体重的原因是采取了不能长期持续的节食方法。长期节食，在情感上觉得有一种被剥夺感，一旦恢复到正常进食时，往往体重反弹，甚至超过减肥开始时的体重。科学减肥的科学性就体现在生活方式的改变具有可持续性，没有太多的严格限制。

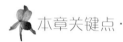

❖ 减肥平台期是身体抵抗体重减轻的生物学机制。

❖ 经常性锻炼是突破减肥平台期的最好方法。

❖ 时尚饮食会使体重快速减轻,但也会使体重快速反弹。

❖ 时尚饮食在营养学上是低能量摄入(大幅度能量负平衡),属于节食。

❖ 时尚饮食可导致营养素缺乏症的发生。

❖ "溜溜球节食"在体重减轻之后食欲会大增,体重反弹不可避免,甚至超过减肥开始时的体重。体重反弹后,体脂肪百分比增高,肌肉数量减少。

❖ "溜溜球节食"会导致患病风险增高。

❖ 间歇性断食(轻断食)是节食的一种,会导致情绪抑郁、睡眠障碍等问题。

❖ 最安全的减肥方法是运动加饮食控制的科学减肥方法。

❖ 经常性锻炼、吃早餐、均衡饮食、充足睡眠以及缓解压力等是防止体重反弹的重要措施。

❖ 永久维持住所减轻体重的方法是建立健康的生活方式。

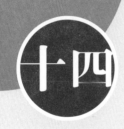

1 800 kcal 和 1 400 kcal 两周食谱

表 14-1　1 800 kcal 两周食谱

运动减肥饮食食谱 1 800 kcal　　第 1 天			
餐　　次	食　　物	能量（kcal）	蛋白质（g）
早　餐	三文鱼鸡蛋饼（全麦面粉 40 g、鸡蛋 0.5 个、三文鱼 35 g、奶酪 25 g、植物油 5 g）	360	22.5
	猕猴桃 150 g	60	—
上午 9:30	花生牛奶（花生仁 10 g、脱脂牛奶 240 ml）	125	10
午　餐	米饭 120 g	140	4
	清蒸鲈鱼 90 g	85	10.5
	西兰花炒鸡胸肉（西兰花 100 g、鸡胸肉 40 g）	100	8
	胡萝卜卷心菜丝（胡萝卜 25 g、卷心菜 75 g）	25	—
	蘑菇豆腐汤（蘑菇 25 g、豆腐 70 g）	35	3.5
	植物油 15 g	135	
下午 3:00	脱脂纯酸奶 160 g	80	8
	草莓 120 g	30	—
锻炼后	蛋白粉香蕉奶昔（乳清蛋白粉 15 g、脱脂牛奶 240 ml、香蕉 60 g）	170	18.5
晚　餐	米饭 120 g	140	4
	盐水鸭 65 g	75	7
	彩椒虾仁（青椒 25 g、红黄椒 25 g、虾仁 35 g）	70	7
	白灼芥蓝 100 g	25	—
	葱花萝卜汤 100 g	25	—
	植物油 12.5 g	113	—
总　　计		1 793	103

餐　　次	食　　物	能量（kcal）	蛋白质（g）
	运动减肥饮食食谱 1 800 kcal　　第 2 天		
早　餐	牛肉鸡蛋汉堡（小餐包 2 个、牛肉 20 g、鸡蛋 1 个、植物油 5 g）	290	14.5
	脱脂牛奶 240 ml	80	8
	苹果 170 g	60	—
上午 9:30	脱脂纯酸奶 160 g	80	8
	扁桃仁 7 g（6 粒）	45	2
午　餐	米饭 60 g	70	2
	牛腩炖土豆（牛腩 55 g、土豆 100 g）	180	12.5
	拌竹笋丝（青椒 25 g、胡萝卜 25 g、竹笋 100 g、鸡胸肉 20 g）	80	3.5
	黑木耳炒奶白菜（黑木耳 25 g、奶白菜 100 g）	30	—
	番茄蛋汤（番茄 75 g、鸡蛋 1 个）	95	7
	植物油 10 g	90	—
下午 3:00	奶酪 25 g	80	8
	芦柑 100 g	30	—
锻炼后	脱脂奶乳清蛋白粉（脱脂牛奶 240 ml、乳清蛋白粉 15 g）	140	18.5
	芦柑 100 g	30	—
晚　餐	红薯饭（红薯 30 g、米饭 60 g）	105	3
	清蒸鳊鱼 90 g	85	10.5
	山药炒肉片（山药 65 g、猪瘦肉 20 g、黑木耳 25 g）	70	4.5
	韭菜炒豆芽（韭菜 25 g、绿豆芽 100 g）	30	1
	鸡毛菜汤 100 g	25	—
	植物油 10 g	90	—
总　　计		1 785	103

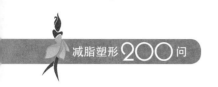

运动减肥饮食食谱 1 800 kcal 第 3 天			
餐 次	食 物	能量（kcal）	蛋白质（g）
早 餐	色拉（土豆 100 g、鸡蛋 1 个、培根 15 g、青豆 25 g、苹果 85 g、香梨 90 g、色拉油 5 g）	290	12.5
	牛奶麦片（脱脂牛奶 240 ml、燕麦片 25 g）	150	10
上午 9：30	核桃仁酸奶（核桃仁 8 g、脱脂纯酸奶 160 g）	125	9
午 餐	米饭 60 g	70	2
	红烧鲳鱼 75 g	80	10.5
	洋葱牛肉丝（洋葱 50 g、牛肉 35 g）	70	7
	香菇炒青菜（鲜香菇 50 g、青菜 100 g）	40	—
	葱花莲藕肉丝汤（莲藕 90 g、猪瘦肉 20 g）	70	5.5
	植物油 15 g	135	—
下午 3：00	脱脂纯酸奶 160 g	80	8
	蓝莓 50 g	30	—
锻炼后	牛奶卧蛋（脱脂牛奶 240 ml、鸡蛋 1.5 个）	195	18.5
	蓝莓 50 g	30	—
晚 餐	鸡毛菜鸡汤面（面条 120 g、鸡肉 70 g、鸡毛菜 100 g）	280	14.5
	虾仁拌三丝（虾仁 20 g、胡萝卜 25 g、青椒 25 g、黄瓜 100 g）	70	3.5
	植物油 10 g	90	—
总 计		1 805	101

餐　　次	食　　物	能量（kcal）	蛋白质（g）
	运动减肥饮食食谱 1 800 kcal　第4天		
早　餐	土豆泥（土豆90 g、奶酪25 g、色拉油5 g）	195	10
	杂豆汤（黄豆10 g；红豆、腰豆、白扁豆、鹰嘴豆共25 g）	125	5.5
	白水煮蛋1个	75	7
上午9：30	脱脂纯酸奶160 g	80	8
	开心果7 g	45	1
午　餐	米饭120 g	140	4
	咖喱鸡块70 g	115	10.5
	牛肉炒芦笋（牛肉35 g、芦笋75 g）	75	7
	木耳花菜（黑木耳25 g、花菜100 g）	30	1
	金针菇豆腐汤（金针菇50 g、豆腐70 g）	45	3.5
	植物油15 g	135	—
下午3：00	脱脂纯酸奶160 g	80	8
	西瓜160 g	30	—
锻炼后	脱脂奶乳清蛋白粉（脱脂牛奶240 ml、乳清蛋白粉15 g）	140	18.5
	柚子45 g	30	—
晚　餐	土豆虾仁色拉（土豆100 g、虾仁35 g、秋葵50 g）	140	9
	芋艿番茄排骨汤（芋艿80 g、番茄200 g、小排55 g）	240	9
	植物油10 g	90	—
总　　计		1 810	102

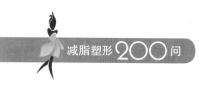

运动减肥饮食食谱 1 800 kcal 第5天				
餐　　次	食　　物	能量（kcal）	蛋白质（g）
早　餐	牛奶核桃麦片（脱脂牛奶240 ml、核桃8 g、燕麦片25 g）	195	11
	刀切馒头35 g	70	2
	白水煮蛋1个	75	7
	哈密瓜260 g	60	—
上午9∶30	奶酪25 g	80	8
	扁桃仁7 g（6粒）	45	2
午　餐	米饭120 g	140	4
	清蒸带鱼100 g	110	14
	青椒肉丝（青椒100 g、猪瘦肉35 g）	80	7
	拌芹菜（胡萝卜15 g、芹菜85 g）	25	—
	葱花萝卜汤50 g	15	—
	植物油15 g	135	—
下午3∶00	脱脂纯酸奶160 g	80	8
	葡萄85 g	30	—
锻炼后	脱脂牛奶240 ml	80	8
	牛肉干20 g	115	10.5
	葡萄85 g	30	—
晚　餐	红薯饭（红薯30 g、米饭60 g）	105	3
	清蒸鳊鱼90 g	85	10.5
	黑木耳炒山药（黑木耳25 g、山药65 g）	40	1
	红椒炒豆芽（绿豆芽100 g、红椒25 g）	30	1
	肉丝鸡毛菜汤（猪瘦肉20 g、鸡毛菜100 g）	55	3.5
	植物油12.5 g	115	—
总　　计		1 795	100

餐 次	食 物	能量（kcal）	蛋白质（g）
早 餐	鸡蛋吐司（全麦面包2片、煎蛋1个、鸡胸肉20 g、植物油5 g）	300	14.5
	脱脂牛奶240 ml	80	8
	樱桃120 g	60	—
上午9：30	扁桃仁7 g（6粒）	45	2
	奶酪25 g	80	8
午 餐	糙米饭120 g	140	4
	盐水牛肉35 g	55	7
	青椒炒鸡蛋（青椒50 g、鸡蛋1个）	90	7
	蒜茸苋菜100 g	25	—
	鱼羹（青鱼肉40 g、胡萝卜15 g、白菜梗25 g、青豆10 g）	70	7
	植物油10 g	90	—
下午3：00	脱脂纯酸奶160 g	80	8
	甜瓜115 g	30	—
锻炼后	甜瓜奶昔（甜瓜115 g、脱脂牛奶240 ml）	110	8
	白水煮蛋1.5个	115	10.5
晚 餐	玉米饭（玉米饭30 g、米饭60 g）	105	3
	盐水河虾70 g	85	10.5
	花菜炒肉片（花菜100 g、猪瘦肉20 g）	55	4.5
	香菇炒菜心（香菇25 g、菜心100 g）	30	—
	花生莲藕汤（花生仁10 g、莲藕45 g、胡萝卜25 g）	85	1
	植物油7.5 g	67	—
总　　计		1 797	103

运动减肥饮食食谱1 800 kcal　　第6天

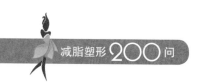

运动减肥饮食食谱 1 800 kcal 第7天			
餐　次	食　物	能量（kcal）	蛋白质（g）
早餐	地瓜吐司（切片面包1块、红薯泥60 g、水煮蛋1.5个、蔓越莓120 g、色拉酱5 g）	360	15
	脱脂牛奶240 ml	80	8
上午9:30	南瓜子仁10 g	45	3
	奶酪25 g	80	8
午餐	米饭60 g	70	2
	粉蒸排条（糯米10 g、排条70 g）	185	15
	酸辣土豆丝（土豆50 g、红椒25 g）	40	1
	白灼芥蓝125 g	30	—
	扁尖老鸭汤（扁尖笋100 g、鸭65 g）	100	7
	植物油7.5 g	67	—
下午3:00	脱脂纯酸奶160 g	80	8
	橙子95 g	30	—
锻炼后	奶酪25 g	80	8
	白煮香干1.5块	85	10.5
	橙子95 g	30	—
晚餐	米饭120 g	140	4
	清蒸带鱼75 g	85	10.5
	拌豆腐（花生仁10 g、豆腐70 g）	75	5
	胡萝卜炒豆芽（胡萝卜25 g、豆芽100 g）	30	1
	葱花萝卜汤125 g	30	—
	植物油7.5 g	67	—
总　计		1 789	106

运动减肥饮食食谱 1 800 kcal		第 8 天	
餐 次	食 物	能量（kcal）	蛋白质（g）
早 餐	栗茸鸡蛋羹（栗子 20 g、鸡蛋 1 个、盐水火腿 20 g、芝麻油 5 g）	220	12.5
	奶酪吐司（奶酪 25 g、切片面包 1 片）	150	10
	红富士苹果 170 g	60	—
上午 9:30	奶酪 25 g	80	8
	开心果 7 g	45	1
午 餐	米饭 60 g	70	2
	牛腩炖土豆（牛肉 70 g、土豆 100 g）	125	16
	拌笋丝（竹笋 75 g、黄椒 10 g、青椒 15 g、鸡胸肉 20 g）	65	3.5
	木耳炒奶白菜（黑木耳 25 g、奶白菜 75 g）	25	—
	番茄蛋汤（番茄 50 g、鸡蛋 0.5 个）	55	3.5
	植物油 15 g	135	—
下午 3:00	酸奶果粒（脱脂纯酸奶 160 g、黄桃 75 g）	110	8
锻炼后	蛋白粉草莓奶昔（乳清蛋白粉 15 g、脱脂牛奶 240 ml、草莓 120 g）	170	18.5
晚 餐	虾仁糙米炒饭（糙米饭 120 g、虾仁 20 g、胡萝卜 25 g、青豆 10 g、红椒 25 g）	185	5.5
	西兰花炒鸡胸肉（西兰花 100 g、鸡胸肉 40 g）	100	8
	番茄菌菇豆腐汤（番茄 75 g、蘑菇 25 g、豆腐 70 g）	55	3.5
	植物油 15 g	135	—
总 计		1 785	100

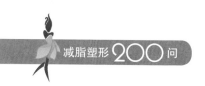

运动减肥饮食食谱 1 800 kcal　　第9天			
餐　　次	食　　物	能量（kcal）	蛋白质（g）
早　餐	鸡茸粥（粥150 g、鸡胸肉20 g、芝麻油5 g）	155	5.5
	奶酪25 g	80	8
	白水煮蛋1个	75	7
	花卷30 g	70	2
上午9：30	南瓜子仁10 g	45	3
	脱脂纯酸奶160 g	80	8
午　餐	年糕烩排骨（年糕60 g、大排70 g）	255	17
	炒芦笋（胡萝卜25 g、红椒25 g、芦笋100 g）	35	—
	番茄土豆小排汤（番茄100 g、土豆50 g、小排55 g）	180	8
	植物油15 g	135	—
下午3：00	脱脂纯酸奶160 g	80	8
	蓝莓50 g	30	—
锻炼后	蓝莓奶昔（蓝莓50 g、乳清蛋白粉15 g、脱脂牛奶240 ml）	170	18.5
晚　餐	米饭60 g	70	2
	煎鳕鱼75 g	55	7
	菠菜拌粉条（菠菜100 g、粉条15 g）	95	3
	鱿鱼西兰花（鱿鱼40 g、西兰花75 g）	75	7
	葱花萝卜汤75 g	20	—
	植物油10 g	90	—
总　　计		1 795	104

	运动减肥饮食食谱 1 800 kcal	第 10 天	
餐 次	食 物	能量(kcal)	蛋白质(g)
早 餐	紫薯培根饼(紫薯 95 g、面粉 10 g、培根 20 g、植物油 5 g)	215	8
	牛奶卧蛋(脱脂牛奶 240 ml、鸡蛋 1 个)	155	15
	香梨 100 g	60	—
上午 9:30	扁桃仁 7 g(6 粒)	45	2
	脱脂纯酸奶 160 g	80	8
午 餐	米饭 120 g	140	4
	盐水白米虾 70 g	55	7
	胡萝卜烧鸡翅根(胡萝卜 50 g、鸡翅根 55 g)	90	7
	炒豆苗 100 g	25	—
	番茄排骨汤(番茄 100 g、排骨 35 g)	100	7
	植物油 10 g	90	—
下午 3:00	奶酪 25 g	80	8
	芦柑 100 g	30	—
锻炼后	脱脂牛奶 240 ml	80	8
	白水煮蛋 1.5 个	115	10.5
	芦柑 100 g	30	—
晚 餐	米饭 60 g	70	2
	酱牛肉 35 g	55	7
	拌土豆丝(土豆 100 g、红椒 25 g)	75	2
	芹菜炒香干(芹菜 100 g、香干 1 块)	80	7
	冬瓜虾皮汤(冬瓜 125 g、虾皮 5 g)	40	1
	植物油 10 g	90	—
总 计		1 800	103

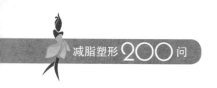

餐 次	食 物	能量(kcal)	蛋白质(g)
	运动减肥饮食食谱1 800 kcal　　第11天		
早 餐	蒸虾饺(面粉40 g、虾仁20 g、猪瘦肉35 g、植物油5 g)	270	14.5
	脱脂牛奶240 ml	80	8
	猕猴桃150 g	60	—
上午9:30	核桃8 g	45	1
	脱脂纯酸奶160 g	80	8
午 餐	米饭120 g	140	4
	青椒炒猪肝(青椒50 g、猪肝70 g)	125	14
	番茄焖豆腐(番茄100 g、豆腐140 g)	80	7
	葱花莴笋100 g	25	—
	植物油15 g	135	—
下午3:00	脱脂纯酸奶160 g	80	8
	金橘65 g	30	—
锻炼后	脱脂奶乳清蛋白粉(脱脂牛奶240 ml、乳清蛋白粉15 g)	140	18.5
	金橘65 g	30	—
晚 餐	米饭60 g	70	2
	栗子烧鸡(栗子15 g、鸡肉45 g)	145	9
	双耳黄瓜(白木耳10 g、黑木耳15 g、黄瓜75 g)	25	—
	蚝油生菜150 g	40	—
	紫菜蛋汤(紫菜3 g、鸡蛋1个)	75	7
	植物油12.5 g	113	—
总　计		1 788	101

运动减肥饮食食谱 1 800 kcal　　第 12 天			
餐　　次	食　　物	能量（kcal）	蛋白质（g）
早　餐	鸡蛋饼（全麦面粉 40 g、鸡蛋 1.5 个）	255	14.5
	酸奶水果杯（脱脂纯酸奶 160 g、草莓 120 g、黑莓 110 g、扁桃仁 6 粒）	185	10
上午 9：30	花生牛奶（花生仁 10 g、脱脂牛奶 240 ml）	125	10
午　餐	米饭 60 g	70	2
	水煮青鱼片 70 g	110	14
	西兰花香菇烩鸡胸肉（西兰花 100 g、鲜香菇 50 g、鸡胸肉 40 g）	115	8
	胡萝卜荸荠炒西芹（胡萝卜 25 g、荸荠 55 g、西芹 75 g）	60	1
	土豆片毛菜汤（土豆 50 g、毛菜 50 g）	40	1
	植物油 15 g	135	—
下午 3：00	脱脂纯酸奶 160 g	80	8
	猕猴桃 75 g	30	
锻炼后	奶酪 25 g	80	8
	乳清蛋白粉 15 g	60	10.5
	猕猴桃 75 g	30	
晚　餐	米饭 60 g	70	2
	清蒸小黄鱼 50 g	55	7
	凉拌娃娃菜（红椒 10 g、娃娃菜 100 g）	25	—
	蚝油芦笋牛肉粒（芦笋 50 g、牛肉 35 g）	70	7
	土豆番茄汤（土豆 100 g、番茄 100 g）	95	2
	植物油 12.5 g	113	—
总　　计		1 803	105

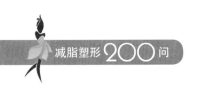

运动减肥饮食食谱 1 800 kcal 第13天			
餐　次	食　物	能量（kcal）	蛋白质（g）
早　餐	奶香玉米软饼（玉米粉20 g、面粉20 g、鸡蛋1个、培根20 g、植物油5 g、奶酪15 g）	330	18.5
	香蕉奶昔（香蕉120 g、脱脂牛奶120 ml）	80	4
上午9:30	核桃牛奶（核桃8 g、脱脂牛奶240 ml）	125	9
午　餐	米饭60 g	70	2
	蒜茸豆豉蒸鳊鱼120 g	110	14
	虾皮冬瓜（虾皮3 g、冬瓜150 g）	40	1
	炒苋菜100 g	25	—
	玉米小排汤（玉米140 g、小排55 g）	190	8
	植物油15 g	135	—
下午3:00	脱脂纯酸奶160 g	80	8
	橙子95 g	30	—
锻炼后	奶酪25 g	80	8
	乳清蛋白粉15 g	60	10.5
	橙子95 g	30	—
晚　餐	米饭60 g	70	2
	青豆炒鸡胸肉（青豆25 g、鸡胸肉40 g）	145	9
	腐竹豆芽拌黄瓜（腐竹15 g、豆芽25 g、黄瓜100 g）	80	7
	蘑菇烩白菜（蘑菇25 g、白菜100 g）	30	—
	植物油10 g	90	—
总　　计		1 800	101

运动减肥饮食食谱 1 800 kcal 第 14 天		能量(kcal)	蛋白质(g)
餐 次	食 物	能量(kcal)	蛋白质(g)
早 餐	红薯奶油汤(红薯65 g、脱脂牛奶240 ml、盐水火腿肉20 g、黄油5 g)	225	13.5
	刀切馒头35 g	70	2
	白水煮蛋1个	75	7
	橘子140 g	60	—
上午9:30	开心果7 g	45	1
	脱脂牛奶240 ml	80	8
午 餐	米饭60 g	70	2
	丁烧鲈鱼60 g	55	7
	洋葱烩排骨(洋葱100 g、大排35 g)	100	7
	清炒萝卜苗125 g	30	—
	鸡汤(黑木耳25 g、鸡肉45 g)	80	7
	植物油15 g	135	
下午3:00	脱脂纯酸奶160 g	80	8
	草莓120 g	30	—
锻炼后	巧克力草莓奶昔(巧克力15 g、草莓120 g、乳清蛋白粉15 g、脱脂牛奶240 ml)	230	18.5
晚 餐	米饭120 g	140	4
	焖烧小黄鱼60 g	55	7
	丝瓜炒虾仁(丝瓜100 g、虾仁35 g)	80	7
	胡萝卜炒芦笋(胡萝卜10 g、芦笋75 g)	20	—
	番茄菌菇汤(番茄50 g、秀珍菇15 g)	20	—
	植物油12.5 g	113	—
总 计		1 793	99

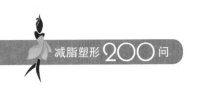

表 14-2　1 400 kcal 两周食谱

运动减肥饮食食谱 1 400 kcal 　 第 1 天			
餐　次	食　物	能量（kcal）	蛋白质（g）
早　餐	切片面包（切片面包 30 g、花生酱 8 g）	115	4
	白水煮蛋 1 个	75	7
	脱脂牛奶 240 ml	80	8
	枇杷 270 g	60	—
上午 9：30	脱脂纯酸奶 160 g	80	8
	栗子 10 g	35	1
午　餐	米饭 90 g	105	3
	白切牛肉 35 g	55	7
	韭黄香干肉丝（韭黄 75 g、香干半块、猪瘦肉 20 g）	75	7
	红焖花菜（番茄 75 g、花菜 50 g）	30	—
	冬瓜虾皮汤（冬瓜 50 g、虾皮 3 g）	25	1
	植物油 15 g	135	—
下午 3：00	苹果 170 g	60	—
锻炼后	乳清蛋白脱脂奶（乳清蛋白 15 g、脱脂牛奶 240 ml）	140	18.5
晚　餐	米饭 60 g	70	2
	清蒸带鱼 50 g	55	7
	洋葱拌鸡丝（洋葱 75 g、鸡胸肉 20 g）	60	3.5
	香菇炒卷心菜（鲜香菇 25 g、卷心菜 125 g）	40	—
	海鲜蔬菜汤（蛤蜊 60 g、发菜 1 g、胡萝卜 10 g、笋丝 15 g）	35	3.5
	植物油 7.5 g	67	—
总　计		1 397	80

运动减肥饮食食谱 1 400 kcal　　第 2 天		能量（kcal）	蛋白质（g）
餐　次	食　物	能量（kcal）	蛋白质（g）
早　餐	花卷30 g	70	2
	牛奶卧蛋（脱脂牛奶240 ml、鸡蛋1个）	155	15
	扁桃仁7 g	45	2
	草莓250 g	60	—
上午9:30	奶酪25 g	80	8
	全麦切片面包0.5片	35	1
午　餐	红薯饭（红薯30 g、米饭30 g）	70	2
	清蒸肉丸（山药30 g、猪瘦肉35 g）	75	7.5
	金针菇拌蛋皮丝（金针菇75 g、鸡蛋1个）	95	7
	蘑菇炒青菜（蘑菇25 g、青菜100 g）	30	—
	番茄土豆汤（番茄50 g、土豆25 g）	30	0.5
	植物油10 g	90	
下午3:00	澳柑170 g	60	—
锻炼后	煎鸡蛋卷（鸡蛋1个、火鸡腿肉20 g）	105	10.5
	脱脂牛奶240 ml	80	8
晚　餐	米饭60 g	70	2
	鲫鱼豆腐汤（鲫鱼75 g、豆腐70 g）	85	10.5
	胡萝卜炒肉丝（胡萝卜50、青椒75 g、肉丝20 g）	60	3.5
	炒苋菜125 g	30	—
	植物油7.5 g	67	—
总　　计		1 392	79

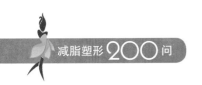

运动减肥饮食食谱 1 400 kcal　第3天		能量（kcal）	蛋白质（g）
餐　次	食　物	能量（kcal）	蛋白质（g）
早　餐	牛奶核桃仁燕麦片（脱脂牛奶240 ml、燕麦片25 g、核桃仁8 g）	195	11
	白水煮蛋1个	75	7
	苹果170 g	60	—
上午9：30	牛奶西米露（脱脂牛奶240 ml、西米露10 g）	115	8
午　餐	米饭60 g	70	2
	栗子烧鸡（栗子5 g、鸡70 g）	135	11.5
	花菜木耳肉片（花菜75 g、黑木耳25 g、猪瘦肉20 g）	55	3.5
	拌菠菜（菠菜100 g、芝麻油5 g）	70	1
	菌菇土豆汤（菌菇50 g、土豆25 g）	30	0.5
	植物油7.5 g	67	—
下午3：00	香梨100 g	60	—
锻炼后	奶酪25 g	80	8
	小素鸡60 g	85	10.5
晚　餐	米饭50 g	60	2
	盐水草虾70 g	55	7
	荸荠炒肉片（荸荠10 g、青椒50 g、猪瘦肉20 g）	50	4
	炒空心菜150 g	40	—
	鸡茸粟米汤（鸡胸肉20 g、粟米10 g、胡萝卜25 g、鲜香菇25 g）	55	3.5
	植物油5 g	45	—
总　　计		1 402	79

餐 次	食 物	能量（kcal）	蛋白质（g）
	运动减肥饮食食谱1 400 kcal　第4天		
早　餐	牛奶红薯赤豆羹（脱脂牛奶240 ml、红薯30 g、赤豆10 g）	150	10
	火鸡腿肉40 g	55	7
	开心果7 g	45	1
	蓝莓100 g	60	—
上午9：30	脱脂纯酸奶160 g	80	8
	苏打饼干10 g（1块）	35	1
午　餐	米饭60 g	70	2
	豆腐衣包虾仁（豆腐衣7 g、虾仁20 g、胡萝卜15 g、笋10 g、荠菜25 g）	70	7
	鲜贝拌金针菇（鲜贝2 g、金针菇100 g）	35	1
	蚝油生菜100 g	25	—
	小排玉米汤（小排55 g、玉米70 g）	155	8
	植物油7.5 g	67	—
下午3：00	草莓250 g	60	—
锻炼后	脱脂纯酸奶160 g	80	8
	牛肉干20 g	115	10.5
晚　餐	糙米饭30 g	35	1
	清蒸三文鱼55 g	85	10.5
	西兰花炒肉片（西兰花100 g、猪肉20 g）	55	3.5
	糖醋黄瓜100 g	25	—
	黄豆芽土豆汤（黄豆芽50 g、土豆50 g）	50	1
	植物油5 g	45	—
	总　　计	1 397	79

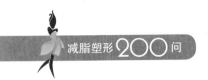

餐　次	食　物	能量（kcal）	蛋白质（g）
	运动减肥饮食食谱 1 400 kcal　　第5天		
早餐	芋艿80 g	70	2
	脱脂牛奶240 ml	80	8
	煎荷包蛋1个（植物油5 g）	120	7
	葡萄170 g	60	—
上午9:30	奶酪25 g	80	8
	刀切馒头20 g	35	1
午餐	米饭90 g	105	3
	烤鸡胸肉40 g	75	7
	莴笋丝拌虾仁（莴笋75 g、虾仁20 g）	50	3.5
	蒜泥茼蒿75 g	20	—
	番茄豆腐汤（番茄100 g、豆腐70 g）	55	3.5
	植物油2.5 g	25	—
下午3:00	牛油果100 g	160	
锻炼后	脱脂纯酸奶160 g	80	8
	煎鸡蛋卷1.5个	115	10.5
晚餐	米饭30 g	35	1
	红烧青鱼段55 g	55	7
	山药木耳京葱（山药65 g、黑木耳25 g、京葱25 g）	50	1
	清炒菜节125 g	30	—
	小肉丸冬瓜汤（猪瘦肉35 g、冬瓜75 g）	75	7
	植物油2.5 g	25	—
	总　计	1 400	78

运动减肥饮食食谱 1 400 kcal　第 6 天		能量（kcal）	蛋白质（g）
餐　次	**食　物**		
早　餐	肉包 80 g	140	10
	脱脂牛奶 240 ml	80	8
	香蕉 120 g	60	—
上午 9∶30	脱脂纯酸奶 160 g	80	8
	芋艿 40 g	35	1
午　餐	米饭 60 g	70	2
	滑炒里脊片（香菇 25 g、青椒 25 g、黄甜椒 25 g、里脊肉 35 g）	75	7
	山药胡萝卜鱼粒丁（山药 30 g、胡萝卜 25 g、鳕鱼 30 g）	80	7.5
	绿豆芽炒韭菜（绿豆芽 75 g、韭菜 25 g）	25	—
	牛油粟米羹（粟米 15 g、蘑菇 50 g、牛油 5 g）	75	0.5
	植物油 12.5 g	113 kcal	—
下午 3∶00	哈密瓜 190 g	60	—
锻炼后	脱脂纯酸奶 160 g	80	8
	香干 1.5 块	85	10.5
晚　餐	玉米饭（玉米粒 30 g、米饭 30 g）	70	2
	清蒸鳜鱼 55 g	55	7
	胡萝卜青椒肉丁（胡萝卜 25 g、青椒 50 g、猪瘦肉 20 g）	50	3.5
	鸡毛菜炒百叶（鸡毛菜 100 g、百叶 10 g）	55	3.5
	番茄蟹味菇汤（番茄 50 g、蟹味菇 25 g）	20	—
	植物油 10 g	90	—
总　计		1 398	78

十四

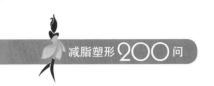

运动减肥饮食食谱 1 400 kcal　　第 7 天			
餐　　次	食　　物	能量（kcal）	蛋白质（g）
早　餐	蒸藕饼（莲藕 90 g、猪瘦肉 35 g）	125	9
	扁桃仁酸奶（扁桃仁 7 g、脱脂纯酸奶 160 g）	125	10
	柚子 160 g	60	—
上午 9：30	脱脂牛奶 240 ml	80	8
	烤红薯 30 g	35	1
午　餐	米饭 90 g	105	3
	盐水鸭 65 g	75	7
	花菜木耳肉片（花菜 100 g、黑木耳 25 g、猪瘦肉 20 g）	60	3.5
	拌萝卜丝（萝卜 50 g、胡萝卜 25 g）	20	—
	蘑菇豆腐汤（蘑菇 50 g、豆腐 70 g）	45	3.5
	植物油 10 g	90	—
下午 3：00	橙子 190 g	60	—
锻炼后	奶酪 25 g	80	8
	酱黄豆 30 g	85	10.5
晚　餐	米饭 60 g	70	2
	清炒鳝糊 45 g	55	7
	黄瓜拌海蜇皮（黄瓜 75 g、海蜇皮 90 g）	50	3.5
	蒜茸莜麦菜 100 g	25	—
	冬瓜蛤蜊汤（冬瓜 75 g、蛤蜊 60 g）	50	3.5
	植物油 10 g	90	—
总　　计		1 385	79

运动减肥饮食食谱 1 400 kcal　第8天			
餐　次	食　物	能量（kcal）	蛋白质（g）
早　餐	刀切馒头 35 g	70	2
	鱼松 15 g	55	7
	花生牛奶（花生仁 10 g、脱脂牛奶 240 ml）	125	10
	蓝莓 100 g	60	—
上午 9:30	焗南瓜（南瓜 115 g、奶酪 25 g）	115	9
午　餐	米饭 90 g	105	3
	香菇蒸小排（鲜香菇 25 g、小排 55 g）	130	7
	五彩河虾仁（虾仁 40 g、芦笋 35 g、红甜椒 10 g、胡萝卜 15 g、黄甜椒 15 g、干香菇 2 g）	75	7
	清炒塔菜 125 g	30	—
	黄豆芽海带汤（黄豆芽 50 g、海带 10 g）	20	—
	植物油 7.5 g	67	—
下午 3:00	火龙果 120 g	60	—
锻炼后	脱脂纯酸奶 160 g	80	8
	火鸡腿肉 55 g	85	10.5
晚　餐	红薯 30 g	35	1
	美极鳜鱼 55 g	55	7
	芹菜虾仁干（芹菜 100 g、虾仁干 3 g）	35	1
	绿豆芽拌胡萝卜丝（绿豆芽 50 g、胡萝卜 25 g）	20	—
	罗宋汤（蘑菇 25 g、卷心菜 50 g、牛肉 35 g、粟米 30 g）	110	8
	植物油 7.5 g	67	—
总　计		1 399	80

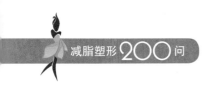

餐 次	食 物	能量（kcal）	蛋白质（g）
	运动减肥饮食食谱 1 400 kcal　　第 9 天		
早餐	鸡茸粥（粥 150 g、鸡胸肉 40 g）	145	9
	奶酪 25 g	80	8
	圣女果 300 g	60	—
	扁桃仁 7 g（6 粒）	45	2
上午 9:30	脱脂牛奶 240 ml	80	8
	紫薯 30 g	35	1
午餐	米饭 90 g	105	3
	卤牛肉 35 g	55	7
	茭白青椒鱼米（茭白 50 g、青椒 25 g、龙利鱼 40 g）	75	7
	手撕包菜（卷心菜 100 g）	25	—
	冬瓜笋干汤（冬瓜 75 g、天目笋干 10 g）	20	—
	植物油 15 g	135	
下午 3:00	鸭梨 180 g	60	—
锻炼后	脱脂纯酸奶 160 g	80	8
	三文鱼 55 g	85	10.5
晚餐	米饭 30 g	35	1
	豆豉蒸鲈鱼 60 g	55	7
	毛豆炒鸡丁（胡萝卜 50 g、毛豆 15 g、鸡胸肉 20 g）	55	5
	虾皮炒韭菜（虾皮 3 g、韭菜 100 g）	35	1
	海鲜南瓜羹（干贝 1 g、南瓜 115 g）	40	1
	植物油 10 g	90	—
	总　　计	1 395	78

运动减肥饮食食谱 1 400 kcal 第 10 天		能量（kcal）	蛋白质（g）
餐　次	**食　物**	**能量（kcal）**	**蛋白质（g）**
早　餐	花生酱小餐包（花生酱8 g、小餐包30 g）	115	4
	纳豆40 g	55	7
	奶酪25 g	80	8
	橙汁（橙子190 g）	60	—
上午9:30	莲子酸奶（莲子10 g、脱脂纯酸奶160 g）	115	9
午　餐	米饭60 g	70	2
	盐水鸡腿55 g	75	7
	香菜拌小素鸡（香菜5 g、小素鸡20 g）	30	3.5
	炒菠菜125 g	30	1
	牛肉土豆汤（牛肉20 g、土豆50 g）	65	4.5
	植物油15 g	135	—
下午3:00	荔枝120 g	60	—
锻炼后	南瓜子奶昔（南瓜子8 g、脱脂牛奶240 ml）	125	11
	豆腐干1块	55	7
晚　餐	玉米饭60 g	70	2
	木耳氽鱼片（黑木耳25 g、青鱼35 g）	60	7
	荠菜香菇肉丝（荠菜75 g、鲜香菇25 g、猪瘦肉10 g）	45	1.5
	拌洋葱75 g	20	—
	三鲜豆腐（豆腐50 g、虾仁10 g、蘑菇50 g）	45	3.5
	植物油10 g	90	—
总　　计		1 400	78

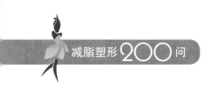

餐　　次	食　　物	能量（kcal）	蛋白质（g）
早　餐	烤红薯65 g	70	2
	鸡排40 g	75	7
	扁桃仁香蕉奶昔（扁桃仁7 g、香蕉120 g、脱脂牛奶240 ml）	185	10
上午9：30	奶酪25 g	80	8
	玉米70 g	35	1
午　餐	米饭60 g	70	2
	马桥香干烧肉（香干1块、猪瘦肉20 g）	85	10.5
	西兰花香菇鸡丝（西兰花75 g、香菇25 g、鸡胸肉20 g）	65	3.5
	蓬蒿菜100 g	25	—
	荸荠丝瓜汤（荸荠55 g、丝瓜50 g）	50	1
	植物油10 g	90	—
下午3：00	黑莓110 g	60	—
锻炼后	脱脂纯酸奶160 g	80	8
	醋黑豆30 g	85	10.5
晚　餐	海鲜糙米饭（虾仁20 g、干贝1 g、鱿鱼20 g、青红黄椒各25 g、糙米饭60 g）	145	8
	拌黄瓜75 g	20	—
	炒娃娃菜100 g	25	—
	豆腐衣鸡蛋汤（豆腐衣7 g、鸡蛋半个）	70	7
	植物油10 g	90	—
总　　计		1 405	78

运动减肥饮食食谱1 400 kcal　　第11天

餐 次	食 物	能量（kcal）	蛋白质（g）
	运动减肥饮食食谱 1 400 kcal　　第12天		
早 餐	全麦面包30 g	70	2
	煎三文鱼35 g	55	7
	草莓腰果酸奶（草莓250 g、脱脂纯酸奶160 g、腰果7 g）	185	10
上午9:30	牛奶麦片（脱脂牛奶240 ml、燕麦片10 g）	115	9
午 餐	米饭90 g	105	3
	松仁鱼米（松仁8 g、鱼米40 g）	100	7
	虾仁干肉末刀豆（虾仁干3 g、肉末25 g、刀豆100 g）	90	7
	蘑菇炒青菜（蘑菇50 g、青菜100 g）	40	—
	紫菜虾皮汤（紫菜2 g、虾皮3 g）	10	1
	植物油12.5 g	113	—
下午3:00	山竹85 g	60	—
锻炼后	乳清蛋白脱脂奶（乳清蛋白15 g、脱脂牛奶240 ml）	140	18.5
晚 餐	米饭30 g	35	1
	白切肉35 g	55	7
	上汤百叶丝（鲜贝2 g、百叶5 g）	20	3
	木耳炒鸡毛菜（黑木耳25 g、鸡毛菜100 g）	30	—
	罗宋汤（番茄75 g、土豆50g、卷心菜50 g、牛肉10 g）	85	3
	植物油10 g	90	—
总　计		1 398	78

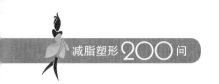

运动减肥饮食食谱 1 400 kcal 第13天			
餐　次	食　物	能量（kcal）	蛋白质（g）
早餐	花生酱吐司面包（花生酱8 g、全麦切片面包30 g、培根35 g）	170	11
	牛油果奶昔（牛油果50 g、脱脂牛奶240 ml）	160	8
	草莓120 g	30	—
上午9：30	脱脂纯酸奶160 g	80	8
	花卷30 g	35	1
午餐	红薯饭（红薯30 g、米饭60 g）	105	3
	清蒸乌骨鸡60 g	55	7
	杏鲍菇炒肉丝（杏鲍菇75 g、猪瘦肉35 g）	75	7
	炒豆苗100 g	25	—
	鸡毛菜汤（鸡毛菜75 g）	20	—
	植物油5 g	45	—
下午3：00	荔枝120 g	60	—
锻炼后	巧克力奶（脱脂牛奶240 ml、巧克力15 g）	140	8
	鸡蛋卷（鸡蛋1.5个）	115	10.5
晚餐	米饭60 g	70	2
	清蒸小黄鱼60 g	55	7
	鸡丝拌苦瓜（鸡胸肉20 g、苦瓜100 g）	65	3.5
	西葫芦炒番茄（西葫芦50 g、番茄50 g）	25	—
	榨菜肉丝汤（榨菜5 g、猪瘦肉20 g）	30	3.5
	植物油5 g	45	—
总　计		1 405	79

运动减肥饮食食谱1 400 kcal 第14天		
餐 次	食 物	能量(kcal)	蛋白质(g)
早 餐	鱼茸粟米粥(粟米粥150 g、青鱼末35 g、芝麻油5 g)	170	9
	水果酸奶(脱脂纯酸奶160 g、蓝莓50 g、草莓120 g)	140	8
上午9:30	奶酪25 g	80	8
	全麦面包15 g	35	1
午 餐	米饭90 g	105	3
	卤鸭腿65 g	75	7
	炒青菜100 g	25	—
	马兰头拌香干(马兰头75 g、香干0.5块)	50	3.5
	丝瓜毛豆汤(丝瓜75 g、毛豆30 g)	50	3.5
	植物油7.5 g	67	—
下午3:00	杧果330 g	60	—
锻炼后	脱脂纯酸奶160 g	80	8
	小素鸡60 g	115	10.5
晚 餐	米饭60 g	70	2
	油爆河虾45 g	55	7
	葱花藕丝45 g	35	1
	炒菠菜125 g	30	1
	番茄猪肝汤(番茄125 g、猪肝35 g)	85	7
	植物油7.5 g	67	—
总 计		1 394	79

附录A 食物记录表

表 A 食物记录表

时　间	餐　次	用餐地点	食物/饮料	数量

填写说明：

（1）将每日（包括周末）摄入的全部食物和饮料记录在表格内。每天记录一张。

（2）第一栏填写食物/饮料的摄入时间（需注明上午还是下午）。

（3）第二栏填写餐次（如早餐、午餐、早午餐、晚餐或点心）。

（4）第三栏填写用餐地点（在家或在外就餐）。

（5）第四栏填写摄入的所有食物和饮料，包括水、酒精、咖啡/茶、糖果和口香糖。请写出每种食物的名称，并注明烹调方法。

（6）第五栏填写食物/饮料的实际摄入量。可以使用家里的秤或食物标签上注明的分量大小。

（7）请记录每天服用过的所有类型的膳食补充剂（维生素、矿物质、氨基酸等），写出产品名称和补充剂量。

附录B 常见身体活动的代谢当量（MET）

表 B 常见身体活动的代谢当量（MET）

MET	活 动 项 目
MET<3的活动项目	
0.9	睡觉
1.0	所有安静地坐着或躺着进行的活动（看电视或电影、听音乐或讲座、乘坐私家车或公共汽车）
1.2	安静地站着（如站着排队）
1.3	站着看书或看报
1.5	所有站着进行的积极的活动（缝纫、办公、做笔记、开会、下棋、接听电话、进食）
1.8	打字、玩电脑、上课做笔记
2.0	开车
2.0	演奏大多数乐器
2.0	刷洗（淋浴、穿衣、刮脸）
2.3	购物
2.5	干家务活,轻松的家务活（打扫、擦灰、倒垃圾、换床单）
2.5	烹饪
2.5	洗碗、擦桌子、上菜
2.0	走路,极慢（<3.2 km/h）,散步
2.5	走路（3.2 km/h）
2.5	拉伸运动,瑜伽
2.5	台球、棒球
MET为3～5.9的活动项目	
3.0	繁重的家务活
3.5	用吸尘器打扫
4.5	整理花园、种花种草、种树

MET	活　动　项　目
3.0	走路（4 km/h）、遛狗
3.3	走路（4.8 km/h）
3.0	扔飞盘游戏
3.0	举重（低至中等强度）
3.0	打保龄球
3.0	排球（非竞技性休闲活动）
3.5	跳健美操（在家中锻炼，低至中等强度）
3.5	固定划船（低强度，100 W）
3.8	健步走（5.6 km/h）
4.0	骑自行车（<16 km/h）
4.0	骑马
4.0	打乒乓
4.0	水中有氧运动
4.5	打高尔夫
5.0	有氧运动（低冲击力）
5.5	用电动割草机修剪草坪
5.5	骑固定自行车（低强度）
MET>6 的活动项目	
6.0	远足
6.0	举重（高强度）
6.0	网球（双打）
6.0	休闲性游泳
6.0	重体力劳动（伐木、搬运重物、搬家具）
6.0	走上坡路（5.6 km/h）

MET	活 动 项 目
7.0	慢跑
8.0	跑步，速度为12分钟1.6公里（8 km/h）
7.0	越野滑雪（低强度，4 km/h）
7.0	滑雪速降
8.0	越野滑雪（中等强度，6～8 km/h）
8.0	雪地行走
7.0	美式墙网球
8.0	网球（单打）
7.0	骑固定自行车（中等强度，150 W）
7.0	固定划船（中等强度，100 W）
8.0	骑自行车（中等强度，19～22.5 km/h）
8.0	计圈数自由泳（低至中等强度）
10	计圈数游泳（高强度）
10	跳绳（中等强度）
10	跑步，速度为10分钟1.6公里

资料来源：Irwin, M.L., Swartz, A.M., Strath, S.J., et al. (2000). Compendium of physical activities: An update of activity codes and MET intensities. Medicine and Science in Sports and Exercise, 32(9 Suppl), S498–S516.

附录C 碳水化合物食物交换份表

表 C-1　一份碳水化合物交换份中宏量营养素含量

食物种类	品名	蛋白质(g)	脂肪(g)	碳水化合物类(g)	热量(kcal)
奶 类	全 脂	8	8	12	150
	低 脂	8	4	12	120
	脱 脂	8	—	12	80
肉 鱼蛋豆类	肉、鱼(低脂)	7	3	—	55
	蛋、豆类(中脂)	7	5	—	75
	蛋、豆类(高脂)	7	10	—	120
谷类主食	主食类、部分根茎类蔬菜	2	—	15	70
蔬菜类	叶类蔬菜	1	—	5	25
水果类	各种水果	—	—	15	60
油脂类	食用油等	—	5	—	45

表 C-2　食物交换份表

一份谷类主食

☆ 能量70 kcal
☆ 蛋白质2 g

☆ 碳水化合物15 g
☆ 脂肪0 g

注:在"可食量"栏内有两个数字,前一个数字表示食部,后一个数字表示市售的生重。

食物名称	可食量(g)	分　量
米饭(蒸,粳米)	60	1/4 碗
米粥(粳米)	150	3/4 碗

食物名称	可食量（g）	分 量
苏打饼干	20	3块
面包（咸，小餐包）	30	1个
面包（咸，切片）	30	1块
菜肉馄饨	50	2个
菜肉水饺	45	2个
小笼包子	45	2个
年 糕	40	1块
鲜肉汤圆	40	2个
葱油饼	20（加脂肪2 g）	1个（小）
香菇菜包	40	1个（小）
花 卷	30	1个
刀切馒头	35	2/3
油 条	30	2/5根
方便面	25	1/2手掌大小
燕麦片	25	5/6包
百 合	40（50）	2只
荸 荠	110（140）	5个
茨 菇	80（90）	2个
甘薯（甜心）	65（70）	2个（小）
马铃薯	90（95）	1/2（大）
藕	90（110）	2片
山 药	130（150）	1/3根（中等大小）
芋 头	80（100）	2个（小）
藕 粉	15	1/2包

食物名称	可食量（g）	分　　量
粉　丝	15	1份
粉　皮	100	1张
豌　豆	25	女性1拳头量
蚕　豆	30	女性1拳头量
绿　豆	25	女性1拳头量
赤　豆	25	女性1拳头量
栗子（干）	20（30）	3个（大）

注：可食量后面括号内的数字为市售食品的生重。碗大小为3.5寸。

一份蛋豆鱼肉类	
☆ 能量75 kcal	☆ 碳水化合物0 g
☆ 蛋白质7 g	☆ 脂肪3 ～ 10 g

食物小类	食物名称	可食量（g）	分　　量
低脂类（每份含热量55 kcal，脂肪3 g）	带　鱼	40（50）	1块（1/2手掌大小）
	鲫　鱼	40（75）	1/2条（小）
	青　鱼	35（55）	1块（1/2手掌大小）
	河　虾	40（45）	19个（小）
	基围虾	35（60）	6个（中等大小）
	盐水火腿	40	女性3只手指大小
	牛肉（瘦）	35	女性3只手指大小
	猪　肝	35	女性3只手指大小
	猪肉（瘦）	35	女性3只手指大小
	猪肉松	15（加糖3 g）	女性1/4手掌大小

食物小类	食物名称	可食量(g)	分　量
低脂类（每份含热量 55 kcal，脂肪3 g）	黄　豆	20	女性1拳头量
	豆　浆	240 ml	1杯
	内酯豆腐	140	2/5盒
	豆腐干	40	1块
	豆腐皮	15	1张
中脂类（每份含热量 75 kcal，脂肪5 g）	火腿肠	50	1根（小）
	牛肉（肥瘦）	35	女性3只手指大小
	猪大排	35	女性3只手指大小
	鹅	40（60）	女性1/2手掌大小
	鸽	40（95）	女性2/3手掌大小
	鸡　翅	40（55）	女性1/2手掌大小
	鸡　腿	40（55）	女性1/2手掌大小
	鸡胸肉	40	女性3只手指大小
	鸭	45（65）	女性1/2手掌大小
	素火腿	35	女性3只手指大小
	素　鸡	40	1块
	百　页	25	1/2张
	油豆腐	35	1.5个
	鸡　蛋	55（65）	1个（中等大小）
	鸭　蛋	55（65）	1个（中等大小）
高脂类（每份含热量 120 kcal，脂肪10 g）	猪小排	40（55）	3块（中等大小）
	鸡蛋黄	45	3个
超高脂类（每份含热量 135 kcal，脂肪10 g）	猪肉（肥瘦）	50	女性3只手指大小
	猪肉（后蹄髈）	40（50）	女性3只手指大小
	猪肉（肋条肉）	75	女性3只手指大小

注：可食量后面括号内的数字为市售食品的生重。

一份蔬菜类

☆ 能量25 kcal
☆ 蛋白质0～2 g
☆ 碳水化合物5 g
☆ 脂肪0 g

食物小类	食物名称	可食量（克）	份　量
含蛋白质1 g	芹　菜	100	2手掌
	青　椒	100	1个（大）
	莴　苣	100	1/2根（大）
	卷心菜	100	2手掌
	萝　卜	100	1个（拳头大小）
	茄　子	100	1手掌
	木耳（湿）	100	2手掌
	大黄瓜	100	1根（小）
	冬　瓜	100	1手掌
	苦　瓜	100	1/2根（中等大小）
含蛋白质2 g	胡萝卜	100	1/2根（中等大小）
	番　茄	100	1/2个（中等大小）
	茭　白	100	1根（小）
	芦　笋	100	2手掌
	花　菜	100	2手掌
	绿豆芽	100	1手掌
含蛋白质3 g	刀　豆	100	1手掌
	西兰花	100	2手掌
	菠　菜	100	2手掌
	蘑　菇	100	4个（大）
	四季豆	100	1手掌

一份乳制品类

☆ 能量 80 ～ 150 kcal	☆ 碳水化合物 12 g
☆ 蛋白质 8 g	☆ 脂肪 0 ～ 8 g

食物小类	食物名称	可食量	分　量
全脂奶类（每份含热量 150 kcal，脂肪 8 g）	全脂奶	240 ml	1 杯
低脂奶类（每份含热量 120 kcal，脂肪 4 g）	低脂奶	240 ml	1 杯
	低脂奶粉	25 g	
	酸　奶	120 ml	1/2 杯
脱脂奶类（每份含热量 80 kcal，脂肪 0 g）	脱脂奶	240 ml	1 杯

一份水果类

☆ 能量 60 kcal	☆ 碳水化合物 15 g
☆ 蛋白质 0 g	☆ 脂肪 0 g

食物小类	食物名称	可食量(g)	分　量
瓜　类	哈密瓜	190（290）	2 块
	西　瓜	180（320）	1 块
	菠　萝	150（230）	2 片
鲜果类	草　莓	250	11 个（中等大小）
	橙　子	140（190）	1 个（中等大小）
	芦　柑	150（200）	2 个（中等大小）
	蜜　橘	120（140）	1 个（小）
	鸭　梨	150（180）	1 个（中等大小）

食物小类	食物名称	可食量(g)	分　量
鲜果类	杧　果	200（350）	1/2个（大）
	苹果（红富士）	150（170）	1/2个（大）
	葡萄（紫）	150（170）	13个（大）
	柿　子	80（100）	1/2（中等大小）
	桃　子	130（160）	1/2（中等大小）
	香　蕉	70（120）	1根（小）
	柚　子	160（230）	2片（薄）
	猕猴桃	120（150）	1+1/2个（中等大小）
	金橘、金枣	120（130）	8个（中等大小）

注：可食量括号内数字为市售食品的生重。

一份油脂类

☆ 能量 45 kcal
☆ 蛋白质 0 g
☆ 碳水化合物 0 g
☆ 脂肪 5 g

食物小类	食物名称	重量(g)	分　量
脂肪5 g（富含不饱和脂肪）	大豆油	5	1汤匙
	腰　果	7	5粒
	开心果	7	8粒
	核桃仁（胡桃）	8	3粒
	花生仁	10	12粒
	花生酱	8	1汤匙
	南瓜子	8	36粒
脂肪5 g（富含饱和脂肪）	色拉酱	10	1汤匙

主要参考文献

[1] Dietger Mathias. *Staying healthy from 1 to 100*[M]. Springer-Verlag Berlin Heidelberg, 2016.

[2] Lilah Al-Masri, Annapolis, Simon Bartlett. *100 Questions & Answers About Sports Nutrition and Exercise*[M]. Jones and Bartlett Publishers, LLC,2011.

[3] Anita Bean. *The complete guide to sports nutrition (8ᵗʰ Edition)*[M]. Bloomsbury, 2017.

[4] Louise Burke, Greg Cox. *The complete guide to food for sports performance*[M]. Allen & Unwin, 2010.

[5] Suzanne G. Eberle. *Endurance sports nutrition (3ʳᵈ Edition)*[M]. Human Kinetics, 2014.

[6] Nancy Clark. *Sports nutrition guidebook (5ᵗʰ Edition)*[M]. Human Kinetics, 2014.

[7] Lisa A. Burgoon. *Practical nutrition for sports medicine and fitness professionals*[M]. Human Kinetics, 2012.

[8] 谢良民.糖尿病饮食营养管理手册[M].上海：上海科学技术文献出版社，2017.

[9] 谢良民.糖尿病饮食营养治疗：碳水化合物交换法[M].上海：上海科学技术文献出版社,2009.

[10] 谢良民.糖尿病饮食控制新方法：碳水化合物计数法[M].上海：同济大学出版社,2003.

[11] Barbara Bushman. *ACSM's complete guide to fitness health (2ⁿᵈ Edition)*[M]. Human Kinetics, 2017.

[12] Dan Benardot. *Advanced sports nutrition (2ⁿᵈ Edition)*[M]. Human Kinetics, 2012

[13] Michael Symonds. *Adipose tissue biology*[M]. Springer, 2017.

[14] Joan Gandy. *Manual of dietetic practice (5th Edition)*[M]. Wiley Blackwell, 2014.

[15] Caroline Apovian, Liz Brouillard, Lorrie Young. *Clinical guide to popular diets*[M]. CRC Press, Taylor & Francis Group, 2018.

[16] Kelly D. Brownell and B. *Timothy Walsh. Eating disorders and obesity*: *A comprehensive handbook(3rd Eition)*[M]. The Guilford Press, 2017.

[17] Anita Bean. *Food for fitness: how to eat for maximum performance (4th Edition)*[M]. Bloomsbury, 2014.

[18] Bill I. Campbell. *Sports nutrition*: *enhancing athletic performance*[M]. CRC Press Taylor & Francis Group, 2014.